国家卫生健康委员会"十三五"规划教材配套教材

全国高等学校配套教材

供基础、临床、预防、口腔医学类专业用

外科实习医师手册

第6版

主 编 张必翔

人民卫生出版社

图书在版编目（CIP）数据

外科实习医师手册/张必翔主编. —6版. —北京：
人民卫生出版社，2019
全国高等学校五年制本科临床医学专业第九轮规划教
材配套教材
ISBN 978-7-117-28313-7

Ⅰ. ①外…　Ⅱ. ①张…　Ⅲ. ①外科学－实习－高等学
校－教学参考资料　Ⅳ. ①R6-45

中国版本图书馆 CIP 数据核字（2019）第 050810 号

人卫智网　www.ipmph.com	医学教育、学术、考试、健康，
	购书智慧智能综合服务平台
人卫官网　www.pmph.com	人卫官方资讯发布平台

外科实习医师手册
第 6 版

主　　编：张必翔
出版发行：人民卫生出版社（中继线 010-59780011）
地　　址：北京市朝阳区潘家园南里 19 号
邮　　编：100021
E － mail：pmph @ pmph.com
购书热线：010-59787592　010-59787584　010-65264830
印　　刷：三河市博文印刷有限公司
经　　销：新华书店
开　　本：850×1168　1/32　印张：16.5
字　　数：428 千字
版　　次：2000 年 5 月第 1 版　　2019 年 5 月第 6 版
　　　　　2024 年 3 月第 6 版第 6 次印刷（总第 22 次印刷）
标准书号：ISBN 978-7-117-28313-7
定　　价：48.00 元

打击盗版举报电话：010-59787491　E-mail：WQ @ pmph.com
（凡属印装质量问题请与本社市场营销中心联系退换）

编 者

卫积书（南京医科大学第一附属医院）
王　磊（中山大学附属第六医院）
王海波（青岛大学附属医院）
韦　伟（北京大学深圳医院）
戈佳云（昆明医科大学第二附属医院）
冯　艺（北京大学人民医院）
冯杰雄（华中科技大学同济医学院附属同济医院）
朱　鹏（华中科技大学同济医学院附属同济医院）
刘伦旭（四川大学华西临床医学院）
刘兴炬（首都医科大学附属北京天坛医院）
刘宇军（复旦大学医学院附属中山医院）
刘安重（广州医科大学附属第一医院）
刘连新（中国科学技术大学附属第一医院）
杜一华（西南医科大学附属医院）
肖　南（陆军军医大学第三附属医院）
吴国豪（复旦大学附属中山医院）
张必翔（华中科技大学同济医学院附属同济医院）
张家平（陆军军医大学第一附属医院）
张培训（北京大学人民医院）
周　俭（复旦大学附属中山医院）
赵　宇（北京协和医院）
施宝民（同济大学附属同济医院）
姜可伟（北京大学人民医院）
黄志勇（华中科技大学同济医学院附属同济医院）
梁　卫（上海交通大学医学院附属仁济医院）
樊海宁（青海大学附属医院）

编写秘书　朱　鹏（兼）

　　《外科实习医师手册》第6版是国家卫生健康委员会"十三五"规划教材《外科学》第9版的配套教材,可供临床医学专业五年制本科生见习和临床实习阶段使用,也适合于毕业后1～2年的住院医师使用。全书共设三十二章,内容包括外科实习医师须知、外科基础知识、基本技能和各系统疾病的诊断及治疗,重点突出介绍实习过程中常见疾病的临床特点、诊断要点、治疗原则和方法。本书以第5版《外科实习医师手册》各章节为基础,结合《外科学》第9版的修订内容,将心肺脑复苏和外科重症监测一并介绍,同时增设更实用的外科休克与输血章节等,与外科临床实际工作联系更为紧密。本书在形式上力求重点突出、条理清晰、简明扼要,兼具便于读者在临床实践需要时及时查阅、易于理解、实用性强等特点,有助于指导外科实习阶段的学习。

张必翔

2019年1月

目　录

第一章
外科实习医师须知

第一节 目 的 要 求

外科毕业实习是外科专业教学的最后阶段,其目的在于加深巩固医学基础理论和外科专业基本理论知识,掌握最基本的外科医疗技能,培养分析问题、解决问题的能力,并养成良好医德和严谨的工作作风。

在毕业实习阶段必须要十分重视实践,要在上级医师的具体指导下,积极参加外科医疗实践工作,努力在实践中学习和进行刻苦的基本技能训练。要运用所学的医学理论知识,结合临床实际,进行思考、分析、指导诊疗工作;也要结合医疗中的实际问题,认真复习相关理论,查阅有关参考书刊、文献,拓宽理论知识领域,更好地指导医疗实践。要十分注意理论联系实际,善于思考,勤学苦练。

在为病人服务中,应该做到以下几点:

1. 严格遵守医德规范。对病人要有高度的同情心和责任感,尊重病人的知情权和隐私权,培养"一切为病人,为了病人的一切"的高尚品德。

2. 对病人既要和蔼可亲,又要严肃认真、细致,体格检查和诊疗操作时动作要轻柔,以尽量减少病人痛苦。

3. 在诊疗工作中,特别是在外科手术、创伤性检查等可为病人带来痛苦、并发症、甚至有生命危险的重要诊疗手段以前,应耐心向病人和家属解释,以期解除思想顾虑,取得信任和配合。

1

4. 严格执行上级医师制订的检查、治疗方案。积极提出有利于病人诊疗的建议，但须经上级医师同意，才能施行。

5. 在病人诊疗过程中，特别是围术期和重症病人，应严密观察，做好各项检查记录，及时向上级医师反映病情变化，以利及时处理。

6. 对急、危病人应积极、及时地进行抢救。

7. 应多方面关心病人，了解其心理状态、思想顾虑、社会因素等，帮助病人建立乐观主义精神，共同对抗疾病的危害。

8. 结合诊疗，积极介绍疾病防治、康复和自我保健知识，努力促进病人恢复心身健康。

在毕业实习期间，实习医师要自觉遵守医院的各项规章制度，尊敬师长，团结同学，热爱劳动，爱护公物；业余时间，积极参加体育锻炼和有益的文体活动和社会公益活动。

第二节　病房工作须知

1. 实习医师在上级（住院）医师直接领导下进行工作和学习，并具体分管一定数量的病人。

2. 实习医师对新入院的病人，应及时进行病史采集、体格检查，书写住院病历，制订进一步检查计划和处理措施，在上级医师同意和指导下执行。并于入院当日即开始在上级医师指导下，执行检查计划及处理，并写病程记录。

3. 实习医师按医院规定准时上、下班和值班，每日上午上班后先了解病人病情，然后随同上级医师查房，共同处理例行检查、换药，修改医嘱，参加手术等诊疗工作。每日须巡视自己经管的病人至少 2 次以上。在节假日也应查房 1 次，并作有关处理和向值班实习医师交班。

4. 除手术及科内规定的时间以外，实习医师应多在病室中工作或自学，并与护士保持联系。若病人病情需要或病情变化应立即到病室查视病人，进行处理，必要时立即报请上级医师。

要积极参加病房危重病人的抢救工作。

5. 按科室规定及时书写完成住院病历、病程记录、出院记录等由实习医师负责的各项资料。

6. 在主任、主治医师查房或请院内外医师会诊时，要做好充分准备，报告病史、病情、各项检查结果、治疗经过及处理意见。

7. 细心观察了解病人的病情变化、心理状态和思想情况等，对围术期及危重病人更要密切观察，并随时向上级医师反映，取得指示予以处理。对病人及家属、组织提出的技术问题，以及预后恶劣、后果严重病情的告知问题，未经上级医师确定，不能自行作答，但已确定的则应积极进行解释。

8. 实习医师在病房要听从护士长的指导，加强与护士工作的配合和联系。

9. 严格执行交接班制度，术后病人及危重病人的病情应向值班实习医师专门交班。

第三节　外科病历书写规定

病历是病人诊疗工作的全面记录和总结，是具有法律效力的医疗文件。实习医师对病人的病历、病程记录、出院记录等病历资料，必须按统一的规格和要求，认真、准确、规范、及时书写完成，要求字迹端正，整齐清洁，切勿潦草，不得自创简体字，不得涂改。

一、住院病历

1. 实习医师在接到新病人住院通知后，应及时采集病史和进行详细的全身体格检查，并在入院 24 小时或规定时间内完成住院病历书写（电子版）。急诊、危重住院病人，则在接到通知后立即采集病史和进行体格检查，及时完成住院病历书写。病情危重者有时须根据病情，边处理、抢救，边有选择地做重点检查，以后再补做系统全身检查。但必须书写首次病程记录和抢救记录。待抢救告一段落后及时补写病历。

2. 不论是叙述式还是表格式病历,外科住院病历的最后一项为"外科情况"。其书写内容主要记录与此次就诊疾病有关的体征和检查结果,以及与其鉴别诊断直接有关的阴性体征。

3. 从病人入院当天开始,实习医师即应书写病程记录,一般为每天写 1 次。对急诊、危重、抢救病人,则应按情况每日多次写病程记录,忠实、准确地记录病情变化和具体处理措施。

4. 其他科转入外科或外科转至他科的病人,实习医师应另写转科病历,其内容包括在他科或外科住院情况,体格检查及辅助检查阳性结果,诊断及转科原因,外科情况,病史小结等。

5. 病人出院前应完成出院记录。

6. 实习医师书写的上述病历资料,须经上级医师核查、修改并签名。实习医师书写的医嘱,应经上级医师签名后执行。

二、门诊病历

1. 总的要求　①简洁扼要,重点突出;②勿遗漏重要的阳性或阴性资料;③有关病情、处理、操作、手术意见,以及重要的解释说明与建议、告知等,均需及时记载;④各项内容按序排列整齐,字迹清楚。医师签名应签全名,并认可。

2. 初诊病历要求　①门诊病历首页必须填写姓名、性别、年龄、婚姻、职业、过敏史、住址。就诊日期:包括年、月、日,急诊及危重病人尚须写上、下午及时、分。②病史:首句为主诉(主要症状及病期),各项病史不必分开写。③体检:一般可只重点记载局部情况及有意义的相关体征。急诊、重病则尽可能作系统的简要记载。急、危、重病人必须记录病人体温、脉搏、呼吸、血压、意识状态。④处理:按处理的次序分行写。急诊、危重病人尚须记载每项处理的时间,及对病人、家属、组织和陪伴者的解释和告知的有关事项,尤其是可能发生的意外等。抢救无效死亡的病例,要记录抢救经过、死亡日期及时间、死亡诊断。⑤初步诊断:尽可能写具体病名。确难诊断时才可用主要症状或体征名称。已经明确诊断者才可写为"诊断"。⑥签名：须签全名并认可，还须经上级医师核查并签全名。

体检、初步诊断、处理三项，书写时须另起一段，并加标题。

3. 复诊病历要求　写明日期，内容同住院病历的病程记录，处理须另起一段，并加标题。

4. 急诊室观察病历要求　必须随时记载病情变化及对病情的推断以及处理和处理意见。交班时必须全面小结性地记载一次。接班者如同意交班记载，可不写接班记录。

5. 操作或手术记录要求　凡清洁手术，污染手术，各种诊断或治疗性穿刺、操作及内镜检查等，均需及时将施行的日期、时间、体位、麻醉及操作方法，发现的病变、经过情况，创内填塞纱布或放置引流的种类和数量，以及进一步处理意见、建议，有否送病理切片检查等扼要记载，应签全名。并经上级医师审核签名。

（张必翔）

第二章

外科基本问题

外科基本问题是开展外科临床工作的基础,涉及的范围较广,包括无菌术、外科休克、水电解质代谢及酸碱平衡失调、输血、外科营养及手术前准备和手术后处理等,非常重要,必须熟悉并掌握。

第一节 无 菌 术

无菌术的原则贯穿在外科临床的全过程之中,是针对可能引起感染的微生物源所采取的预防措施。其内容包括灭菌法、消毒法、操作规范及管理制度。

一、手术器械、物品、敷料的灭菌、消毒及其使用

用于手术或换药的器械、敷料等均应先予以灭菌或消毒。常用方法有:

1. 高压蒸汽灭菌法 蒸汽压力为 104.0～137.3kPa 时,温度达 121～126℃,持续 30 分钟,即可达到灭菌目的。橡胶制品灭菌所需时间为 15 分钟。通常在需要灭菌的包裹内、外各贴一灭菌指示带,当达到灭菌要求时,指示带上则会出现黑色条纹。不少医院现已采用了更为先进的预真空式蒸汽灭菌器。高压蒸汽灭菌消毒过的器械或物品,均应妥为存放以免受到污染。超过存放期限(一般为 14 日)不能使用,需重新消毒。

2. 煮沸灭菌法 水中煮沸至 100℃,持续 15～20 分钟,可

达灭菌目的。但带芽胞的细菌需煮沸 1 小时以上才被杀灭。高原地区，应延长煮沸时间或采用压力锅灭菌。煮沸法适用于金属器械、玻璃制品及橡胶类物品。

3. **药液浸泡消毒法** 适用于锐利手术器械及内镜等。浸泡 30 分钟可达到消毒目的。常用药液有：1∶1000 苯扎溴铵（新洁尔灭）、2% 戊二醛、70% 酒精、1∶1000 氯己定（洗必泰）、10% 甲醛等。

4. **化学气体灭菌法** 这类方法适用于不耐高温、湿热的医疗材料的灭菌，如电子仪器、光学仪器、内镜及其专用器械、心导管、导尿管及其他橡胶制品等物品。目前主要采用环氧乙烷气体灭菌法、过氧化氢等离子体低温灭菌法和甲醛蒸汽灭菌法等。

5. **干热灭菌法** 适用于耐热、不耐湿，蒸汽或气体不能穿透物品的灭菌。如玻璃、粉剂、油剂等物品的灭菌。

6. **电离辐射法** 属于工业化灭菌法，主要应用于无菌医疗耗材（如一次性注射器、丝线）和某些药品，常用 ^{60}Co 释放的 γ 射线或者加速器产生的电子射线起到灭菌作用。

二、手术人员和病人手术区域的准备

（一）手术人员术前准备

手术人员进入手术室时要更换专用的衣服及鞋子。戴帽要盖住全部头发，口罩要遮住口鼻。剪短指甲，去除积垢。手、前臂有化脓性感染时不能参加手术。

手臂消毒法有传统的肥皂水刷手法及多种新型灭菌剂的消毒法。

1. **一般准备** 手术人员进入手术室后，先要换穿手术室准备的清洁鞋和衣裤，戴好帽子和口罩。帽子要盖住全部头发，口罩要盖住鼻孔。剪短指甲，并去除甲缘下的积垢。手或臂部有化脓性感染时，不能参加手术。

2. **外科手消毒** 人体皮肤表面存在着微生物群落，一部分存在于皮肤皱褶和毛孔等深部，称为常居菌落，包括凝固酶阴性葡萄球菌、棒状杆菌类、丙酸菌属、不动杆菌等，不易被摩擦等方式清除；另一部分为皮肤表面的暂居菌，多是来自环境，松散附着于皮肤表面。手臂消毒法仅能清除皮肤表面几乎所有暂居菌，和少部分常居细菌。在手术过程中，深藏的常居菌可能逐渐移到皮肤表面。所以在手臂消毒后，还要戴上消毒橡胶手套和穿无菌手术衣，以防止这些细菌污染伤口。

手臂的消毒包括清洁和消毒两个步骤：先是用皂液或洗手液，按"六步洗手法"彻底清洗手臂，去除表面各种污渍，然后用消毒剂作皮肤消毒。目前常用的手消毒剂有乙醇、异丙醇、氯己定、碘附等。消毒方法有刷洗法、冲洗法和免冲洗法。外科手消毒最常用的刷洗法，按一定顺序刷洗手臂3分钟，可达到外科手消毒标准。具体操作详见配套操作光盘。

传统的手臂消毒法有肥皂水刷洗、酒精浸泡法，需要15分钟才能完成，现在已很少使用。新型手消毒剂的出现使消毒过程逐渐简化，各种消毒剂的使用要求略有不同，但都强调消毒前的皮肤清洁步骤。

若手术完毕时手套未破，在连续施行另一手术时可不需再刷手，仅需在上述消毒液中浸泡5分钟或涂擦碘尔康或灭菌王，即可穿衣、戴手套。但若第一次手术中手套已破过，或为污染手术，则在下一个手术前需重新刷手。

3．穿无菌术衣的步骤　将手术衣抖开，提起衣领两角，将两手插入衣袖，两臂前伸，让别人协助穿上。再双手交叉将腰带递向后，请别人在身后将系带结紧（图2-1）。注意衣服外面不能用手触摸或触到其他物品。全覆盖式穿衣法见图2-2。

戴无菌手套时，未戴手套的手不能触到手套表面，只能接触手套口的向外翻折部分。先用左手捏住手套翻折部，右手插入右手套内；再用已戴好手套的右手指插入左手套的翻折部，帮助左手插入左手套内。注意此时的右手不能再触及左手皮肤。将手套的翻折部翻回盖住衣袖口（图2-3）。用无菌水冲净手套外面的滑石粉。

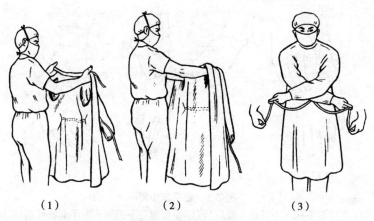

（1）　　　　　　（2）　　　　　　（3）

图 2-1　穿手术衣步骤

（1）手提衣领两端抖开全衣　（2）两手伸入衣袖中　（3）提起腰带，由他人系带

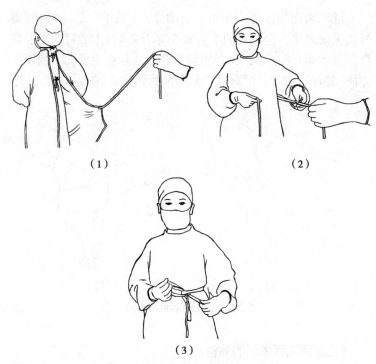

（1）　　　　　　　　　　　（2）

（3）

图 2-2　全覆盖式穿衣法

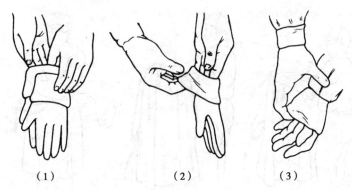

图 2-3　戴手套步骤

(1)先将右手插入手套内　(2)已戴好手套的右手指插入左手套的翻折部,
帮助左手插入手套内　(3)将手套翻折部翻回盖住手术衣袖口

近年来在临床逐步采用了新的穿衣、戴手套法,以达到更好的无菌效果。全覆盖的手术衣在穿着之后,术者背面也能保持无菌状态(见图 2-2)。新的戴手套方法是由手术护士辅助下完成,能保证术者已消毒的手部不再受到污染(图 2-4)。

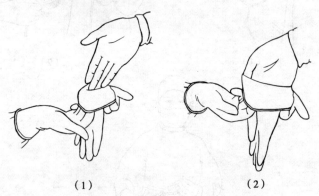

图 2-4　护士辅助戴手套法

(二)病人手术区的准备

病人手术区应作的术前准备有:

1．用汽油、松节油或二甲苯（浸肠线油）擦去油污或胶布残迹。

2．术日，剪除手术野内影响手术操作的较长毛发。

3．手术切口及周围皮肤选用下列溶液消毒：2.5%～3%碘酊，待其干燥后再用 70% 酒精，两次；1∶1000 苯扎溴铵，两次；1∶1000 氯己定，2次；0.75% 吡咯烷酮碘，2次。

注意事项：①涂擦消毒剂时，应由手术区中心部向四周涂擦。如为感染伤口，或为肛门区手术，则应从手术区外周涂向感染伤口或会阴肛门处。已经接触污染部位的药液纱布，不应再返擦清洁处。②手术区皮肤消毒范围要包括手术切口周围15cm 的区域。如切口有延长的可能，应事先相应扩大皮肤消毒范围。不同部位手术的皮肤消毒范围如图 2-5～图 2-12 所示。

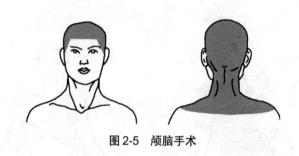

图2-5　颅脑手术

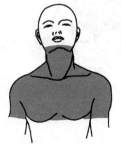

图2-6　颈部手术

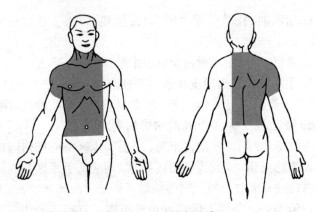

图2-7 (右)胸部手术

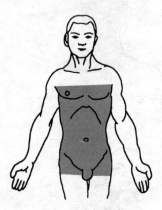

图2-8 腹部手术

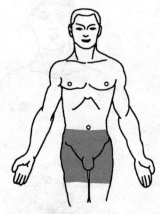

图2-9 腹股沟和阴囊部手术

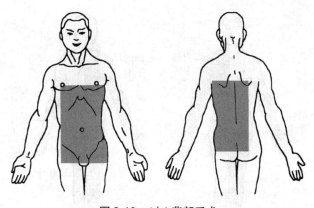

图2-10　（左）背部手术

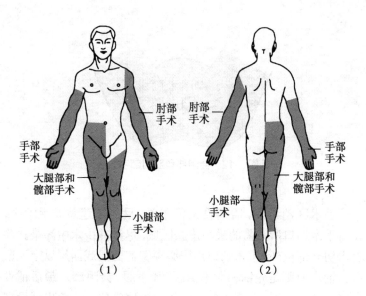

（1）　　　　　　　　　　（2）

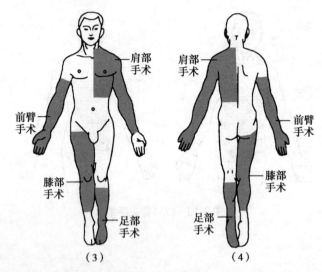

图 2-11　四肢手术

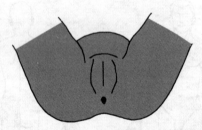

图 2-12　会阴部和肛门部手术

　　手术区消毒后，需铺设无菌布单，目的是遮盖非手术区，显露手术切口所必需的最小皮肤区域，尽量减少术中污染。除手术切开部位外，手术切口周围必须覆盖四层或四层以上无菌巾。铺巾原则是先铺相对不洁区（如下腹、会阴部），最后铺设离操作者最近侧，并用巾钳将四周交角固定住。无菌巾铺设完成，不可随便移动，如果位置不正确，只能由手术区向外移，不能由外向内移动。

三、手术中的无菌原则

为使已灭菌和消毒的物品和手术区域不受污染,参加手术的人员必须严格遵守无菌操作规则:

1. 手术人员穿无菌衣、戴无菌手套后,手不能接触背部、腰部以下和肩部以上的区域。手术床台缘以下的布单也不能接触。

2. 不可在手术人员的背后传递手术用品。

3. 术中若手套破损或触到有菌地方,应另换无菌手套。前臂、肘部若触及有菌地方,应更换无菌衣或加套无菌袖套。无菌布单已浸湿,应加盖干的无菌单。

4. 术中,同侧术者调换位置时,转过身、背对背地转至另一个位置。

5. 切口边缘应以大纱布垫或手术巾遮盖,也可用一次性无菌皮肤粘贴薄膜覆盖。现有专用的切口保护装置,对切口有良好的保护作用。

6. 在手术过程中,同侧手术人员如需调换位置,一人应先退一步,背对背转身到达所需位置,以防无菌区触及对方背部。

第二节　外科病人的体液失调

一、等渗性脱水

等渗性脱水又称急性脱水或混合性脱水。水和钠呈等比例丧失。

【病因】

消化液急性丧失,如呕吐、肠瘘等;体液丧失在感染区或软组织内,如腹内感染、肠梗阻、烧伤等。

【临床特点】

有少尿、厌食、恶心、乏力等。舌干,皮肤松弛、干燥。若短期内丧失体液量达体重的5%,可能引起血压下降等严重后果。

【诊断要点】

病史和临床表现是诊断的重要依据。实验室检查示血液浓缩,尿比重升高。血清 Na^+、Cl^- 浓度无变化。

【治疗】

1. 病因治疗,减少体液丢失。

2. 平衡盐溶液或等渗盐水输注,补充血容量。若估计体液丧失达体重的 5%(临床上出现血压下降),则需快速滴注上述液体 3000ml(以体重 60kg 计)。同时再补每天的需水量 2000ml。若病情较轻,补液量可酌减。可根据血细胞比容了解血液浓缩程度,计算补充量。补充的液体以平衡盐溶液为佳,包括乳酸钠和复方氯化钠溶液、碳酸氢钠和等渗盐水溶液。单用等渗氯化钠溶液可能导致高氯性酸中毒。在纠正缺水后,排 K^+ 量会有所增加,血清 K^+ 浓度也因细胞外液量的增加而被稀释,注意预防低钾血症。

二、低渗性脱水

低渗性脱水又称慢性脱水或继发性脱水。水、钠同时缺失,但失钠多于脱水,血钠降低。

【病因】

胃肠液持续大量丢失,如反复呕吐、胃肠减压引流等;大创面慢性渗液;长期连续应用排钠利尿剂如呋塞米、依他尼酸等。

【临床特点】

其临床表现随缺钠程度而有所不同。轻度缺钠者(血钠为 130～135mmol/L)有头昏、乏力、手足麻木等。中度缺钠(血钠为 120～130mmol/L)尚有恶心、呕吐、血压不稳或下降、直立性昏厥、尿少等。重度缺钠(血钠 <120mmol/L)有神志不清、木僵、休克、腱反射减弱或消失。

【诊断要点】

有上述病史及临床表现者,即可初步得到诊断。尿 Na^+、Cl^- 测定呈明显减少。血钠浓度 <135mmol/L。红细胞计数、血

红蛋白量、血细胞比容、尿素氮值均升高,尿比重<1.010。

【治疗】

病因治疗很重要。按缺钠及血容量不足的情况补钠及补充血容量。

1. 按丧失氯化钠的估计值计算轻、中度缺钠者可得出每千克体重丧失氯化钠 0.5～0.75g,60kg 体重者缺钠约 30～45g。一般可先补半量,即 15～20g,再加上每天需要量 4.5g,共补钠 20～25g。第 2～3 日酌情再补。

2. 重度缺钠者可能出现休克,应先补充血容量,以(2～3):1比例补充晶体及胶体。然后再补钠,一般补高渗盐水(5% 氯化钠)200～300ml,应严格控制滴速,输注速度 100～150ml/h,以后再补等渗盐水。

三、高渗性脱水

高渗性脱水又称原发性脱水。水、钠同时缺失,但脱水更多,血钠升高,细胞外液呈高渗状态。

【病因】

水分摄入不足(进水量少或补充高渗溶液多),或水分丧失过多(大汗淋漓或大面积烧伤暴露)。

【临床特点】

轻者仅有口渴。中度脱水有乏力、尿少、尿比重升高、皮肤弹性差,可出现烦躁。重症者还可有躁狂、谵妄,甚至昏迷。

【诊断要点】

有上述病史及临床表现者,即可初步得到诊断。实验室检查示尿比重高,血细胞比容升高,以及血钠升高(>150mmol/L)。

【治疗】

应积极进行病因治疗。静脉输液以纠正脱水时宜补不含电解质的 5% 葡萄糖溶液或低渗氯化钠(0.45%)溶液。需每天监测血钠值及尿比重,以调整补水量。若发现同时存在酸中毒,需酌情予以处理。

四、低钾血症

低钾血症在临床上很常见。

【病因】

长期进食不足,应用呋塞米等利尿剂后排钾量增加,长期静脉补液中含钾量少,呕吐、持续胃肠减压、肠瘘等使肾外排钾量增加。

【临床特点】

最早表现为肌无力及精神不振。进而可有肠麻痹、软瘫、腱反射减弱等。低钾血症的临床表现有时可以不明显,而是出现因缺水、缺钠导致的相应临床表现。缺钾时可有心传导异常,心电图可出现 U 波,并有 T 波降低或倒置,ST 段降低或 QT 间期延长等。

【诊断要点】

主要根据病史及其临床表现。血钾浓度 <3.5mmol/L 则可确诊。心电图异常并非必定出现,一旦出现则有诊断价值。

【治疗】

病因治疗同样具有重要性。低钾血症的静脉补钾量以边治疗边观察为原则。正常钾的日需量为 65mmol(相当于 10% 氯化钾 30ml)。低钾血症者可酌情静脉补钾 80～120mmol,但需稀释后均匀输入,一般用 10% 氯化钾 30ml 加于 5% 葡萄糖溶液 1000ml 中静滴,速度不宜超过 20mmol/h。尿少者需先予补充血容量,在尿量 >40ml/h 后才能补钾,以免产生危险的高钾血症。临床上补钾后,血钾浓度上升只是暂时的,因为补充的钾大多数将进入细胞内,因此在补钾过程中应密切进行血钾浓度检测。

五、高钾血症

高钾血症属危重病症,需积极治疗。

【病因】

肾功能不全经尿排钾减少，服用含钾药物、静脉输入氯化钾或大量输注库血，进入体内或血液内的钾增多，以及酸中毒、溶血、挤压综合征等使钾在细胞内、外的分布异常。

【临床特点】

轻者仅有神志淡漠、无力等。严重者可有循环障碍，如皮肤苍白、青紫、低血压等，可有心律不齐，甚至心搏骤停。心电图示 T 波高而尖、P 波波幅下降，QRS 波增宽。

【诊断要点】

有上述病史者应警惕高钾血症的存在。血钾值 > 5.5mmol/L 可确定诊断。血钾 > 7mmol/L 时均有心电图异常表现。

【治疗】

高钾血症可能导致心搏骤停，应予以极为积极的治疗。

1. 原发病的治疗。

2. 停用一切含钾的食物、药物及溶液。

3. 使 K^+ 转入细胞内的措施

（1）5% 碳酸氢钠 60～100ml 静脉注射，继用 100～200ml 静滴。

（2）25% 葡萄糖液 100～200ml，加胰岛素 6～12U，静滴，每 3～4 小时可重复一次。

（3）肾功能不全、入水量受限者，可用下列复合液：10% 葡萄糖酸钙 100ml、11.2% 乳酸钠 50ml、25% 葡萄糖 400ml、胰岛素 20U。24 小时静脉缓慢滴入。

4. 利尿剂　常用祥利尿剂如呋塞米 40～100mg 或噻嗪类利尿剂，可使 K^+ 从肾排出，但对肾功能障碍者较差，

5. 阳离子交换树脂 15g，每日口服 4 次。

6. 上述方法不能奏效时可用血液透析。

静脉注射 10% 葡萄糖酸钙 20ml 有缓解 K^+ 对心肌的毒性作用。

六、代谢性酸中毒

代谢性酸中毒是酸碱平衡失调中最常见的一种表现，是由于各种原因使体内 HCO_3^- 减少所致。

【病因】

腹泻、消化道瘘等使体内 HCO_3^- 丢失过多；肾功能不全，HCO_3^- 再吸收和（或）尿液酸化障碍；组织缺血、缺氧使乳酸大量产生；糖尿病等因脂肪分解过多致大量酮体积聚；休克、心搏骤停致有机酸生成过多等，都可引起代谢性酸中毒。

【临床特点】

轻症者主要为原发病之症状。重症者有疲乏、嗜睡、迟钝或烦躁。最明显的表现是面部潮红及呼吸加快，呼出气可带有酮味。

【诊断要点】

根据上述病史，又有深而快的呼吸，应考虑存在代谢性酸中毒。血气分析示血 $pH<7.35$ 及 $BE<-3mmol/L$，即可明确诊断。代偿期仅有 BE 及 $PaCO_2$ 降低，而 pH 仍正常。

【治疗】

病因治疗仍是重要治疗措施。静脉输注碱性溶液是纠正代谢性酸中毒的主要手段，常用 5% 碳酸氢钠 250～500ml，一般可稀释成 1.25% 溶液后应用。监测血气变化，判断是否需再补充碱剂。乳酸钠溶液是另一种纠正酸中毒的碱剂，可与碳酸氢钠合用或交替使用。纠正代谢性酸中毒的过程中可能出现低钾血症或低钙血症，一经发现可分别补充氯化钾及葡萄糖酸钙。

七、代谢性碱中毒

代谢性碱中毒是体内 HCO_3^- 过多所致。

【病因】

最常见的原因是长期胃肠减压和严重呕吐。低钾血症及应用利尿剂使肾小管对 HCO_3^- 回收增加是另一原因。

【临床特点】

代谢性碱中毒并无典型之临床表现,有时可有呼吸变浅、变慢,精神症状如谵妄、嗜睡等。严重时可有昏迷。

【诊断要点】

病史是诊断的重要依据,血气分析可获明确诊断。pH > 7.5,BE > 5mmol/L 时诊断成立。

【治疗】

积极治疗原发病。代谢性碱中毒时常伴有低钾、低氯血症,静滴等渗盐水或葡萄糖盐水,注意补充氯化钾后往往可使轻症者得到纠正。必要时可用酸性溶液如精氨酸。少数重症者(pH > 7.65)可静脉补充盐酸稀释液。

八、呼吸性酸中毒

呼吸性酸中毒是由于肺的通气或换气障碍,体内 CO_2 蓄积,形成高碳酸血症所致。

【病因】

常见原因有全身麻醉过深、镇静剂过量、心搏骤停、气胸、急性肺水肿、气道痉挛或阻塞、肺纤维化或重度肺气肿及呼吸机使用不当等。

【临床特点】

有呼吸困难、气促、发绀等。重症者可有血压下降、昏迷等。

【诊断要点】

上述病史及临床表现是诊断之依据。血气分析可明确诊断。pH 明显下降,$PaCO_2$ 值明显升高 > 6.7kPa(50mmHg),而 BE 基本正常。

【治疗】

关键是采取积极措施改善肺的通气及换气功能。对呼吸无力或合并有气道阻塞者,应及早作气管插管或气管切开,吸尽痰液后用呼吸机辅助通气。气胸者需酌情作胸腔闭式引流。因循环衰竭致肺水肿者应采用强心剂、限制入水量及使用利尿剂。因呼吸机使用不当者应重新调整呼吸机各参数,保证气体交换。

九、呼吸性碱中毒

呼吸性碱中毒是肺泡通气过度,体内 CO_2 排出过多所致。

【病因】

原因较多,如癔症、精神紧张、中枢神经系统疾病、发热、创伤疼痛、低氧血症后的呼吸频率持续加快及呼吸机使用不当等。

【临床特点】

病人呼吸频率明显加快,幅度加深。可有手、足、口周麻木,手足抽搐。

【诊断要点】

根据病史及临床表现可作出初步诊断。血气分析可明确诊断。此时 pH 升高,$PaCO_2$ 值明显下降 <4.0kPa(30mmHg)。

【治疗】

积极处理原发疾病。在保证供氧的前提下,用纸袋或气囊罩住口、鼻以增加呼吸道无效腔,减少 CO_2 的排出。因呼吸机使用不当者应重新调整各参数,减少潮气量及呼吸频率。手足抽搐者可静注 10% 葡萄糖酸钙 10ml。

第三节 外科病人的营养代谢

各种疾病常会影响病人的营养状态,营养不良者术后并发症发生率高。维持、改善病人的营养状态是危重病人治疗中的重要措施之一。外科营养是近代发展的重要治疗手段。

一、营养状态评定

临床上判断营养不良及其程度,目前可行的常用指标见表 2-1。

表 2-1　营养指标正常值和营养不良的数值

检查项目	正常值	营养不良		
		轻度	中度	重度
体重	标准体重	80%～90%*	60%～80%*	<60%*
白蛋白（g/L）	>35	28～34	21～27	<21
转铁蛋白（g/L）	2.0～2.5	1.8～2.0	1.6～1.8	<1.6
前白蛋白（g/L）	0.18～0.45	0.14～0.16	0.10～0.14	<0.10
淋巴细胞计数（/ml）	>2000	1200～2000	900～1200	<900
肌酐/身高指数	>1	60%～80%*	40%～60%*	<40%*

*正常值百分数

二、营养支持治疗

凡存在不同程度营养不良或预计可能发生营养不良者，都有营养支持治疗的必要。营养支持治疗的方式有肠内营养及肠外营养两种。

（一）肠内营养

肠内营养的输入途径有口服、鼻胃/十二指肠置管、鼻空肠置管、胃造口、空肠造口等，具体投给途径的选择取决于疾病情况、喂养时间长短、病人精神状态及胃肠道功能。

1. 肠内营养的制剂　常需根据病人肠功能情况选用不同产品。

（1）非要素型制剂：亦称整蛋白制剂，氮源为酪蛋白，碳水化合物为糊精，不含乳糖。含少量脂肪，含多种电解质、维生素及微量元素。制剂分粉剂及溶液两种，溶液渗透压为 320mmol/L。含热量 4.184kJ（1kcal）/ml。这类制品适用于胃肠功能基本正常者。

（2）要素型制剂：该制剂是由氨基酸或多肽、葡萄糖、脂肪、维生素和矿物质构成的混合物，有营养全面，无须消化即可吸收，残渣少、不含乳糖等特点，但口感较差，适合胃肠道消化吸收功能不良者，如短肠综合征。

（3）组件型制剂：该制剂是仅以某种或某类营养素为主的肠内营养制剂，是对完全型肠内营养制剂进行补充或强化，以适合病人的特殊需要。

（4）疾病专用型制剂：此类制剂适用于严重应激、糖尿病、恶性肿瘤以及免疫功能低下的病人。

2. 肠内营养的实施

（1）途径：可以口服，但多数病人需经鼻胃管、鼻-空肠管或空肠造口管输入。

（2）输注浓度及速度：忌用推注输入法，应以输液泵持续缓慢输注。浓度由低至高，速度由慢到快。一般从 12% 50ml/h 开始，每 8～12 小时加 25ml/h。病人所需热量约为 126～146kJ（25～30kcal）及氮量 0.2～0.3g/（kg•d）。

3. 肠内营养的主要适应证　短肠综合征、胰腺功能不全、Crohn 病、溃疡性结肠炎、消化道瘘，以及特殊大手术前后等。

4. 肠内营养的并发症　输注太快、浓度太高可致腹胀、腹泻。老年人用鼻胃管输注时可因胃排空慢而致呕吐、误吸。代谢方面并发症主要有水、电解质及酸碱代谢的异常，糖代谢异常等。

（二）肠外营养

1. 肠外营养制剂

（1）10%、25% 及 50% 葡萄糖液。

（2）10%、20% 及 30% 脂肪乳剂（长链）及 10%、20% 中、长链脂肪乳剂。

（3）复方氨基酸液：各产品的含氮量及所含氨基酸种类均不同，可根据需要而选用。

（4）复合维生素注射液：每支含水溶性维生素或脂溶性维生素每日需要量。

（5）电解质溶液：包括 10% KCl、10% NaCl、25% $MgSO_4$ 及 10% 葡萄糖酸钙。磷制剂——甘油磷酸钠每支 10ml，含磷 10mmol。

（6）复方微量元素注射液：每支含 Zn、Cu、Mn、Co 等多种微量元素的每天需要量。

（7）多腔袋产品：有分隔腔，分装氨基酸、葡萄糖和脂肪乳剂，隔膜将各成分分开以防相互发生反应。临用前用手加压即可撕开隔膜，使各成分立即混合。标准化多腔肠外营养液节省了配制所需的设备，简化了步骤，常温下可保存较长时间，有很好的临床应用前景。

2. 肠外营养的实施

（1）输入途径：短期者可经周围静脉输注，超过 2 周者经中心静脉导管输入。大多作颈内或锁骨下静脉穿刺的上腔静脉置管术。

（2）营养液配制：将病人一天所需各种营养制剂在无菌环境下制成全营养混合液（TNA），置 3L 塑料袋内。为防止破坏脂肪乳剂的稳定性，混合时除脂溶性维生素可先注入脂肪乳剂外，其余维生素、电解质溶液均应先注入葡萄糖溶液或复方氨基酸溶液内，然后将糖及氨基酸液混入大袋中，最后才把脂肪乳剂混入，轻轻摇匀后 4℃保存。一般是当天或次日使用，不宜久藏。

（3）营养液配方实例：60kg 体重，中等应激者需热量 126kJ（30kcal）/（kg·d）、氮量 0.2g/（kg·d）。表 2-2 配方可供参考。

表 2-2　60kg 体重合并中等应激病人所需营养液配方

制剂	容积（ml）	热量[kJ（kcal）]	N（g）
25% 葡萄糖液	1000	4184（1000）	
10% 葡萄糖液	500	837（200）	
5% 糖盐水	500	418（100）	
20% 脂肪乳剂	250	2092（500）	
7% 氨基酸液	1000		9.4
合计	3250	7531（1800）	9.4

根据需要再加电解质、维生素及微量元素。若病情较轻，可酌减用量。

3. 肠外营养的适应证　消化道先天性畸形，肠瘘，短肠综合征，肿瘤病人放疗、化疗期间，肠道炎性疾病，坏死性胰腺炎，肝肾衰竭等。复杂大手术后也需用肠外营养支持。

4. 肠外营养的并发症

（1）机械性：大多与中心静脉置管有关，如气胸、液胸、血胸、臂丛神经损伤、空气栓塞等。

（2）代谢性：可有低钾、低钙、高糖血症，甚至高渗性非酮性昏迷等。可致肝功能损害（可复性）、胆石形成、肠道细菌移位、代谢性骨病等。

（3）感染性：导管性脓毒症。

第四节　手术前准备和手术后处理

手术前准备及术后处理是外科领域最基本的常规事项，必须严格执行。

一、手术前准备

1. 完整的病史采集及全面的体检。了解外科病和其他夹杂病的基本情况。

2. 水、电解质及酸碱平衡监测。有失调者需予以纠正。

3. 血、尿常规及出凝血时间、胸片、心电图及肝、肾功能等检查。

4. 中等以上手术需备血。

5. 胃肠道准备应在术前 8～12 小时禁食，术前 4 小时禁水。胃肠道手术病人，手术前 1～2 日进流质饮食。根据不同手术的特殊要求，术前置胃管减压，术前晚或手术日早晨灌肠。有胃潴留、幽门梗阻者术前需置胃管减压、引流及洗胃。结直肠手术，酌情在术前 1 天及手术当天清晨行清洁灌肠或结肠灌肠,并于术前 1～2 天开始进流食,口服肠道制菌药物,以减少术后并发感染的机会。右半结肠手术也可不灌肠,术前 1 天口服缓泻剂。

6. 预防感染

(1)手术前手术区剃毛发,清洁皮肤。

(2)预防性抗生素的应用:用于复杂大手术,血管手术、植入性手术、器官移植术、肿瘤手术及结肠手术等。

7. 认真拟定手术方案对手术的必要性、术中和术后可能发生的意外和并发症,以及术后恢复过程和预后等须向病人家属充分说明,沟通思想,以取得病人和家属信任和配合。

8. 对于一些特殊情况,手术前还需专门予以处理,或依靠其他专科协助处理。包括:

(1)营养不良者,需术前给予肠内、外营养支持,低白蛋白血症者还须补充白蛋白或血浆。

(2)高血压者应在术前将血压控制在 160/100mmHg 以下。

(3)非心外科手术但合并存在各种心脏病者,如心律失常、急性心肌炎、心力衰竭、冠心病等,均应作心功能检查,以及采取相应措施使心功能好转,以适应手术。

(4)慢性支气管炎、肺阻塞性病变及肺气肿等病人,或年龄>65 岁者,均应作肺功能检查,以判断能否耐受手术。术前戒烟。

(5)肝硬化、腹水、黄疸者需全面检测肝功能,代偿期可在积极准备后手术,失代偿者禁忌手术(肝移植术除外)。

(6)肾衰竭者必须全面检测肾功能,严重失代偿者需在透析后病情稳定时手术。

(7)重症病人的血糖控制和强化胰岛素治疗已受广泛重视,围术期将血糖控制在 7.77～9.99mmol/L 是比较理想的范围。严重的、未被认识的低血糖危险更大。

二、手术后处理

基本的术后处理包括:

1. 生命体征监测 手术结束返回病房或监护室，需监测神志、血压、脉搏、呼吸情况，每 30 分钟一次，至平稳后酌情改为每 2 小时一次或取消。必要时可用监护仪监测。

2. 卧位 大多数病人术后取半卧位。全麻清醒前平卧、头侧向一方，蛛网膜下腔麻醉者平卧 12 小时。休克者取下肢抬高 20°，头部和躯干同时抬高 20° 左右的体位。脊柱手术者俯卧或仰卧。

3. 起床、活动 强调术后早期活动。除有休克、出血、器官衰竭、术后置多种引流管、极度衰竭等情况外，应鼓励术后 1～2 日下床活动。病人已清醒、麻醉作用消失后，就应鼓励在床上活动，如深呼吸，四肢主动活动及间歇翻身等。

4. 饮食及输液 腹部手术者，应禁食至胃肠功能恢复正常时（一般需 2～4 天），其标志是肛门排气。若术后无胃动力障碍，术后 24 小时内进少量流质亦属允许。术后 5～6 日改进半流质饮食。

非腹部手术者，小手术术后当天可进正常饮食，大手术在术后 2～3 日亦可恢复正常。全麻者需术后 6 小时待麻醉清醒后方可进食。

在禁食或进食量少的期间，酌情经静脉补充液体及葡萄糖。

5. 切口 切口拆线时间因部位而异：头、颈部 4～5 日，下腹部 6～7 日，上腹部 7～9 日，四肢、躯背 10～12 日。腹部减张缝线 14 日。

切口愈合情况记录法见表 2-3。

表2-3 手术分类及伤口愈合分级

手术种类	代号	伤口愈合情况	代号
无菌切口	I	切口愈合优良	甲
可能污染切口	II	切口炎症	乙
已污染切口	III	切口感染	丙

例如：

甲状腺手术后伤口愈合优良 I / 甲

结肠手术后伤口感染 II / 丙

6. 引流物　放置于手术野、体腔或器官内的引流物品种繁多，作用不尽相同。需每天记录引流量，观察色泽。各种引流物的拔除需征得上级主管医师的同意，一般原则是：乳胶片术后 1～2 日拔除；胃肠减压管术后 2～3 日胃肠功能恢复后拔除；胆总管内 T 管术后 1 个月左右拔除。

7. 术后常见症状的处理原则

（1）切口疼痛：手术当晚最重，小手术后可口服镇痛药，大手术后在生命体征稳定情况下可酌情肌注哌替啶 50mg（成人），必要时可间隔 4～6 小时重复使用，选择性环氧化酶 -2 抑制剂（帕瑞昔布钠）在临床上也经常应用。大、中手术后可用镇痛泵止痛。

（2）发热：术后 1～3 日内发热达 38℃左右属正常，术后 3～6 日有发热者应查切口、手术区、肺、尿路是否存在感染，需作相应检查并作针对性处理。

（3）恶心、呕吐：术后早期可由麻醉所致。颅内高压、电解质及酸碱失衡，胃动力障碍及术后早期肠梗阻均可致恶心、呕吐，需根据不同原因进行处理。

（4）术后腹胀：多数是麻醉、手术致胃动力障碍所致，但亦应警惕可能发生的腹膜炎或机械性肠梗阻。

（5）尿潴留：麻醉、手术后特别是肛管、直肠手术后容易发生，可留置导尿管，一般术后 1～2 日可拔除。

三、手术后并发症的处理

手术后并发症可分为两种：一种是各类手术都可发生的并发症，另一种是某些手术后所特有的并发症。第一种并发症常见的有：

1. 手术后出血　多在术后 24 小时内发生。内脏出血，如有引流物者可发现引流的血液量增大，有时需穿刺以了解体腔内出血。术后出血导致生命体征变化（心率加快，血压偏低），应立即手术探查。

2. 切口感染　术后 3～5 日发热不退或体温升高，切口皮肤红肿、压痛，提示已有感染。应拆除部分缝线，撑开切口以引流，每日换药，注意清除创口内线头异物及坏死组织。

3. 肺不张、肺炎　腹部大手术、老年人、慢性支气管炎病人，术后易发生肺不张、肺炎。表现为高热、气急、血白细胞计数升高，胸片可见肺不张及肺炎。处理方法为鼓励咳痰，选用抗生素。必要时支气管镜吸痰以处理肺不张。

4. 尿路感染　可有尿频、尿急、尿痛症状，尿常规可见较多白细胞。若感染上行可致急性肾盂肾炎，可有发热及肾区叩痛。诊断后可使用抗生素治疗。

四、快速康复外科

快速康复外科是指在术前、术中及术后应用各种已证实有效的方法以减少手术应激及并发症，减少术后切口感染、肺部感染和吻合口漏的发生率，显著缩短术后住院时间，加速病人术后的康复。包括以下几个重要内容：①术前病人教育；②更好的麻醉、止痛及外科技术以减少手术应激反应、疼痛及不适反应；③强化术后康复治疗，包括早期下床活动及早期肠内营养。其主要目标是优化营养支持和避免饥饿，以尽可能减少负氮平衡。

（周　俭）

第三章

麻　醉

麻醉是指用药物使病人神经系统中某些部位受到抑制,在手术时达到安全、无痛和肌松弛的目的。现代麻醉学主要包括临床麻醉、急救与复苏、重症监测与治疗、急性和慢性疼痛的治疗四大部分。麻醉方法是根据麻醉作用的部位和所用药物不同分为全身麻醉、局部麻醉、椎管内麻醉、复合麻醉以及基础麻醉。

第一节　麻醉前准备和麻醉前用药

麻醉前准备和用药的目的是为了保障手术病人在麻醉期间的安全,增强病人对手术和麻醉的耐受能力,避免或减少围术期的并发症。

一、麻醉前准备

（一）病情评估

1. 了解病史　包括现病史、个人史、过去疾病史、既往手术麻醉史、特殊药物使用以及药物过敏史。如高血压用药、降糖药、糖皮质激素、非甾体类抗炎药等,重点了解用药时间、用量、效果以及治疗反应。

2. 体格检查　包括病人发育情况、营养状况,有无发热、贫血、发绀、脱水、水肿等。检查有无肥胖、颈短与活动度、义齿、下颌畸形等影响气管插管的相关因素。了解有无脊柱畸形、全身或局部感染情况。

3. 对重要脏器功能评估 全面了解心、脑、肺、肝、肾等器官功能以及机体系统功能的状况,参照美国麻醉医师协会病情评估分级(ASA physical status scale)2016年最新版对并存病的严重程度、病人耐受手术和麻醉的能力进行评估(表3-1)。

表3-1 ASA病情估计分级和围术期死亡率

ASA 分级	标准	举例	围术期死亡率(%)
Ⅰ	体格健康,发育正常营养良好	健康,不吸烟、不饮酒或少量饮酒	0.06~0.08
Ⅱ	除外科疾病外,有轻度并存病,功能代偿健全	吸烟至今者、社交饮酒者、孕妇、肥胖病人(30≤BMI≤40)、糖尿病/高血压控制良好者、轻度肺部疾病病人	0.27~0.40
Ⅲ	并存病情严重,体力活动受限,但尚能应付日常生活	高血压/糖尿病控制差、COPD、重度肥胖(BMI≥40)、活动性肝炎、酒精依赖或酗酒、心脏起搏器置入术后、心脏射血分数中度下降、终末期肾病进行规律透析、心肌梗死、脑血管以外,短期性脑缺血发作病史或冠状动脉疾病有冠脉支架置入(发病至今超过3个月)	1.82~4.30
Ⅳ	合并严重系统疾病,丧失日常生活能力,经常面临生命威胁	近3月内发生过心肌梗死、脑血管意外、短暂性脑缺血发作病史或冠状动脉疾病有冠脉支架置入,和合并有心肌缺血或严重心脏瓣膜功能异常、心脏射血分数重度下降、脓毒症、DIC、ARD或终末期肾病未接受定期规律透析等	7.80~23.0

续表

ASA 分级	标准	举例	围术期死亡率（%）
V	垂死的病人，如不接受手术，则无生存可能	胸/腹主动脉瘤破裂、严重创伤、颅内出血合并占位效应、缺血性肠病面临严重心脏病理性改变或多器官/系统功能障碍	9.40～50.7
VI	已宣布脑死亡病人	如准备作为供体者，对其器官进行取出移植手术	

对急症病例加注"急"或"E"

（二）麻醉前准备

1. 病人精神方面的准备　消除病人对麻醉和手术的顾虑，取得病人的信任，使能够相互配合。

2. 成人择期手术　病人麻醉前应禁脂肪类固体食物8小时，禁淀粉类固体食物6小时，禁饮2小时。小儿禁脂肪类固体食物8小时，禁配方奶/牛奶或淀粉类固体食物6小时，禁母乳4小时，禁水2小时，以防止呕吐、误吸的发生。

3. 对择期手术病人有严重贫血、脱水、酸碱平衡紊乱、呼吸系统感染、心力衰竭、严重肝肾功能损害、糖尿病、高血压等，应先进行治疗使病情基本控制。如合并高血压病人，应控制血压；急诊抢救性手术则应尽可能边治疗上述疾病，边进行手术准备。

4. 麻醉前必须对麻醉和监测设备、麻醉用具及药品进行准备和检查。

二、麻醉前用药

麻醉前用药的目的在于消除病人紧张、忧虑和恐惧；缓解术前疼痛，加强麻醉效果；减少分泌物，防止误吸；消除因手术或麻醉引起的一些不良反射，特别是迷走神经反射，平稳度过麻醉、手术期。

(一)常用药物及用法

常用药物有镇静、催眠、镇痛、抗胆碱等几类,成人常用剂量如下:

1. 镇静、催眠药　咪达唑仑 0.03～0.05mg/kg,术前 30 分钟,肌注。

2. 镇痛药　盐酸吗啡 0.05～0.1mg/kg,术前 30 分钟,肌注。

3. 抗胆碱药　阿托品 0.5mg,术前 30 分钟,肌注;东莨菪碱 0.3mg,术前 30 分钟,肌注;戊乙奎醚(商品名为长托宁)0.5～1mg,术前 30 分钟,肌注。

(二)麻醉前用药注意事项

1. 一般情况差、年老体弱、恶病质、休克和甲状腺功能低下者,应慎用术前药或剂量酌减;呼吸功能不全、颅内压升高者及产妇则需禁用。

2. 年轻、体壮、情绪激动的甲状腺功能亢进病人,麻醉前镇静、镇痛药剂量应酌情增加。

3. 剧痛者应给镇痛药,但小儿对吗啡的耐量小,剂量应酌减或慎用。

4. 心动过速、甲状腺功能亢进、高热等病人,抗胆碱药以选用东莨菪碱或戊乙奎醚(长托宁)为宜。

5. 小儿腺体分泌旺盛,全麻前抗胆碱药的剂量应适当加大。

麻醉前用药应根据麻醉方法和病情来选择用药的种类、剂量、给药时间和途径。多种麻醉前用药复合给药时,剂量应减少。

第二节　全身麻醉

全身麻醉是指麻醉药经呼吸道吸入或静脉、肌内注射,产生中枢神经系统抑制,表现为神志消失、遗忘、痛觉丧失、肌松弛、反射活动减弱等状态。当麻醉药从体内排出或在体内代谢后,病人即逐渐清醒。整个过程是可控、可逆的。

一、吸入麻醉药

(一) 氧化亚氮

氧化亚氮(笑气，N_2O)，为麻醉性能较弱的气体麻醉药，其优点是不引起心率和血压的明显变化；对呼吸道无刺激，不增加分泌物和喉部反射；对肝、肾实质器官也无影响。

其麻醉注意事项：常与其他全麻药复合用于麻醉维持，为了避免缺氧的发生，吸入氧浓度必须大于 30%。停吸 N_2O 后必须吸纯氧 5～10 分钟。由于吸入 N_2O 后可弥散于含有空气的体腔内，凡是气胸、气腹、中耳或肠梗阻手术，应禁用。

(二) 异氟烷

异氟烷(异氟醚)麻醉性能强，MAC 为 1.15%，诱导时间短，苏醒快。常用浓度为 0.5%～2%，对呼吸和心血管抑制轻，扩张外周血管，可用于控制性降压；也可增强非去极化肌松药的作用，对肝肾功能影响小。

(三) 七氟烷

七氟烷(七氟醚)为无色透明液体，具有特殊的芳香气味，无刺激性，在空气中无可燃性。麻醉性能较强，MAC 为 2.0%，麻醉诱导迅速，苏醒快。七氟烷可使心肌收缩力和外周血管阻力下降，但对心血管的抑制轻微，对心率影响不大，也不增加心肌对儿茶酚胺的敏感性。对呼吸道无刺激，但有呼吸抑制作用。骨骼肌松弛作用较好，也能增强非去极化肌松剂的肌松作用。

七氟烷适用于小儿的麻醉诱导。用于维持麻醉时，术中血流动力学易于维持平稳。麻醉后苏醒迅速，术后恶心和呕吐发生率低。

(四) 地氟烷

地氟烷(地氟醚)麻醉性能较弱，MAC 高达 6%。对心肌收缩力无明显抑制，对心率和血压影响较轻，并不增加心肌对外源性儿茶酚胺的敏感性；但在吸入浓度迅速增加时，可兴奋交感神经系统，引起血压升高和心率增快。对呼吸有抑制作用。

与非去极化肌松药之间有明确的协同作用。此药几乎全部由肺脏排除,对肝肾无毒性作用,但有较强的呼吸道刺激作用,不宜用于全身麻醉的诱导。地氟醚是现在临床使用吸入麻醉药中血/气分配系数最低的,用于维持麻醉,病人苏醒最快,苏醒后恶心和呕吐发生率较低,因此,特别适用于短时间的小手术和不住院病人的手术。

二、静脉麻醉药

(一)硫喷妥钠

硫喷妥钠为超短效巴比妥,常用浓度为 2.5%,pH 为 10~11。常用剂量:4~6mg/kg,老年及体弱者 2.5~3mg/kg,一般采用分次小量注入法,先注入 2ml,观察病人反应,根据病人情况注药,直至病人神志消失。常用于全麻诱导及短时、小手术的麻醉。因其具有良好的抗惊厥作用,可用于对抗局麻药物中毒、癫痫发作、破伤风抽搐等。

注意事项:

1. 硫喷妥钠对呼吸中枢有较强的抑制作用,表现为潮气量降低和呼吸频率减慢,甚至呼吸暂停,应立即给氧或人工呼吸。有呼吸道阻塞或呼吸困难者禁用。

2. 硫喷妥钠有抑制交感神经和兴奋副交感神经的作用,因此刺激喉头、气管、支气管易诱发喉痉挛、支气管痉挛。硫喷妥钠直接抑制心肌和扩张血管的作用与注药剂量和注药速度有关,因此对低血容量和心功能不全者应慎用。

3. 硫喷妥钠一般不单独作为麻醉药物应用,需加用局部麻醉或镇痛药物。其常用于小儿基础麻醉,根据小儿年龄选用不同浓度(1.5%~2.5%),常用量为 15~20mg/kg,臀部肌内深部注射。

(二)氯胺酮

氯胺酮镇痛作用显著,适用于小儿麻醉,常用剂量:肌内注射 5~10mg/kg,可维持 30 分钟。氯胺酮静脉注射 1~2mg/kg,

麻醉作用可维持 10～15 分钟。

注意事项：

1．静脉快速注药可产生一过性呼吸抑制，使用前应备有人工呼吸器具。由于有松弛支气管平滑肌作用，可用于哮喘病人的麻醉。但也可增加唾液和支气管黏膜分泌。

2．氯胺酮有兴奋交感神经和心血管系统作用，使心率增快、血压和肺动脉压升高，而对低血容量休克或交感神经极度兴奋者反而呈现心血管抑制。因此，对高血压、冠心病、心功能不全、肺动脉高压、部分重症休克病人禁用。

3．对高颅内压、眼压的病人应慎用。

4．可出现幻觉、噩梦、谵妄等精神症状，应用安定镇静药可预防和减少不良反应。

（三）丙泊酚

丙泊酚（异丙酚）具有镇静、催眠、轻微镇痛作用，起效快、作用时间短、苏醒快而完全为其特点。静脉诱导剂量为 1.5～2mg/kg，维持 3～10 分钟；也可与其他麻醉药复合应用或按 6～10mg/（kg·h）作静脉持续注射以维持麻醉。

注意事项：快速静脉推注时可产生短时血压下降、心率增快、短暂呼吸抑制或暂停。因苏醒快而完全，门诊手术的麻醉也广泛使用。

（四）依托咪酯

依托咪酯为短效催眠药，无镇痛作用，可轻度扩张冠状动脉，不增加心肌氧耗量，对循环系统影响轻微，适于老年和危重病人的麻醉。常用诱导剂量：0.15～0.3mg/kg 静脉注射。

注意事项：部分病人因肌震颤后全身肌疼痛与注射局部疼痛，可采用芬太尼 0.1～0.2mg 静脉注射以预防。

（五）右美托咪定

右美托咪定是高选择性 β_2- 肾上腺素受体激动剂，具有剂量依赖性的镇静和抗焦虑、镇痛作用。需在 10 分钟内缓慢注射负荷剂量 0.5～1μg/kg，维持剂量为 0.2～0.7μg/（kg·h），老年病人和肝肾功能受损病人应减量。与其他麻醉药、麻醉性镇痛药和镇静催眠药同时使用时,所有药物都需要适当减量。

注意:可能出现一过性高血压(负荷剂量注射过快时)、低血压、心动过缓和口干。房室传导阻滞、严重心室功能紊乱、低血容量病人慎用。

三、临床麻醉深度判断

目前临床上通常将麻醉深度分为浅麻醉、手术期麻醉和深麻醉(表3-2)。

表3-2 通用的临床麻醉深度判定标准

分期	呼吸	循环	眼征	其他
浅麻醉	不规律	血压升高	瞬目反射(-)	吞咽反射(+)
	呛咳	脉快(尤其手术操作时)	眼睑反射(+)	出汗(+)
	呼吸道阻力增高		偏视	手术刺激时体动
	喉痉挛		流泪	
手术期麻醉	规律	血压稳定	眼睑反射(-)	手术时体动(-)
	呼吸道阻力减少	手术操作时无改变	眼球固定快	黏膜分泌消失
深麻醉	膈肌呼吸		对光反射(-)	
	呼吸停止气管牵曳	血压下降	瞳孔散大	

现在还可以通过现代化的监测手段,对镇静、镇痛、肌松程度进行监测。常用监测方法有:

镇静水平监测:脑电双频指数(BIS),听觉诱发电位(AEP),麻醉深度监测 Narcotrend,熵指数。

镇痛水平监测:镇痛/伤害性刺激指数(ANI)。

肌松水平监测:四个成串刺激(TOF)。

四、常用肌松弛药

在复合麻醉中应用肌松弛药(肌松药),目的在于提供手术野肌松弛,更有利于手术进行。常用肌松药分为去极化肌松药与非去极化肌松药两类(表 3-3)。

表 3-3 常用的肌松弛药比较

肌松药	ED$_{95}$ (mg/kg)	插管剂量 (mg/kg)	起效时间 (min)	清除半衰期 (min)
琥珀胆碱	0.2	1~2	0.5~1.8	2~8
泮库溴铵	0.05	0.1	3~6	120
阿曲库铵	0.2	0.3~0.4	3~5	20
维库溴铵	0.04	0.1	2~3	62~80
罗库溴铵	0.3	0.6	1.5	70~80
顺式阿曲库铵	0.05	0.2	2.6~2.7	18~27

注意事项:

1. 肌松药无镇静、镇痛作用,不能单独应用。同时应保持呼吸道通畅,实施辅助或控制呼吸。

2. 尽量避免两类肌松药交替或混杂应用。

3. 琥珀胆碱应用后可引起短暂的血钾升高、眼压和颅内压增高,对严重创伤、烧伤、截瘫、青光眼、颅内高压病人以及神经肌肉疾病人禁用。

4. 对肝功能不全、营养不良、恶病质、严重贫血、血浆胆碱酯酶先天异常的病人应用琥珀胆碱作用时间可能延长。

5. 筒箭毒碱有组胺释放和自主神经阻滞作用,对支气管哮喘、过敏体质病人,老年和心血管功能不全的病人禁用或慎用。

6. 氯丙嗪、吗啡、哌替啶、巴比妥钠等药物有增强非去极化肌松药物的作用,使用时应减量。

7. 青光眼和眼球外伤病人禁用琥珀胆碱。

8. 当用药量过大,或病人有重症肌无力、低钾血症、酸中毒、低体温、吸入麻醉药以及使用某些抗生素（如链霉素、庆大霉素、多黏菌素）等，均可增强非去极化肌松药的作用。

9. 对非去极化肌松药的残余肌松作用可以使用拮抗药，但应注意使用拮抗药的时机、剂量和对肌松效应的监测。

五、气管内插管术

气管内插管方法通常分为经口腔明视插管术和经鼻腔明视或盲探插管术两种。

（一）经口腔明视插管方法

将病人头后仰，右手自右口角处将口腔打开，左手持喉镜自右口角放入口腔，将舌根推向左方，然后徐徐向前推进显露腭垂（悬雍垂），直至看见会厌，使喉镜片前端进入舌根与会厌角内，然后向上、向前提起显露声门，右手执气管导管，对准声门，轻轻插入气管内。如导管弯度难以接近声门时，可借助导管芯，将导管进入声门后再将管芯退出。退出喉镜，安置牙垫，连接麻醉机或简易呼吸器，判断导管位置确切，并将导管外端和牙垫于口腔外一并固定。

（二）气管插管定位原则

1. 明视气管导管经过声门进入气管，插入导管深度成人为22～24cm。

2. 压胸时有气流从导管口流出。透明的气管导管壁在吸气时管壁清亮，呼气时呈"白雾"样变化。

3. 人工通气时胸部对称起伏，双肺呼吸音清晰对称。

4. 连接 $PetCO_2$ 监测，可见 3 次连续波形和数字出现。

5. SpO_2 持续正常。

（三）注意事项

1. 插管动作切忌粗暴，防止牙齿脱落，口、鼻、咽喉、声门黏膜损伤、出血，下颌关节脱位。

2. 插管前要做好表面麻醉或有适当的全麻深度，否则可引起剧烈咳嗽、憋气，喉、支气管痉挛，心动过缓，心律失常，血压剧升，甚至心搏骤停。

3. 选择适当粗细柔软的气管导管，导管过细，呼吸阻力增加；导管过粗过硬易损伤引起喉头水肿，甚至压迫气管黏膜形成溃疡。

4. 操作过程要注意无菌技术，防止术后肺部并发症。

六、全身麻醉的并发症及其防治

全身麻醉的并发症主要发生在呼吸和循环系统。

（一）呼吸系统并发症及处理

1. 呼吸道梗阻　①舌后坠：处理方法为托起下颌，放置口咽或鼻咽通气道。②呼吸道异物：如血液、分泌物、呕吐物误吸阻塞呼吸道，应及时彻底清除分泌物；严防口内手术填塞物遗留。③呕吐、误吸和反流：防止反流、误吸的有效方法包括术前禁食禁饮，放置胃管，麻醉前要充分吸引，选择适当的麻醉诱导方法及病人清醒后才拔除气管导管。④麻醉器械堵塞：气管导管移位、脱出、扭折；导管斜面紧贴气管壁；套囊充气后受压变形、移位阻塞气管导管开口等。或吸入氧浓度过低或低氧压。⑤气管受压：颈部或纵隔肿块、血肿、气肿压迫气管导管致呼吸道梗阻。⑥喉、支气管痉挛：去除致病原因，防止缺氧和 CO_2 蓄积。必要时静脉注射氨茶碱 0.25mg 或氢化可的松 100mg。

2. 呼吸抑制　①中枢性呼吸抑制：如麻醉及辅助药对中枢的抑制，不适当的过度通气亦可造成。②外周性呼吸抑制：应用神经肌肉阻滞药或高位硬膜外麻醉阻滞了支配呼吸肌的运动神经纤维。处理为控制或辅助呼吸，或用拮抗药物，或等待药物作用消退。

保持呼吸道通畅是防止呼吸系统并发症的关键。

（二）循环系统并发症及处理

1. 麻醉期间低血压　常见于失血、神经反射、药物过敏、缺氧及病人自身病情变化等，应去除病因，对症治疗。

2. 高血压　①多与病人疾病和并存病有关，如原发性高血压病、颅内高压;②麻醉偏浅时手术刺激所致;③通气不足,缺氧二氧化碳蓄积;④药物作用,如使用氯胺酮等。处理为对因治疗。

3. **心律失常** 各种类型的心律失常均可发生,少数严重心律失常者,若不及时纠正,可危及病人生命。防治措施有:①根据心电图明确心律失常的性质,分析原因并及时纠正。②心动过缓常因手术牵拉内脏或眼心反射引起,严重时可导致心搏骤停。处理应立即停止手术操作,静注阿托品,直至心率恢复正常。③对频发性多源性室性早搏,用利多卡因 1~2mg/kg 静脉缓推。④对室性心动过速,用利多卡因治疗,如无效时可进行同步电击复律。出现室颤时,应立即进行心肺复苏。⑤二度或高度房室传导阻滞,术中应避免应用抑制心脏传导的药物,术前宜安置临时或永久起搏器。

第三节 局 部 麻 醉

用局部麻醉药(简称局麻药)暂时阻断某些周围神经的冲动传导,使这些神经所支配的区域产生麻醉作用,称为局部麻醉,简称局麻。局麻具有保持病人意识清醒、操作简便、安全有效、并发症较少的特点,适用于较表浅、局限的手术。

一、常用局麻药物

常用局麻药包括:普鲁卡因、丁卡因、利多卡因、布比卡因、罗哌卡因等。

二、局麻药物的不良反应

局麻药物的不良反应包括毒性反应和过敏反应。

1. **毒性反应**

(1)引起毒性反应的常见原因:①一次用量超过病人的耐量;②意外血管内注入;③注药部位血供丰富,吸收增快;④病人因体质衰弱等原因而导致耐受力降低,用小量局麻药即出现毒性反应症状者,称为高敏反应。

(2)毒性反应的表现:主要为对中枢神经系统和心血管系统的影响,常出现嗜睡、眩晕、唇舌麻木、多语、寒战、惊恐不安、意识丧失、肌震颤、抽搐、惊厥、呼吸困难、低血压,甚至呼吸心搏骤停。

(3)毒性反应的预防:①一次用药量不得超过限量;②注药时防止注入血管内;③根据具体情况和用药部位酌减剂量,药液内加入适量肾上腺素以延缓吸收。

(4)毒性反应的处理:①立即停止用药;②吸氧,根据情况辅助或控制呼吸;③镇静,控制惊厥,如静注咪达唑仑 0.1mg/kg 或丙泊酚 1~2mg/kg,对于惊厥反复发作者也可静注琥珀胆碱 1mg/kg,并控制呼吸;④维持血流动力学稳定,一旦呼吸心脏停搏,应立即进行心肺复苏。

2. 过敏反应　临床上酯类局麻药过敏者较酰胺类多。临床表现为使用很少量局麻药后,出现荨麻疹、咽喉水肿、支气管痉挛、低血压和血管神经性水肿,甚至危及病人生命。一旦发生过敏反应,应首先中止用药,立即静脉注射肾上腺素 0.01~0.5mg,并给予糖皮质激素和抗组胺药物;保持呼吸道通畅,吸氧;适当补充血容量和使用血管加压药。如果病人有对酯类局麻药过敏史时,可选用酰胺类局麻药。

三、常用局麻方法

(一)表面麻醉

将穿透力强的局麻药施用于黏膜表面,使其透过黏膜而阻滞位于黏膜下的神经末梢,使黏膜产生麻醉现象,称为表面麻醉。眼、鼻、咽喉、气管、尿道等处的浅表手术或内镜检查常用此法。眼用滴入法,鼻用涂敷法,咽喉气管用喷雾法,尿道用灌入法。常用药物为 1%~2% 丁卡因或 2%~4% 利多卡因。因眼结合膜和角膜组织柔嫩,故滴眼需用 0.5%~1% 丁卡因。气管和尿道黏膜吸收较快,应减少剂量。

（二）局部浸润麻醉

将局麻药注射于手术区的组织内,阻滞神经末梢而达到麻醉作用,称为局部浸润麻醉。基本操作方法:先在手术切口线一端进针,针的斜面向下刺入皮内,注药后形成橘皮样隆起,称为皮丘。将针拔出,在第一个皮丘的边缘再进针,如法操作使成第二个皮丘,如此连续进行下去,在切口线上形成皮丘带。再经皮丘向皮下分层注射局麻药。常用药物为 $0.25\%\sim0.5\%$ 利多卡因。

操作时应注意:①每次注药前都要回抽,以免注入血管内;②为避免用药量超过一次限量,应降低药液浓度百分比;或分层边浸润边手术切开,以分散用药时间,使单位时间内的药物剂量不会太大;③注药应有一定容积,在组织内形成张力,以增强麻醉效果;④实质脏器和脑组织等无痛觉,不用注药;⑤药液中含肾上腺素浓度 $1:(20$ 万 ~40 万$)$（即 $2.5\sim5\mu g/ml$）可减缓局麻药的吸收,延长作用时间。

（三）区域阻滞

在手术区周围和底部注射局麻药,阻滞通入手术区的神经纤维,称为区域阻滞,适用于小肿块切除术,优点为:①可避免刺入肿瘤组织;②不致因局部浸润药液后,小肿块不易被扪及而增加手术难度;③不影响手术局部解剖关系。

（四）神经阻滞

在神经干、丛、节的周围注射局麻药,阻滞其冲动传导,使所支配的区域产生麻醉作用,称为神经阻滞。常用神经阻滞有肋间、眶下、坐骨、指（趾）神经干阻滞,颈丛、臂丛神经阻滞,以及诊疗用的星状神经节和腰交感神经节阻滞等。

1. 臂丛神经阻滞　将局麻药注射到臂丛神经干,使上肢肩关节部分痛觉消失及肌松弛。包括肌间沟、锁骨上和腋径路三种阻滞方法。

（1）肌间沟径路:病人去枕仰卧头偏向健侧,手臂贴身旁使肩下垂。在胸锁乳突肌后缘向外滑动摸到前、中斜角肌和肩胛舌骨肌,此三条肌构成上窄下宽的肌沟。三角形底边处即为穿刺点,相当于自环状软骨作一水平线与肌间沟的交点。将针头与皮肤垂直进针,刺破椎前筋膜时可有突破感,病人常诉异感,此时回抽无血或脑脊液,即可注射局麻药,一般用 0.1%~0.5% 罗哌卡因 20ml,可加入利多卡因以加快起效速度。防止药物注入蛛网膜下隙导致全脊麻,膈神经、喉返神经以及星状神经阻滞。

(2)锁骨上径路:病人体位同肌间沟径路,但患侧肩下垫一小薄枕。穿刺点为锁骨中点上 1cm 处,进针后可触及第 1 肋骨,沿第 1 肋骨的纵轴向前后探索引出异感后,回抽无血或空气即可注入药液。注意进针方向和深度,防止气胸发生。

(3)腋径路:病人仰卧,患肢外展 90°,前臂再向上屈曲 90°,呈"行军礼"状。在胸大肌下缘与臂内侧缘相接处摸到腋动脉搏动最高点,刺入腋血管神经鞘内,回抽无血后注入局麻药液 25~30ml。穿刺时要防止损伤腋血管。

2. 颈丛神经阻滞 常有颈深丛和颈浅丛神经阻滞,可用于颈部手术,如甲状腺手术、气管切开术和颈动脉内膜剥脱术等。

(1)深丛阻滞:①颈前阻滞法:病人去枕仰卧头转向健侧,在乳突尖与锁骨中点作一连线,此线中点为进针点,也即胸锁乳突肌和颈外静脉交叉点附近,或 C_4 横突处。回抽无血液和脑脊液,注入局麻药液 5~10ml。②肌间沟阻滞法:同臂丛神经阻滞的肌间沟径路法,但穿刺点在肌间沟尖端,刺过椎前筋膜后,不寻找异感,注入局麻药液 10ml,并压迫肌间沟下方避免药液下行阻滞臂丛神经。

(2)浅丛阻滞:体位同上。在胸锁乳突肌后缘中点垂直进针至皮下,注射 1% 利多卡因 6~8ml;或在此点注射 3~4ml,再沿胸锁乳突肌后缘向头侧和尾侧各注射 2~3ml。

浅丛阻滞并发症少见。深丛阻滞的并发症有:①局麻药毒性反应;②药液意外注入蛛网膜下隙或硬膜外间隙;③膈神经麻痹;④喉返神经麻痹:故不能同时作双侧深丛阻滞;⑤霍纳综合征。

3. 肋间神经阻滞　病人侧卧或俯卧,上肢外展,前臂上举。在距脊柱中线 6～8cm 处画一与脊柱平行线,摸清要阻滞神经所处的肋骨,用 7 号针头在肋骨接近下缘处垂直刺入至触及肋骨骨质。滑过肋骨下缘后再深入 0.2～0.3cm,回抽无血或空气后注入局麻药液 3～5ml。其常见并发症有气胸;药液意外注入肋间血管;或阻滞多根肋间神经用药量过大和吸收过快所致局麻药毒性反应。

4. 指(趾)神经阻滞　用于手指(脚趾)手术。指神经阻滞可在手指根部或掌骨间进行。趾神经阻滞可参照指神经阻滞法。

(1)指根部阻滞:用 6 号针头在指根背侧部进针,向前滑过指骨至掌侧皮下,术者用手指抵于掌侧可感到针尖,此时后退 0.2～0.3cm,注射 1% 利多卡因 1ml,再退针恰至进针点皮下注药 0.5ml。手指另一侧如法注射。

(2)掌骨间阻滞:针自手背部插入掌骨间,直达掌面皮下。随着针头推进和拔出时,注射 1% 利多卡因 4～6ml。

在手指、脚趾以及阴茎等处使用局部麻醉药时禁忌加用肾上腺素,注药量也不能太多,以免血管收缩或受压引起组织缺血坏死。

随着医学的发展,越来越多的单位采用神经电刺激仪和(或)超声引导进行神经阻滞技术,可以提高神经阻滞的准确性,保证阻滞效果;减少用药量及药物过量相关并发症;以及减少穿刺相关血管、神经损伤,提高安全系数。

第四节　椎管内麻醉

将局麻药注入蛛网膜下隙和硬脊膜外间隙产生躯体部位麻醉,称为椎管内麻醉。根据局麻药注入的腔隙不同,分为蛛网膜下隙阻滞(腰麻)、硬膜外间隙阻滞及腰麻 - 硬膜外间隙联合阻滞。椎管内麻醉具有神志清醒、镇痛效果确切、肌松弛良好等优点,但对生理功能有一定扰乱,也不能完全消除内脏牵拉反应。

一、蛛网膜下隙阻滞

蛛网膜下隙阻滞又称腰麻。适用于下腹部、盆腔、下肢和肛门会阴部手术,如阑尾切除、疝修补、半月板摘除、痔切除、肛瘘切除术等。禁忌证:①中枢神经系统疾病,包括感染、炎症、颅内压增高等;②休克;③穿刺部位或附近皮肤感染;④脓毒症;⑤脊柱外伤或结核;⑥急性心力衰竭或冠心病发作。对小儿或精神病病人,除非先用基础麻醉,一般不用腰麻。

(一)穿刺方法

穿刺时病人一般侧卧,屈髋屈膝,头颈向胸部屈曲,腰背部尽量向后弓曲,使棘突间隙张开以便于穿刺。鞍区麻醉常为坐位,成人穿刺点低于 $L_{2\sim3}$ 间隙。在两侧髂嵴最高点作一连线,此线与脊柱相交处即为 L_4 棘突或 $L_{3\sim4}$ 棘突间隙。以 0.5%~1% 利多卡因在间隙正中作皮丘,并在逐层浸润皮下组织和棘间韧带。经过皮肤、皮下、棘上与棘间韧带、黄韧带、硬脊膜和蛛网膜到达蛛网膜下隙,拔出针芯有脑脊液滴出,即表示穿刺成功。

(二)麻醉平面的调节

局麻药注入蛛网膜下隙以后,应在短时间内调节和控制麻醉平面。否则麻醉平面过低导致麻醉失败,平面过高对生理影响较大,甚至危及病人生命安全。影响麻醉平面的因素很多,如局麻药液的比重、剂量、容积、病人身高、脊柱生理弯曲和腹腔内压力等,但药物的剂量是影响腰麻平面的主要因素,剂量越大,平面越高。假如这些因素不变,则穿刺间隙、病人体位和注药速度等是调节平面的重要因素。调节平面应在注药后 5~10 分钟内完成。假如手术部位在下肢,可在穿刺时嘱病人向患侧侧卧,注药后继续保持侧卧位 5~10 分钟,麻醉作用即偏于患侧。如只需阻滞肛门和会阴区,可使病人取坐位在 $L_{4\sim5}$ 间隙穿刺,以小量药液(约一般量的 1/2)作缓慢注射,则局麻药仅阻滞骶尾神经,称鞍区麻醉。一般的注药速度为每 5 秒钟注射 1ml。

(三)并发症

1. 术中并发症

(1)血压下降、心率减慢:应快速静脉输液 200～300ml,以扩充血容量。必要时可静注麻黄碱 10～30mg。心率过缓者可静注阿托品 0.3～0.5mg。

(2)呼吸抑制:出现胸闷气促,吸气无力,说话费力,胸式呼吸减弱,发绀。当全部脊神经被阻滞,即发生全脊椎麻醉,一旦呼吸停止,应立即行气管内插管和人工呼吸。

(3)恶心呕吐:应针对原因处理。如提升血压,吸氧,麻醉前用药采用阿托品,暂停手术牵拉等。静脉注射氟哌利多、昂丹司琼、托烷司琼镇吐。

2. 术后并发症

(1)腰麻后头痛:特点是抬头或坐起时头痛加重,平卧后减轻。因脑脊液漏出导致颅内压降低和颅内血管扩张而引起血管性头痛。穿刺针较粗和反复穿刺者的发病率较高。处理措施:平卧休息,服用镇痛或安定类药,针灸或用腹带捆紧腹部,补充足够的液体防止脱水。严重者可于硬膜外隙内注入生理盐水,或 5% 葡萄糖液,或右旋糖酐 15～30ml。必要时可采用硬膜外自体血充填疗法。

(2)尿潴留:以热敷、针灸或肌注副交感神经兴奋药卡巴胆碱治疗,必要时留置导尿管。

(3)其他:因机械损伤、化学药物刺激、脑脊液外漏、细菌感染等因素,引起化脓性脑脊膜炎、脑神经麻痹、粘连性蛛网膜炎、马尾丛综合征。重在预防。

二、硬膜外间隙阻滞

将局麻药注射到硬脊膜外间隙,阻滞部分脊神经的传导功能,使所支配区域的感觉和(或)运动功能消失的麻醉方法,称为硬膜外间隙阻滞,又称硬膜外麻醉。有单次法和连续法两种。

（一）硬膜外穿刺术

硬膜外穿刺术有直入法和侧入法两种。穿刺体位、进针部位和针所经过的层次均与腰麻基本相同。

但硬膜外穿刺时，用 16～18G 的特制穿刺针刺入皮肤、皮下、棘上和棘间韧带，当抵达黄韧带时阻力增大，并有韧性感。推动注射器芯有回弹阻力感，气泡被压小。继续缓慢进针，一旦刺破黄韧带时有落空感，注液无阻力，小气泡不再缩小，回抽无脑脊液流出，表示针尖已达硬膜外间隙。通过穿刺针置入导管，并留导管在硬膜外间隙内约 3～4cm，退针固定导管，即可按需给药。

（二）常用局麻药和注药方法

常用药物为利多卡因和布比卡因，近年来也用罗哌卡因。如病人无高血压，可在药液内加肾上腺素（浓度为 5μg/ml）。

穿刺置管成功后，第一次应先注入试探剂量利多卡因 3～5ml，观察 5 分钟。如果导管意外置入蛛网膜下隙，注入试验剂量后 5 分钟内即出现节段性麻醉平面，并伴有明显下肢运动障碍和血压下降等现象，应立即停止给药，紧急抢救。如确认无腰麻现象，则根据试探剂量的效果决定追加剂量。根据药物特性和病人情况，间断注入第二次量，其剂量约为初量的 2～3 倍。

（三）麻醉平面的调节

影响麻醉平面的主要因素有：局麻药容积，穿刺间隙的高低与导管置入方向，集中或分散的注药方式，病人情况：如老年、动脉硬化、妊娠、脱水、恶病质等。此外，还有药液浓度、注药速度和病人体位等也可产生一定影响。

（四）并发症

1. 术中并发症　①全脊椎麻醉：病人可在注药后几分钟内发生呼吸困难，血压下降，意识模糊或消失，继而呼吸停止、心脏停搏。应立即以面罩加压给氧，或紧急气管内插管进行人工呼吸，加速输液，并以血管加压药维持循环稳定。②局麻药毒性反应：主要原因为硬膜外隙内的静脉丛对局麻药的吸收快；

因导管误入血管,局麻药注入血管内;导管损伤血管加快局麻药的吸收。此外,一次用药剂量超过限量,也是发生毒性反应的常见原因。③血压下降、呼吸抑制、恶心呕吐等处理与腰麻相同。

2. 术后并发症　①神经损伤:可因穿刺针直接创伤或导管质硬而损伤脊神经根或脊髓,局麻药的神经毒性也应考虑。表现为局部感觉和(或)运动的障碍,并与神经分布有关。②硬膜外血肿:硬膜外麻醉后若出现麻醉作用持久不退,或消退后又出现肌无力、截瘫等。应及早诊断,争取在血肿形成后 8 小时内进行椎板切开减压术,清除血肿。有凝血功能障碍或正在抗凝治疗者容易发生。③脊髓前动脉综合征:一般无感觉障碍,主诉躯体沉重,翻身困难。麻醉中老年、动脉硬化、手术中低血压时间长者应注意。④硬膜外脓肿:临床表现为脊髓和神经根受刺激和压迫的症状,如放射性疼痛、肌无力及截瘫,并伴有感染征兆。应予大剂量抗生素治疗,及早进行椎板切开引流。⑤导管拔除困难或折断:如导管折断,无感染或神经刺激症状者,残留体内的导管一般不需要手术取出,但应严密观察。

三、蛛网膜下隙与硬脊膜外间隙联合阻滞

蛛网膜下隙与硬脊膜外间隙联合阻滞又称腰麻 - 硬膜外联合阻滞。广泛用于下腹部及下肢手术。其特点是既有腰麻起效快,镇痛完善与肌松弛的优点,又有硬膜外阻滞时可控调麻醉平面,满足长手术时间的需要等长处。病人体位与腰麻相同,穿刺方法有两种:①一点法:经 $L_{2\sim3}$ 棘突间隙用特制的联合穿刺针作硬膜外隙穿刺,穿刺成功后再用配套的 25G 腰穿针经硬膜外穿刺针的管腔行蛛网膜下隙穿刺,见有脑脊液流出即可注入所需的局麻药(腰麻),然后退出腰穿针,再经硬膜外穿刺针向头端置入硬膜外导管,并固定导管备用;②两点法:根据手术需要选择 $L_{2\sim3}$ 以上间隙 $_2$ 作硬膜外间隙穿刺并置入导管,然后再于 $L_{2\sim3}$ 或 $L_{3\sim4}$ 间隙行蛛网膜下隙穿刺。

第五节　术后疼痛治疗

国际疼痛研究协会把疼痛定义为：由机体组织损伤或者由可能引起组织损伤的刺激诱发的人体产生的一种不愉快的感觉。疼痛已逐渐成为重要的医学问题。目前，许多医院成立疼痛诊疗科，对疼痛诊断和治疗日趋专业化。术后疼痛是人体对手术创伤刺激的一种反应，它所引起的病理生理改变能影响术后恢复，甚至导致呼吸、泌尿及心血管系统的并发症。

一、镇痛药物

术后镇痛最常用的药物有阿片类药，如吗啡、羟考酮、芬太尼、舒芬太尼；非阿片类药，如曲马多、氟比洛酚酯（凯酚）等。

二、镇痛方法

1. 传统的术后镇痛方法　有口服药物，肌内、皮下、静脉注射药物和直肠给药等。

2. 硬膜外镇痛　包括硬膜外单次和持续给药。

3. 病人自控镇痛　即在病人感到疼痛时，可自行按压 PCA 装置的给药键，按设定的剂量注入镇痛药，从而达到止痛效果。PCA 装置包括：注药泵；自动控制装置，一般用微电脑控制；输注管道和防止反流的单向活瓣等。应根据病情及用药效果，合理调整单次剂量、锁定时间以及背景剂量，达到安全有效的个体化镇痛的目的。

三、镇痛相关并发症和处理办法

1. 椎管内阿片类药物常见副作用及处理办法

（1）恶心：昂丹司琼 4mg 或多拉司琼 12.5mg，静注。

（2）瘙痒：苯海拉明 25～50mg 或纳布啡 1～3mg 或布托啡诺 0.25～0.5mg，静注，每四小时一次。

（3）尿潴留：保留导尿管。

（4）镇静或呼吸抑制：鼻导管吸氧 4L/min 或纳洛酮 0.4mg，肌注。

2. 静脉 PCA 镇痛的常见副作用及处理办法

（1）恶心呕吐：轻中度：昂丹司琼 4mg，静注；中重度可合用地塞米松 5mg，静注。

（2）瘙痒：苯海拉明 25mg，静注，每四小时一次或 1% 纳洛酮 1mg，静滴，20ml/h。

（3）呼吸抑制：呼吸频率 <8 次 / 分时，停止 PCA，面罩吸氧 10L/min，若 SPO_2<95% 时，纳洛酮（0.04mg/ml），静推，2ml/2min，直至呼吸频率 >8 次 / 分。

（4）镇静：可暂不予特殊处理，密切关注呼吸状况。

（5）尿潴留：保留导尿管。

四、多模式镇痛

1. 联合使用作用机制不同的镇痛药物或镇痛方法，使镇痛效应相加或协同，且每种药物的剂量减少，不良反应相应降低，从而达到最大的效应 / 副作用比。

2. 基础用药为神经阻滞和非甾体类抗炎药的组合，强效阿片类药物补救用于重度疼痛。

（冯　艺）

第四章

心肺脑复苏

心肺脑复苏是对心搏、呼吸停止病人实施救治而采取的医疗措施。

一、心搏、呼吸停止的诊断

及时判断与及时抢救是心肺脑复苏成功的关键。

1. 临床征象　心音消失、大动脉搏动消失、意识突然丧失、瞳孔散大、发绀、咳嗽反射消失、自主呼吸停止。

2. 心电图特征　心脏完全停搏、心室颤动和电 - 机械分离的任何一种心电表现均可诊断为心搏停止。

二、基础生命支持

基础生命支持是呼吸、心搏停止的现场应急措施，主要任务是迅速有效地恢复生命器官的氧合血流灌注。基础生命支持基本内容为：A. 保持呼吸道通畅；B. 进行人工呼吸；C. 建立人工循环。

（一）消除呼吸道梗阻，保持呼吸道通畅

方法包括：①清除呼吸道内异物及分泌物；②采用托下颌法、提颏法或抬颈法，防止舌后坠造成呼吸道阻塞；③借助口咽或鼻咽通气道，或行气管内插管等。

（二）建立有效的人工呼吸

1. 口对口（鼻）人工呼吸此法　用于现场抢救。术者一手将病人的下颌向上、后方钩起，另一手压迫病人前额保持头后

53

仰,同时以拇指、示指将病人鼻孔捏闭。对准病人口或鼻吹气,吹出时应观察胸廓是否起伏。

2. 借助器械进行人工呼吸(见高级生命支持)。

(三) 建立有效的人工循环

其方法为胸外心脏按压与开胸心脏按压两种,后者详见后期复苏部分。胸外心脏按压法:

1. **按压方法**　①病人平卧于地板或木床板上。②术者一手掌根部置于病人剑突上 4～5cm 处,或胸骨中下 1/3 处,另一手根部置于前者之上,手指向上跷起,两臂伸直。借术者自身重力向胸骨加压,使胸骨下陷 5～6cm。③按压频率为 100～120 次 / 分,成人胸外按压 / 人工通气比为 30:2。

2. **按压有效的体征**　①可触及颈或股动脉搏动;②按压过程中瞳孔缩小,并恢复对光反应。

3. **常见并发症**　肋骨骨折、内脏穿孔、破裂及出血。

三、高级生命支持

高级生命支持是基础生命支持的继续,其内容包括:继续基础生命支持;借助设备建立有效的通气和循环功能;监测心电图,识别和治疗心律失常;建立和维持静脉输液,调整体液、电解质和酸碱平衡。

1. **呼吸道管理**　施行气管内插管术。必要时可施行环甲膜切开或气管切开术以保持呼吸道的通畅。

2. **呼吸器的应用**　应用简易呼吸器将面罩紧扣于病人口鼻部,另一手将呼吸囊握于掌中挤压,将囊内气体挤压入病人肺内。当松开呼吸囊时,病人的肺被动回缩而将肺内气体"呼"出,呼出气经单向呼出活瓣排入大气。呼吸囊上还附有供氧用侧管,与氧气源连接,以提高吸入氧浓度。在 ICU 病房及手术室内可用多功能呼吸器,它不仅能取代病人的自主呼吸,而且能改善病人呼吸功能,起到治疗作用(详见第五章)。

3. **开胸心脏按压**　胸外心脏按压无效或有禁忌证者,应行开胸心脏按压。具体方法：

（1）左前胸第 4、5 肋间，起于距胸骨左缘 2～2.5cm 处，止于左腋前线开胸，软组织切开后撑开胸腔，必要时可切断肋骨。

（2）术者用手掌将心脏托于掌心，用除拇指以外的四指握住心脏对准大鱼际肌群部位进行按压。切忌指端着力，以免损伤心肌。按压频率为 60～80 次 / 分。

（3）心搏恢复后应认真止血，循环功能稳定后分层缝合切口，放置胸腔闭式引流。

4．后期复苏期间监测　尤应重视呼吸、循环及肾功能的监测，具体方法见第五章。

5．药物治疗　复苏所用药物的目的是为了激发心脏复跳并增强心肌收缩力，防治心律失常，调整急性酸碱失衡。首选给药途径为静脉，气管内为次之。

（1）肾上腺素：是心肺复苏中的首选药物，具有 α 与 β 肾上腺素受体兴奋作用，有助于自主心律的恢复；使外周血管阻力增加，而不增加冠脉与脑血管阻力，可使心室纤颤由细颤转为粗颤，增强心肌收缩力。剂量为每次 0.5～1.0mg 或 0.01～0.02mg/kg，必要时每 5 分钟可重复一次。

（2）阿托品：尤其适用于严重窦性心动过缓合并低血压、低组织灌注或合并频发室性早搏者。心脏停搏时阿托品用量为 1.0mg 静注，心动过缓时的首次用量为 0.5mg，每隔 5 分钟可重复注射，直到心率恢复达 60 次 / 分以上。

（3）氯化钙：适用于因高血钾或低血钙引起的心搏停止。剂量为 10% 氯化钙 2～4mg/kg，缓慢静脉注射。

（4）利多卡因：适用于室性早搏或阵发性心动过速。首次剂量 1mg/kg 静脉推注，必要时以 2～4mg/min 的速度静脉滴注。

（5）碳酸氢钠：用于复苏时纠正急性代谢性酸中毒，最好根据血液 pH 及动脉血气分析结果，当碱剩余（SBE）达到 -10mmol/L 以上时补碳酸氢钠量可按以下公式计算：

碳酸氢钠（mmol）= 碱剩余（SBE）× 体重（kg）× 0.25

若未能测 pH 及血气分析,首次剂量可按 1mmol/kg 给予,然后每 10 分钟给 0.5mmol/kg,输注速度以 5% 碳酸氢钠 15ml/min 为宜。

(6)其他:复苏时可慎用其他血管活性药物,如多巴胺、去甲肾上腺素、异丙基肾上腺素等。

6.电除颤　是治疗心室纤颤的有效方法,凡是具备除颤条件者,应尽快施行电除颤。将电极板置于胸壁进行电击为胸外除颤(图 4-1),胸内除颤是将电极板直接放在心壁上进行电击(图 4-2)。具体方法:①胸外除颤时将一电极板放在靠近胸骨右缘的第 2 肋间,另一电极板置于左胸壁心尖部。②电极下应

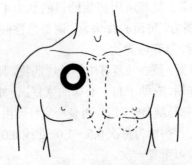

图 4-1　胸外电击除颤与电极板放置位置

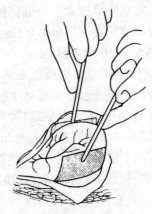

图 4-2　胸内电击除颤法与电极板放置位置

垫以盐水纱布或导电胶并紧贴胸壁,以防局部灼伤或降低除颤效果。③胸外除颤所需电能成人为 200J;小儿为 2J/kg,成人胸内除颤用 20～80J;小儿用 5～50J。④对一次除颤未成功者,应立即行胸外心脏按压和人工呼吸,再次除颤时应适当加大电能,胸外最大可达 360～400J。⑤对影响血流动力学稳定和对药物治疗无反应的室上性或室性心动过速,可行电转复治疗。治疗室上性心动过速所需电能小于 50J,心室扑动为 25J,阵发性室上性心动过速和心房纤颤则需 75～100J。

四、复苏后治疗

复苏后治疗的主要内容是加强重要器官的功能监测,去除引起呼吸、心跳骤停的原因,保持呼吸循环功能稳定,防治多器官功能衰竭和缺氧性脑损伤。

(一)维持良好呼吸功能

1. 心肺复苏后判断气管插管的位置,有无肋骨骨折、血气胸等。

2. 无自主呼吸或有通气功能障碍者,应进行机械通气治疗,并根据血气分析结果调节呼吸参数,维持适当的 PaO_2、$PaCO_2$ 及 pH 等。

3. 防止呼吸道感染,做好呼吸道护理。

(二)维持循环功能稳定

严密监测循环功能,常用方法有:心电图,有创与无创血压监测,中心静脉压,放置 Swan-Ganz 漂浮导管以监测肺动脉压、肺动脉毛细血管楔压(PCWP)及心输出量,判断有效循环血量及左心功能状况,针对原因进行扩容、强心及适当的血管活性药物治疗。

(三)防治肾衰竭

1. 维持循环稳定,保证肾的灌注压。

2. 尽量避免应用使肾血管严重收缩及损害肾功能的药物。

3. 肾功能监测包括每小时尿量、尿比重、血尿素氮、血肌酐浓度及血、尿电解质浓度。

4. 对循环血量已补足而尿少者可用呋塞米利尿。

（四）脑复苏

防治心搏停止后缺氧性脑损伤的措施称为脑复苏。主要目的和措施为防止脑组织的水肿，避免或减轻脑组织的继发性损伤，保护脑组织的成活。

1. 准确估计心搏停止　距心肺复苏开始的时间根据神经系统的体征对脑缺氧严重程度进行评估：如意识障碍程度、生理反射减弱或消失、肌张力亢进、痉挛、抽搐乃至惊厥等。

2. 低温治疗　低温治疗是脑复苏的重要措施之一。心搏停止复苏后病人出现体温升高、肌紧张、痉挛性麻痹或呼吸久不恢复，瞳孔未见缩小，应施行人工低温。降温方法是以头部为重点的全身降温，头部降温用冰帽，体表降温则用降温毯或可在颈、腋下、腹股沟等大血管处外敷冰袋和全身酒精擦浴；维持体温在 $33\sim35℃$；切忌体温过低而导致心律失常。降温过程要避免寒战而引起代谢氧耗增加，适当应用镇静及肌松弛药物；停止降温的时机以皮层功能恢复（即听觉恢复）为标准。

3. 脱水治疗　一般以渗透性利尿药为主，快速利尿药为辅。常用为 20% 甘露醇 $0.5\sim1.0g/kg$ 静注，每日 $4\sim6$ 次，必要时加用呋塞米 $20\sim40mg$。一般在心跳骤停后 $3\sim4$ 日脑水肿达到高峰，因此脱水应持续 $5\sim7$ 天。脱水程度要根据颅内压、尿量、血渗透压、血细胞比容和电解质测定结果来决定，防止过度脱水造成血容量不足、低血压、心律失常及水电解质紊乱。

4. 肾上腺皮质激素　在初期复苏中可用氢化可的松 $100\sim200mg$ 静滴，以后可静滴地塞米松 $20\sim30mg/24h$，一般使用 $3\sim4$ 天即可停药，以免出现并发症。

（冯　艺）

第五章

外科休克与输血

第一节 休　克

休克分为低血容量性、感染性、心源性、神经性及过敏性五类。外科常见的是前两类。

【临床特点】

1. **休克代偿期**　表现为烦躁、心率加快、苍白、手足厥冷、脉压小、尿量减少。

2. **休克抑制期**　表现为神志淡漠、甚至可出现意识模糊或昏迷、口唇指端发绀、冷汗、脉搏细速、血压下降、脉压更小。严重时发绀更明显,脉搏扪不清、血压测不出、无尿。还可有代谢性酸中毒、皮肤瘀斑、消化道出血。可有进行性呼吸困难,低氧血症。后期可有凝血功能障碍,弥散性血管内凝血(DIC)表现。

感染性休克者均有39～40℃高热,以后可突然下降至36℃以下。临床表现有冷休克及暖休克两种,反映周围血管阻力的变化,并非病因诊断。

【诊断要点】

强调应对休克作出早期诊断。

低血容量性休克者均有大量失血、失水或严重创伤病史,当出现烦躁、出冷汗、心率加快(＞100次/分)、脉压缩小时,尽管血压未下降,此时应认为休克已经存在。待到病人神志淡漠、脉速(100～200次/分)、收缩压下降至90mmHg以下及少尿时,已进入休克抑制期,病情则极为严重。

感染性休克者均有严重感染灶存在,出现上述临床表现时则可得出诊断,但感染病灶常需要缜密检查才能确定。暖休克者有时需其他辅助诊断。

【休克的监测】

(一) 一般监测

1. 精神状态 休克病人神志的改变常先于血压下降。

2. 肢体温度及色泽 休克时四肢皮肤湿冷、苍白。若四肢转为温暖、干燥和色红,表示休克在好转。

3. 血压 收缩压<90mmHg,脉压<20mmHg 是休克存在的证据。血压回升、脉压增大表示休克好转。

4. 脉率 休克时脉率加快,比血压下降出现得早。

5. 尿量 休克时每小时尿量<25ml。若同时尿比重增加,表明存在血容量不足。若血压正常、尿量减少,且尿比重低,表明已存在急性肾衰竭。每小时尿量>30ml 表示休克基本纠正。

(二) 特殊监测

1. 中心静脉压(CVP) CVP 正常值为 $0.49\sim0.98$kPa($5\sim10$cmH_2O)。低血压时 CVP <0.49kPa(5cmH_2O)提示血容量不足,高于 1.47kPa(15cmH_2O)提示心功能不全,超过 1.96kPa(20cmH_2O)提示有充血性心力衰竭。连续监测 CVP 比单次测定价值更大。

2. 肺毛细血管楔压(PCWP) PCWP 是经 Swan-Ganz 导管测得,用于严重、复杂的休克病人。PCWP 正常值为 $6\sim15$mmHg。若 PCWP 增高,虽 CVP 正常,仍应限制入水量以避免肺水肿的发生。

3. 血气分析动脉血氧分压(PaO_2) 正常值为 $10.7\sim13$kPa($80\sim100$mmHg),动脉血二氧化碳分压($PaCO_2$)正常值为 $4.8\sim5.8$kPa($36\sim44$mmHg)。动脉血 pH 正常值为 $7.35\sim7.45$。PaO_2 在吸氧后仍低于 8.0kPa(60mmHg)提示存在呼吸窘迫综合征。$PaCO_2$ 值超过 $5.9\sim6.6$kPa($45\sim50$mmHg)提示通气不足。上述两种情况均有采用机械通气的指征。动脉血 pH <7.3 伴有碱

剩余（BE）<−3，提示存在代谢性酸中毒。若 BE<3，pH 基本正常，而 $PaCO_2$ 低于 4.0kPa（30mmHg），提示代谢性酸中毒的代偿期。若 pH 下降伴有 $PaCO_2$ 超过 6.6kPa（50mmHg），提示存在呼吸性酸中毒。若 pH 升高伴有 $PaCO_2$ 下降，则提示存在呼吸性碱中毒。

4. 动脉血乳酸盐　正常值为 1～1.5mmol/L。休克时间越长、越严重，血乳酸盐值越高。

5. DIC 的实验室检查　若血小板计数 <$80×10^9$/L，纤维蛋白原 <1.5g/L，凝血酶原时间超过正常值 3 秒以上，3P 试验阳性和血涂片中破碎红细胞超过 2%，则提示存在弥散性血管内凝血（DIC）。

【治疗】

1. 一般紧急措施　控制活动性大出血。保持呼吸道通畅，必要时作气管插管。头、躯干以及下肢分别抬高约 20°，保暖，吸氧（6～8L/min）。适当应用镇痛剂。

2. 补充血容量　是治疗休克的重要措施。根据失血、失液量、病程、尿量及 CVP 值等估计所需补充量。早期达标治疗要求在诊断的最初 6 小时（黄金时段），通过食管超声或其他方法测定心搏量，根据最佳心搏量控制输液量达到个体化补液。

3. 原发病的治疗　极为重要，包括控制大出血、脓肿引流、坏死组织清除等。

4. 纠正酸碱平衡失调　详见本章第三节。

5. 血管活性药物的应用　酌情选用下列药物：

（1）多巴胺：兼具兴奋 α_1、β_1 和多巴胺受体的作用。其药理作用与输入量有关。输入量 <10μg/（kg·min）呈 β_1 和多巴胺受体兴奋作用，>15μg/（kg·min）时则呈 α 兴奋作用，为此，常需用微量输液泵以控制药液的输入速度。

（2）多巴酚丁胺：对心脏的正性肌力作用较多巴胺强，常用剂量为 2.5～10μg/（kg·min）。

（3）去甲肾上腺素：α 受体兴奋剂。0.5～2mg 静滴（加入 5%

葡萄糖溶液 100ml 内）。

（4）间羟胺（阿拉明）：兴奋 α、β 受体。10～20mg 加入 5% 葡萄糖液 100ml 内（静滴）。

6. 肾上腺皮质激素的应用　在感染性休克或严重休克时应用。主张大剂量一次静滴。一般只用 1～2 次。

第二节　输　　血

在外科领域，为补充血容量、保证有效循环、维持携氧能力、提高血浆蛋白水平以及增进机体凝血功能，常需输注血液成分和（或）血浆增量剂。

一、适应证

1. 大出血　若失血量超过总血容量 20%（1000ml 成人）时。常需在补晶体液、血浆增量剂的基础上补充适量全血或血液成分制品。

2. 贫血或低蛋白血症　需输浓缩红细胞或血浆、清蛋白（白蛋白）制剂。

3. 凝血功能异常　需针对性应用有关的血液成分，如抗血友病球蛋白、纤维蛋白原等制剂。

二、输血的并发症及其防治

1. 发热反应　最常见，多发生于输血后 15 分钟～2 小时内，体温可高达 39℃。反应轻者可减慢输血速度，严重者须停用。可服用阿司匹林 1g，伴寒战者可肌内注射异丙嗪 25mg，或哌替啶 50mg。

2. 过敏反应　轻者皮肤红斑、荨麻疹、瘙痒，重者呼吸困难、休克。轻者可口服氯雷他定（克敏能）10mg，重者需立即停止输血，可用地塞米松 5mg 或氢化可的松 100mg 静滴。

3. 溶血反应　最严重，由输入血型不配的红细胞所致。输入十几毫升血后立即出现休克、高热、呼吸困难、血红蛋白尿等，可致死亡。一旦发生，应进行积极的抗休克、保护肾功能、防止 DIC 等措施。静滴地塞米松 5mg，5% 碳酸氢钠 250ml。血压稳定时静滴呋塞米（速尿）或 20% 甘露醇利尿，必要时行血液透析，还可行血浆交换治疗。

4．细菌污染反应　受细菌污染的血制品输入人体后即刻可发生内毒素性休克、急性肾衰竭及 DIC。治疗原则与感染性休克相同。

5．循环超负荷　心脏代偿功能差者，可因输血过多、过快而造成心力衰竭和肺水肿。治疗原则是停止输血、半卧位、吸氧、使用利尿药和强心药。

6．疾病传播　包括病毒和细菌性疾病，例如肝炎、HIV 及疟疾等。

7．大量输血的影响　大量库血输注后可致低体温、碱中毒、暂时性低血钙、高血钾及凝血异常等变化。

8．输血完毕后仍需要观察病情，及早发现延迟型输血反应。输血后血袋应保留 1 天，以便必要时化验检查。

三、血液成分制品和血浆增量剂

（一）血细胞成分

见表 5-1。

表 5-1　血细胞成分

名称	内容物	规格	适应证
全血	白细胞、红细胞、血浆	200～400ml	贫血、低血容量
浓缩红细胞	红细胞、白细胞及少量血浆	110～120ml（血细胞比容 70%±5%）	血容量正常的贫血或失血
代血浆	红细胞、白细胞代血浆（右旋糖酐）	200～400ml	贫血、低血容量

续表

名称	内容物	规格	适应证
去白细胞的红细胞	红细胞、少量白细胞(<30%)	移除白细胞>70%,保留红细胞>70%	有白细胞抗体,或需长期反复输血的贫血者
浓缩血小板	血小板、少量白细胞及血浆	20~30ml 含≥4.8×10^{10} 血小板,24 小时内使用	急性血小板减少或功能障碍所引起的出血
浓缩白细胞	白细胞、血小板、少量红细胞	每单位含≥1.0×10^{10} 个白细胞,24 小时内使用	粒细胞减少并发感染

(二)血浆成分

见表 5-2。

表 5-2　血浆成分

名称	内容物	规格	适应证
新鲜冰冻血浆	血浆、凝血因子(Ⅱ、Ⅴ、Ⅶ、Ⅷ、Ⅸ、Ⅹ、Ⅺ、Ⅻ、ⅩⅢ)	200ml 或按瓶签	多种凝血因子缺乏
普通冰冻血浆	血浆,缺因子Ⅴ、Ⅷ,含因子Ⅱ、Ⅶ、Ⅹ、Ⅺ	同上	稳定的凝血因子缺乏(Ⅱ、Ⅶ、Ⅹ、Ⅺ)、低血容量

(三)血液无形成分衍生物

1. 清蛋白(白蛋白)　由正常人血清制备后浓缩而成。含白蛋白 200~250g/L,每瓶 5g 或每瓶 10g。用于低白蛋白血症和扩充血容量。

2. 凝血酶原复合物　含凝血因子Ⅱ、Ⅶ、Ⅸ及Ⅹ。每瓶含 300U。用于凝血功能不良输。

3. 纤维蛋白原　每瓶含 1~2g,用于治疗先天性(少见)及获得性低纤维蛋白原血症出血者。

4. 正常人免疫球蛋白(丙种球蛋白)　肌注用丙种球蛋白含有 IgG 聚合体和抗补体活性,不能用作静脉注射。静脉用丙种球蛋白主要用于严重感染需提高机体免疫能力者。每瓶2.5g，一次输注量约4～8g。

（四）血浆增量剂

1. 中分子右旋糖酐分子量 75 000，胶体渗透压高，输入后可维持血容量6～12小时，但24小时内用量应＜1500ml。

2. 低分子右旋糖酐分子量 40 000，输入后维持血容量仅1.5小时，有降低血黏度、减少红细胞凝集、改善微循环作用。

3. 羟乙基淀粉浓度为 6%。24小时在血中可存留 60%，具有补充血容量、维持胶体渗透量的作用。

（刘安重）

第六章

多器官功能障碍综合征

第一节 概 述

多器官功能障碍综合征（multiple organ dysfunction syndrome，MODS）是许多急性病人致死的重要原因。严重创伤、感染、脓毒症、大手术、心搏骤停复苏后等，都可导致 MODS 发生。

【临床表现及诊断】

MODS 在临床上可分为两种类型：①一期速发型，指原发疾病 24 小时内导致两个或更多器官系统发生功能不全。②二期迟发型，先是一个器官或系统先发生功能不全，经过相对稳定期，继而发生另外器官或系统功能的不全，此型多与继发的感染有关。在其临床表现方面，以心、肺、脑、肾衰竭表现明显，而肝、胃肠和凝血系统的衰竭要在其后期才有明显表现。MODS 的初步诊断指标见表 6-1。

表 6-1 MODS 的初步诊断

器官	病症	临床表现	检验或监测
心	急性心力衰竭	心动过速，心律失常	心电图及循环动力失常
外周循环	休克	无血容量不足的情况下血压降低，肢端发凉，尿少	平均动脉压降低，微循环失常
肺	ARDS	呼吸加快，窘迫，发绀，需吸氧和辅助呼吸	血气分析有血氧降低等，监测呼吸功能失常等

续表

器官	病症	临床表现	检验或监测
肾	ARF	无血容量不足的情况下尿少	尿比重持续在 1.010 左右，尿钠、血肌酐增多
胃肠	应激性溃疡，肠麻痹	进展时呕血、便血腹胀，肠鸣音减弱	胃镜检查见病变
肝	急性肝衰竭	进展时呈黄疸，神志失常	肝功能异常，血胆红素增高，凝血功能异常
脑	急性中枢神经功能衰竭	意识障碍，对语言、疼痛刺激等反应减退	
凝血功能	DIC	进展时有皮下出血瘀斑、呕血、咯血等	血小板减少，凝血酶原时间和部分凝血活酶时间延长，其他凝血功能试验也可异常

【预防】

1. 全面掌握病史及体检。积极治疗原发病，勿遗漏夹杂症的存在，并及时予以处理。

2. 重视循环、呼吸系统的状态，保证血容量、心功能，保证氧供、防止低氧血症。

3. 防治感染。严重感染可使器官功能衰竭，并发展为 MODS，维护肠黏膜屏障功能，防止细菌和内毒素移位，尽可能采用肠内营养，添加食用纤维素和给予特殊营养物质，如谷氨酰胺和生长激素等。

4. 保持内环境稳定是维持器官功能的基本保证。包括水电解质和酸碱平衡及营养支持等。

5. 积极治疗已发生的一个器官的功能衰竭，及时纠正后可望预防连锁恶化反应。一旦两个以上器官功能衰竭，死亡率高。

6. 免疫治疗，阻断炎症介质的释放或削弱其作用，可采用炎性介质的特异性抗体和拮抗剂。

第二节 急性肾衰竭与急性肾损伤

由于大出血、感染性休克、大面积烧伤、挤压伤等致肾缺血和肾中毒，可导致急性肾功能损害。成人 24 小时尿总量少于 400ml 称为少尿，不足 100ml 为无尿。此时伴肾功能恶化，称急性肾衰竭。近年来逐步将急性肾衰竭归类于急性肾损伤（AKI），"改善全球肾病预后组织"（KDIGO）提出了分期标准，在临床工作中被广泛采纳（表 6-2）。

表 6-2 KDIGO 的分期标准

分期	Scr	尿量
1 期	升高≥0.3mg/dl（≥26.5μmol/L）；增至基础值 1.5～1.9 倍	尿量<0.5ml/（kg·h），持续 6～12h
2 期	增至基础值 2.0～2.9 倍	尿量<0.5ml/（kg·h），持续≥12h
3 期	升高≥4.0mg/dl（≥353.6μmol/L）；增至基础值 3 倍及以上；或者启动 RRT；或者病人<18 岁，估计 eGFR 降低到<35ml/（min·1.73m^2)	尿量<0.3ml/（kg·h），持续≥24h 或者无尿持续时间≥12h

【临床特点】

1. 少尿或无尿期 一般为 7～14 日。

（1）尿量：由少尿→无尿，尿比重 1.010～1.014，含肾衰竭管型。另外有少数病人在进行性氮质血症期内，每日尿量维持在 400ml 以上，甚至 1000～2000ml，即非少尿性急性肾衰竭。非少尿性急性肾衰竭虽然临床表现轻，进程缓慢，但高钾血症的发生率与少尿型相近，临床上仍需重视。

（2）水过多：体内水分大量蓄积，甚至出现水中毒，恶心、呕吐、肺水肿、脑水肿、心力衰竭等。

（3）高钾血症：可致心搏骤停。血钾达 6.0～6.5mmol/L 时必须立即处理。

（4）其他水电解质紊乱：可有高镁、高磷、低钙、低钠及低氯血症。

（5）代谢性酸中毒。

（6）氮质血症：恶心、呕吐、头痛、烦躁、无力、意识模糊、甚至昏迷。血尿素氮、肌酐值明显升高。

（7）出血倾向。

2．多尿期 少尿、无尿期后的 7～14 日。

（1）尿量：由少尿或无尿转至尿量 >800ml/24h，可达 3000ml/24h 以上。

（2）肾功能仍未恢复，仍有氮质血症、电解质失衡。

（3）全身衰弱、营养失调，肌萎缩无力、贫血等。

【诊断要点】

1．病史 有烧伤、感染、休克等病因。

2．尿 尿量 <400ml/24h 及 <100ml/24h，多尿期尿量可达 2000～3000ml/24h，尿比重 1.010～1.014，尿中见肾衰竭管型。

3．肾功能 血肌酐和尿素氮呈进行性升高，尿液渗透压呈等渗性，尿肌酐与血浆肌酐比值常 <20。

4．血电解质紊乱 特别是高钾血症的出现。

【鉴别诊断】

1．补液试验 用以鉴别肾前性少尿。5% 葡萄糖 250～500ml 在 30～60 分钟内输入，观察反应。肾前性、肾性之鉴别见表 6-3。

表 6-3 肾前性与肾性急性肾衰竭的鉴别

诊断指标	肾前性	肾性（缺血型）
尿比重	>1.020	<1.010
尿渗透量（压）(mmol/L)	>500	<300
尿钠浓度（mmol/L）	<10	>20
尿肌酐 / 血肌酐	>40	<20
尿尿素氮 / 血尿素氮	>8	<3

续表

诊断指标	肾前性	肾性（缺血型）
血尿素氮/血肌酐	>20	<10～15
肾衰竭指数*	<1	>1
钠排泄分数**	<1	>1
尿沉清	透明管型	棕色颗粒管型

*尿钠/（尿肌酐/血肌酐）

**（尿钠×血肌酐）/（血钠×尿肌酐）×100

2. B超、腹部平片、逆行尿路造影　可用于判断是否有肾后性梗阻。

3. 必要时肾穿刺活检，有助于了解病变性质及程度。

【治疗】

关键是少尿、无尿期的治疗。

1. 控制入水量　量出而入，每日补液量参考"显性失水+非显性失水-内生水"的公式，宁少勿多。

2. 营养支持　给予含蛋白、高热量、高维生素饮食。每天可输注葡萄糖100～200g。口服摄食蛋白质可达40g。

3. 抗感染时选用无肾毒性抗生素，根据药物体内半衰期调节用量。

4. 处理电解质失调

（1）高钾血症：10%葡萄糖酸钙20ml缓慢静注；25g葡萄糖及胰岛素（6U）缓慢静滴。

（2）酸中毒：血浆（HCO_3^-）低于15mmol/L时才应用碳酸氢钠。严重酸中毒者需予血液滤过处理。

5. 肾脏替代治疗　又称为血液净化，指征是血肌酐>442μmol/L或血钾>6.5mmol/L。常用方法包括血液透析、血液滤过、肾脏替代治疗、腹膜透析等。

【预防】

1. 预防肾缺血、及时纠正血容量不足，大手术前必须纠正水、电解质失衡。麻醉过程防止过长时间低血压。

2．避免使用肾毒性药物，预防造影剂肾损伤。

3．控制感染，积极查找感染源，合理应用抗生素。

4．术后少尿时可用托拉塞米、呋塞米或 20% 甘露醇 100ml 静滴，以保护肾功能。多巴胺 0.5～2μg/（kg·min）可使肾血管扩张。

第三节　急性呼吸窘迫综合征

由于大手术（体外循环等）、创伤（大面积烧伤）、感染（化脓性胆管炎）或危重病（急性重症胰腺炎、急性肾衰竭等）导致的通气、换气障碍而致急性低氧血症，称急性呼吸窘迫综合征（acute respiratory distress syndrome，ARDS）。

【临床特点】

1．初期有呼吸频率加快，窘迫感。不一定出现明显呼吸困难及发绀。一般吸氧法症状不会好转，X 线胸片无明显异常。

2．进展期明显呼吸窘迫、困难及发绀。肺部有啰音，X 线胸片示肺弥漫性片状阴影。需机械辅助通气才可能缓解缺氧症状。病情恶化可致昏迷、死亡。

【诊断要点】

1．病史　有手术、外科、感染、重病等诱因病史。排除气道阻塞、肺不张、肺部感染、急性心衰等因素而出现呼吸窘迫或困难、发绀，是诊断 ARDS 的最基本依据。

2．动脉血气　若动脉血氧分压（PaO_2）/吸入气氧浓度（FiO_2）≤ 26.7kPa（200mmHg），则有诊断价值。

3．呼吸窘迫，呼吸频率 >30 次/分，用一般的吸氧法不能使症状缓解。

【治疗】

1．氧疗　可先用面罩加压给氧。若症状不缓解，应及早行气管插管或气管切开，使用机械辅助呼吸。吸入气氧浓度初始可 60%~80%，甚至吸入纯氧。但在长时间的吸氧时，氧浓度应尽量 <40%，只需达到 PaO$_2$≥8.6kPa（65mmHg）即可。无创氧饱和度（SaO$_2$）仪有连续监测之价值，但 SaO$_2$ 应 >90%。重症者需采用呼气终末正压通气（PEEP），以提高氧合。

2. 保持循环稳定　补充血容量，必要时使用多巴胺等血管活性物质。

3. 限制入水量　为防止肺水肿加重，ARDS 最初几天需使病人处于轻度脱水状态，但不应影响肾灌注血流。

4. 感染的防治　控制来自腹腔或其他部位的感染，同时 ARDS 极易并发肺部感染，需选用适当抗生素治疗。

5. 营养支持可行肠内或肠外营养。

6. 原发病的治疗。

第四节　急性胃肠功能障碍

继发于创伤、烧伤、休克等的胃肠急性病理改变，主要表现为胃肠道黏膜损害以及运动和屏障功能障碍，常是多器官功能障碍的一部分。

【临床特点】

1. 腹胀、腹痛加重后可影响呼吸，致组织缺氧。

2. 消化道出血可有呕血或便血，大量出血可致休克。

3. 腹膜炎溃疡穿孔所致，出现全腹肌紧张、压痛和反跳痛。

4. 肠源性感染细菌及毒素移位而致全身性感染。

5. 急性非结石性胆囊炎是常见表现之一，提示病人预后凶险。

【诊断要点】

1. 原发病，多有严重感染、休克或创伤等急性危重病基础。

2. 出现消化道出血或腹膜炎表现。

3. 有胃肠吸收、蠕动障碍。

4. 胃镜检查可见散在出血点或溃疡。

【鉴别诊断】

应排除胃肠本身疾病和外科急腹症,如坏死性小肠结肠炎、机械性肠梗阻、肠壁坏死致穿孔、出血、腹水等。

【治疗】

1. 积极治疗原发病,如休克、创伤、感染等。

2. 补充谷氨酰胺、膳食纤维以保护胃肠黏膜屏障功能。

3. 使用各种制酸剂以降低胃酸,硫糖铝等以保护胃黏膜。

4. 胃肠减压可减低胃肠道张力而改善胃壁血运。

5. 冷冻盐水洗胃。

6. 非手术止血措施　经内镜作电凝或激光止血;选择性腹腔动脉注射血管收缩药物;静脉滴注生长抑素;静脉滴注抑酸药物;栓塞治疗,尤其是对胃左动脉分支出血效果较好。

7. 手术治疗　合并急性非结石性胆囊炎、消化道穿孔、弥漫性腹膜炎宜及时积极行手术治疗,非手术治疗无效的持续出血也需考虑手术止血。

第五节　急性肝衰竭

是由病毒性肝炎、化学物中毒、外科疾病和其他原因引起的,在短期内出现的肝功能急剧恶化,表现为进行性神智改变和凝血功能障碍的综合征。急性肝衰竭病死率高,预后差。

【临床特点】

1. 早期症状　初期为非特异性表现,如恶心、呕吐、黄疸。

2. 意识障碍　主要是肝性脑病引起。

3. 出血　常因肝脏合成的凝血因子减少、DIC 或消耗性凝血病。

4. 并发其他器官功能衰竭,如肝肾综合征,肝肺综合征,脑水肿及颅内压增高,感染。

5. 实验室检查　血胆红素升高,转氨酶升高,血小板减少,血肌酐升高和电解质紊乱,凝血酶原时间延长,纤维蛋白原减少。

【治疗】

1. 病因治疗　终止可疑药物的使用，应用核苷类似物治疗乙型肝炎相关的急性肝衰竭，对于妊娠期急性脂肪肝或 HELLP综合征（溶血、肝酶升高、血小板计数下降），建议立即终止妊娠。

2. 一般治疗　给予营养支持，补充血清白蛋白，口服乳果糖，口服肠道抗菌药，预防感染，纠正酸碱平衡和电解质紊乱，补充凝血因子。

3. 防治多器官功能障碍　给予胃黏膜保护或质子泵抑制剂预防与应激相关的胃肠道出血，避免使用肾损伤药物，预防和治疗 ARDS。

4. 人工肝支持　清除肝衰竭病人血中有害物质，尤其是等待肝移植的病人，可用人工肝暂时维持肝功能。

5. 肝移植　治疗急性肝衰竭最终手段，适用于经内科治疗不佳者。

（周　俭）

第七章

外科手术基本操作

第一节　常用手术病人体位

外科手术病人手术需取一定的体位，能充分显露手术野，使手术顺利进行。手术体位的安置，既要使病人舒适，不影响麻醉医师的观察和监测，又要预防和避免神经受压、压疮等并发症的发生。常用手术病人体位有：

1. 仰卧位　又称平卧位，为最常用的手术体位。适用于头面部、前胸及腹部手术（图 7-1）。

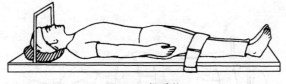

图 7-1　仰卧位

2. 头后仰卧位　又称垂头仰卧位，适用于颈前部如甲状腺或气管切开等手术（图 7-2）。头低足高仰卧位适用于腹腔镜胆囊切除术。

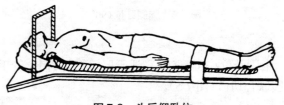

图 7-2　头后仰卧位

3. 侧卧位 常用有三种：

（1）肾侧卧位：又称弓形侧卧位，适用于肾、腹部及大腿部手术（图7-3）。

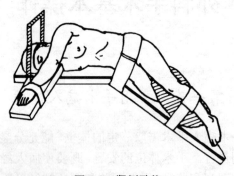

图7-3 肾侧卧位

（2）胸侧卧位（90°）：适于胸腔（肺、食管）及侧胸壁手术（图7-4）。

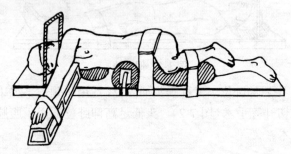

图7-4 胸侧卧位（90°）

（3）半侧卧位（30°～50°）：适于肝、脾及贲门食管手术，可作经胸腹联合切口（图7-5）。

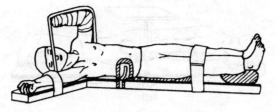

图 7-5 半侧卧位（30°～50°）

4. 俯卧位 常用有三种。

（1）脊椎俯卧位：适于脊椎及背部手术（图 7-6）。

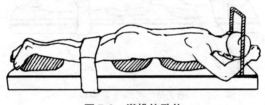

图 7-6 脊椎俯卧位

（2）弓形俯卧位：适于腰椎、背部及臀部手术（图 7-7）。

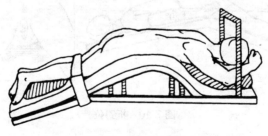

图 7-7 弓形俯卧位

（3）头低俯卧位：适于颈椎、头枕部手术（图 7-8）。

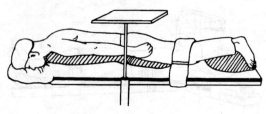

图 7-8　头低俯卧位

5. 乳腺手术体位　适于乳腺及腋区手术（图 7-9）。

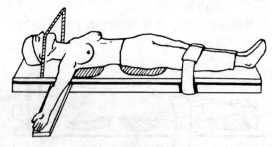

图 7-9　乳腺手术体位

6. 折刀位　为俯卧位的演变术式，适于肛门、直肠及臀部手术（图 7-10）。

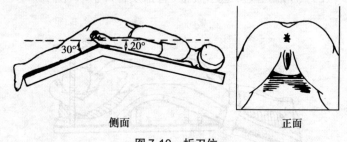

侧面　　　　　　　　　　正面

图 7-10　折刀位

7. 截石位　适于肛门、直肠及会阴部手术（图 7-11）。

8. 经腹腔镜手术病人体位　病人采用头高脚低位，右侧略抬高，手术者可站在病人的左侧或两腿之间，助手站在病人的右侧（图 7-12）。

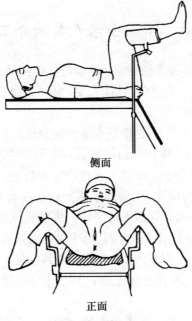

侧面

正面

图 7-11 截石位

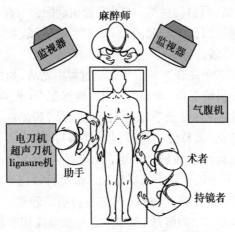

图 7-12 经腹腔镜手术病人体位

第二节　手术人员的分工

手术是集体智慧的结晶,手术人员有明确的分工,各行其职,互相协作,默契配合,才能安全、顺利完成手术。手术人员分工如下:

1. 手术者负责并主持手术操作的全过程(切开、分离、止血、结扎、缝合)。除按术前计划的方案执行手术方法、操作步骤等外,还应根据手术中的发现作出应变决定。手术者站在手术操作最方便的位置,上腹部手术一般站在病人的右侧,下腹部、盆腔手术一般站在病人的左侧。腹腔镜胆囊切除术手术者可站在病人的左侧或两腿之间,助手站在病人的右侧。

2. 第一助手完成手术野皮肤的消毒和铺巾。站在手术者的对面,协助手术者进行止血、结扎、拭血、暴露术野等各种操作。

3. 第二助手站在手术者左侧,帮助显露术野、拉钩、剪线等,经常维持手术区的整洁。

4. 器械护士站在手术者右侧器械桌旁,负责手术全过程中的器械、物品、敷料的供给,与手术者主动配合。在手术开始和结束前会同巡回护士一起清点、核对所有器械、物品及敷料的数目,切勿遗漏。

5. 巡回护士在台下负责手术全过程中物品、器械、布类、敷料的准备和供给工作,主动与手术、麻醉配合,根据手术需要,协助完成输液、输血及手术台上特殊物品、药品的供给。协助手术人员穿衣,调整照明光源、接好电刀、电凝、吸引器。手术开始及结束前与器械护士一道,共同清点、核对手术器械、物品及敷料,并予以登记。术毕协助麻醉师拆除已不必要的各种管道和装置,包扎病人伤口,固定各种引流管道,保留手术中采集的各种标本,如胆汁、脓液,穿刺抽吸或切取的病理组织标本等。

6．麻醉师负责手术病人的麻醉、给药、监测及处理，保证手术顺利进行。协助巡回护士作好输液、输血等工作。随时观察病人的变化。如病情发生变化，应立即处理，并通知手术者，配合进行抢救。认真记录整个手术过程中病人生命体征变化的数据。全麻病人，术毕拔管后，协同手术室人员将病人送回病房。

如遇大手术或疑难手术，除第一、二助手外，还可设立第三助手。其主要职责是拉钩，协助手术者暴露好术野，同第二助手一样，共同维护手术区整洁。

各助手的位置，可根据手术需要，作临时调整。

第三节　常用手术器械及其使用

手术器械是外科手术所必需的工具，手术人员对各种手术器械的结构、基本性能及其使用方法必须进行了解。常用的基本手术器械及其使用方法如下。

1．手术刀　手术刀由刀柄、刀片两部分组成。刀片多用活动刀片，有圆、尖、弯刀及大小、长短之分（图7-13）。使用时，用持针器将刀片安装在刀柄上（图7-14）。消毒时将刀片与刀柄分开消毒。手术刀主要用于皮肤和组织的切开。

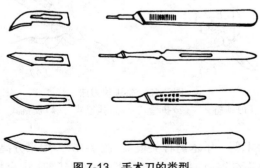

图7-13　手术刀的类型

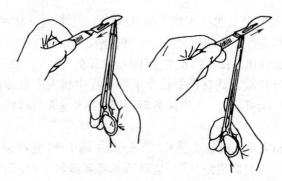

图 7-14　手术刀片的安、取法

　　持手术刀的方式有以下四种（图 7-15）：①抓持式，又称指压式或餐刀式，用于较大的皮肤切口或坚韧组织的切开；②执弓式，最常用，用于胸、腹壁较大的皮肤切口；③执笔式，用于短、小切口或分离精细组织或神经血管；④反挑式，用于各种脓肿切开或气管软骨环切开，以防损伤深部组织器官。

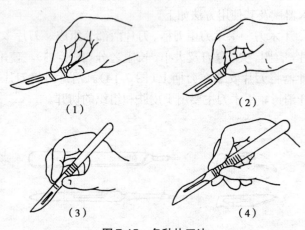

（1）　　　　　　　　　　（2）

（3）　　　　　　　　　　（4）

图 7-15　各种执刀法
（1）抓持式　（2）执弓式　（3）执笔式　（4）反挑式

　　2. 手术剪　手术剪种类很多（图 7-16）。用来分离、解剖剪切组织的称组织剪；用来剪断缝扎线的称线剪；用来拆伤口缝线的称拆线剪。长钝头弯剪多用于腹、胸腔深部手术解剖组织时用，长钝头直剪多用于深部剪线。短尖头或钝头直剪多用于浅在组织解剖或剪线、拆线。手术剪一般不用于剪敷料，组织剪不用于剪线，以免损坏其锋利性。

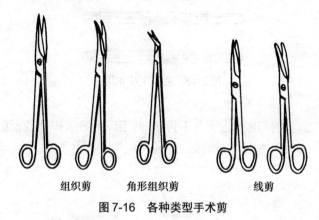

| 组织剪 | 角形组织剪 | 线剪 |

图 7-16　各种类型手术剪

　　正确的持剪法是以拇指、无名指各伸入剪柄的环内，中指放在剪环的前方，示指压在剪轴处（图 7-17）。使用时，剪刃不能张开过大。

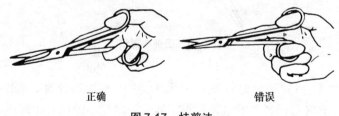

正确　　　　　　　　　错误

图 7-17　持剪法

　　3. **手术镊**　手术镊分有齿和无齿镊（平镊）两种，有齿镊分粗齿和细齿（图 7-18），主要用于夹持组织、协助进针，夹持敷料和异物等。有齿镊（粗齿）用于夹持坚韧组织，如皮肤、筋膜等，对组织损伤大；细齿镊用于精细的肌腱及整形手术。无齿镊用于夹持脆弱的组织及脏器，如黏膜、血管、神经等。

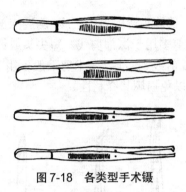

图7-18 各类型手术镊

正确的持镊方法是左手拇指、示指、中指三指握持镊的中部（图7-19），镊柄末段外露，不能将镊柄握在手掌中。

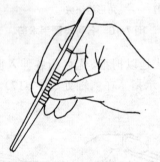

图7-19 正确持镊法

4．血管钳 血管钳主要用于止血，其次可分离、解剖组织，有时可代替手术镊夹持组织或牵拉缝线。因血管钳对组织有压榨作用，故不能钳夹皮肤、脏器及脆弱组织。为了手术操作的需要，血管钳齿槽床可分为直、弯、直角、弧形等多种。用于血管手术的无损伤血管钳，齿槽细而浅，弹性好，对血管内膜损伤轻。对于较厚的坚韧组织及易滑脱组织的出血，一般用尖端带齿的有齿血管钳（Kocher钳），此种钳对组织创伤大，不宜用于皮下止血。血管钳的齿槽分为半齿和全齿（图7-20）。

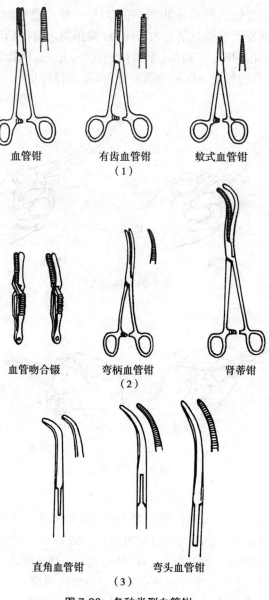

血管钳　　　　　　有齿血管钳　　　　　蚊式血管钳

（1）

血管吻合镊　　　弯柄血管钳　　　　　　肾蒂钳

（2）

直角血管钳　　　　　弯头血管钳

（3）

图 7-20　各种类型血管钳

持血管钳与持剪法相同（图 7-21）。松止血钳时，将右手示指及拇指及无名指分别套入柄环内，拇指向内前推柄环即可松开。左手松钳时，将拇指、示指持一柄环，第三、四指持另一柄环，两柄环向相反方向用力即可松钳（图 7-22）。

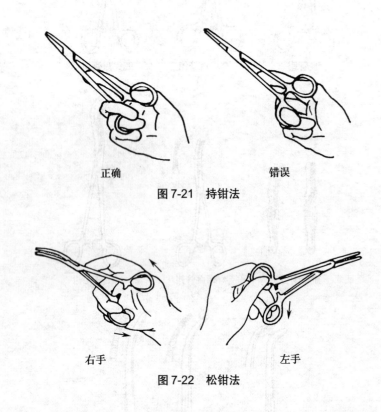

正确　　　　　　　　　错误

图 7-21　持钳法

右手　　　　　　　　　左手

图 7-22　松钳法

5. 组织钳　又称鼠齿钳或 Allis 钳，尖端有一排小齿，钳夹组织不易滑脱。但不宜夹持软组织（图 7-23）。

6. 卵圆钳　卵圆钳又称环形钳，前端呈环形圆状。有直头、弯头两种，其环形咬合面分有齿纹和无齿纹两型。有齿纹卵圆钳多用于夹持纱布或棉球作皮肤消毒之用，或用来夹持无菌物品；无齿纹卵圆钳用来夹持脏器或病变组织之用（图 7-24）。

7. 巾钳　巾钳尖端呈半环状,咬合后尖齿闭拢,用来钳夹、固定手术消毒巾或手术物品(电凝、吸引器)之用(图7-25)。

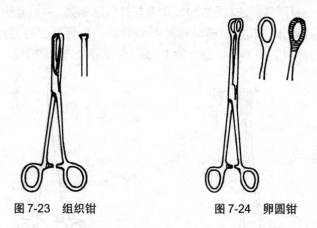

图7-23　组织钳　　　　　　图7-24　卵圆钳

8. 肠钳　肠钳分直、弯两种,钳叶扁平,齿槽浅、呈纵形,有弹性,对组织操作小。用于肠切除、肠吻合时夹闭肠管,阻止肠内容物外溢(图7-26)。

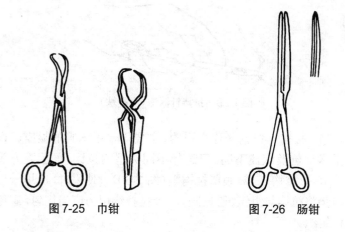

图7-25　巾钳　　　　　　　图7-26　肠钳

9. 阑尾钳　阑尾钳又称爪形肠钳,尖端齿平,有弹性,夹持组织后不损伤组织。用于钳夹较脆的组织和脏器如阑尾系膜(图7-27)。

　　10. 持针器　持针器又称持针钳,其钳嘴粗短,钳柄长,钳齿浅呈交错状(图7-28)。主要用于夹持针缝合组织。执持针器一般用掌握法(图7-29),也有与持剪法相同,称指套法,但在缝合操作时其旋转活动幅度不如前法。持针器夹持缝针的方法,应以其尖端夹持缝针的中、后1/3交界处,便于操作。

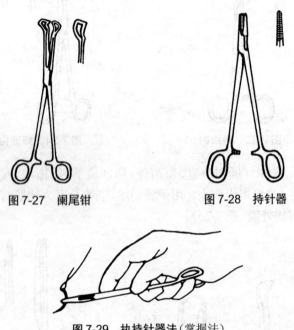

图 7-27　阑尾钳　　　　　　　　图 7-28　持针器

图 7-29　执持针器法(掌握法)

　　11. 拉钩　拉钩又称牵引器,主要用于手术野的显露。根据手术部位及深浅不同,可选择不同类型的拉钩,如腹腔方头拉钩、S形拉钩、三翼腹壁拉钩等(图7-30)。使用时,应用一层纱布垫将拉钩与组织、脏器隔开,牵拉拉钩用力应当均匀,避免损伤组织。

　　12. 吸引头　吸引头以消毒吸引管与吸引装置连续,用以吸净手术野的积血和液体,以利于手术野的充分显露。吸引头有单管和套管之分。套管吸引头有一外套管,可防止大网膜、

肠壁堵塞吸引头,影响吸引效果。还有一种带侧孔的吸引头,
可调节吸引的负压,以减少对组织的损伤(图 7-31)。

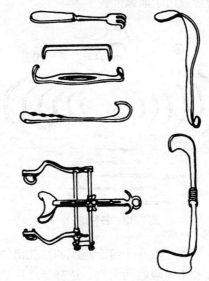

图 7-30 各类型拉钩

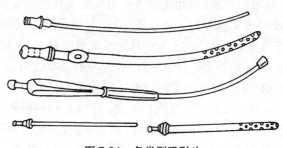

图 7-31 各类型吸引头

13. 缝合针 缝合针简称缝针,主要用于缝合各种组织。
可分为直针、弯针、三角针和圆针(图 7-32)。缝合针由针尖、针
体、针径及针尾四部分组成。三角针断面呈三角形,锋锐、损
伤性较大,用于缝合皮肤及带韧性组织。圆针断面呈圆形,损

伤性小,用于缝合皮肤以外的其他组织。为减少缝针对组织的损伤,可选用无损伤缝针,用于一些脆弱精细组织,如神经、血管、肠壁等的缝合或用于显微外科手术。

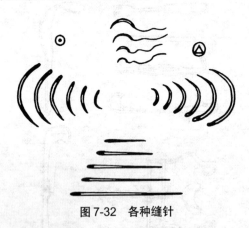

图7-32　各种缝针

14. 缝线　缝线主要用于缝合组织和结扎出血的血管和组织,分为可吸收和不可吸收两大类。选择缝线应以其承受拉力大小,组织反应轻重及制作、消毒是否方便等为原则。

(1)可吸收缝线:常用的有人工合成的聚羟己酸线和肠线。人工合成缝线无抗原性,张力强度大,对周围组织反应小,已广泛用于临床。术后约2~3个月始水解被吸收,适于胃肠道、肝胆胰及泌尿道手术缝合。另有40天左右被吸收的人工合成线(DEX-ONⅡ),可用于皮内缝合。肠线是由羊肠黏膜下层组织制成,属异种蛋白质,组织反应大,分普通和铬制两种。普通肠线抗张力差,7~10天被吸收,可用于皮肤缝合;铬制肠线系经铬酸处理,抗张力强,14~21天被吸收,用于胃肠、胆道及泌尿道等黏膜层的缝合。肠线结扎时需用三重结,残留线头约0.5cm长。但胰腺手术不宜用肠线。

(2)不吸收缝线:有丝线、尼龙线、泰氟隆、普罗纶和不锈钢丝等。

丝线为外科最常用的缝线,一般丝线为扭织线,不吸收,组织反应小，拉力强，质软不滑，做结牢固，价廉易得。除胆道及尿路黏膜层外，适用于各种组织缝合，如皮肤、肌、筋膜、肌腱、神经、血管等。丝线因不吸收，在组织内作为异物存留，若遇创口感染，可导致伤口经久不愈，窦道形成。慕丝是选用最精细的天然丝线加工而成的编织线，每股编织线表层封有一层蜜蜡。其特点是抗张力强度大，不易折断，柔性强，做结牢靠，组织损伤小，术后感染率低，优于普通丝线，并适用于各种组织的缝合。

尼龙线为高分子材料制成，组织反应小，光滑、不吸收，多用于小血管或整形手术的缝合。但结扎易滑脱，过紧结扎易在线结扎处折断，故不宜用于有张力的深部组织的缝合。

不锈钢丝刺激性小，拉力大，不吸收。主要用于皮肤减张缝合及骨骼固定。但不易打结，有切割或嵌入组织的可能。

15. 探针　探针又称探子或探条，分普通（圆形）探针和有槽探针两种。用来探查窦道、瘘管或组织内异物，并借以引导作窦道切开及瘘管切除。此外，还有特殊用途的探针，如尿道探子、胆道探条等。（图7-33）

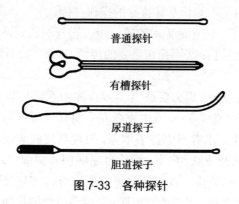

普通探针

有槽探针

尿道探子

胆道探子

图7-33　各种探针

16. 刮匙　刮匙分直、弯两型及锐、钝匙两种，用以刮除坏死组织及肉芽组织。用于重要组织和器官时先用钝匙，一般可用锐匙。（图7-34）

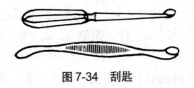

图 7-34　刮匙

17.内镜和腔镜诊疗技术　种类繁多,设备主要有高频电凝装置、激光器、超声刀、腹腔镜 B 超、冲洗吸引器等。手术器械主要有电钩、分离钳、抓钳、持钳、肠钳、吸引管、穿刺针、扇形牵拉钳、持针钳、术中胆道造影钳、打结器、施夹器、各类腔内切割缝合与吻合器等。

第四节　基本操作技术

任何手术,都是通过各种基本操作技术来完成,且直接影响手术效果。因此,要求外科基本操作技术必须熟练、准确、迅速、轻柔。手术基本操作包括切开、止血、做结、分离与缝合。腔镜外科除了需要传统外科手术的系统训练外,还应增加腔镜外科方面的基本知识及其特殊的操作技能。

1.切开　切开是手术的第一步。切开的原则是:①按正常的局部解剖结构;②不损伤重要的神经、血管;③不影响局部的生理功能。

切开皮肤时,用力要适当、均匀,先由术者与助手将切口两旁皮肤固定(图 7-35),或由术者左手将切口皮肤固定,使其有一定紧张度。术者右手持手术刀,刀片与皮肤表面垂直,力求一次全层切开皮肤、皮下,然后再逐层切开深部组织。切口要整齐,内外长短要一致。肌尽可能顺肌纤维方向钝性分开,有肌纤维交错之处,用刀或剪离断,以减少组织的损伤。

2.分离　分离是显露深层组织、切除病变的重要操作步骤。在正常组织间隙的解剖平面分离容易,且不易损伤神经和血管,出血亦少。如在有炎症、粘连或瘢痕组织内分离就十分困

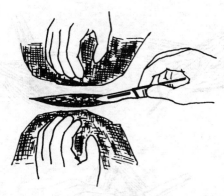

图 7-35　皮肤切开

难，尤其在有巨大肿瘤压迫之下分离更为困难。分离时一般多用锐性解剖和钝性推离相结合的方法进行。

组织分离有两种：

（1）锐性分离：是用刀或剪直接在组织间隙内进行剪割，对组织损伤少，但必须在直视下进行，且要求动作精细、准确，解剖熟悉。适用于较致密的鞘膜、腱鞘、瘢痕等组织的分离。用刀分离，宜将分离组织牵拉在紧张的情况下，利用右手手指的伸缩动作［图 7-36（1）］，使刀刃与分离组织垂直，作短距离的切割。用剪刀分离，将剪尖闭合伸入组织间隙，不宜过深，然后张开剪尖，轻轻分离组织，在辨明无神经、血管的情况下，剪断组织，有时不直接剪，而是用剪尖推剥的方法将组织分开［图 7-36（2）］。

（2）钝性分离：是用血管钳、解剖剪、刀柄、剥离子（如花生米大的小纱布球）或手指进行［图 7-36（3）］。适于疏松组织、腹膜后间隙或良性肿块与正常组织之间隙的分离。钝性分离迅速、省时，但要有一定的技巧，动作轻柔、熟悉解剖结构，否则易损伤重要的神经、血管。如局部粘连重或解剖结构不清，不宜采用钝性分离。

3．止血　常用的止血方法有以下几种：

（1）压迫止血法：适于毛细血管和微小血管的出血和渗血。

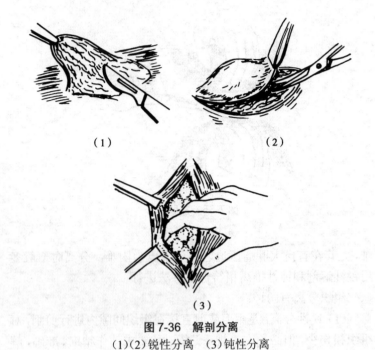

（1）　　　　　　　　　　　　　（2）

（3）

图 7-36　解剖分离
（1）（2）锐性分离　（3）钝性分离

对创面的广泛渗血，可用纱布或温盐水纱布垫压迫 2～3 分钟常可止血。对较大血管的出血亦可用此法暂时止血，然后再钳夹结扎止血。对深创面出血，难以用其他止血方法止血者，有时只能采用纱布压迫填塞止血。对手术中突然发生的紧急出血，先用手指压迫止血，为进一步彻底止血赢得时间，创造条件。对四肢手术的出血，可用止血带压迫止血，再作局部彻底止血处理。

（2）钳夹、结扎止血法：是外科手术中最常用、最可靠、最重要的止血方法，适用于活动性血管出血。结扎止血方法有两种：①单纯结扎，适于细小血管的出血，将缚线绕过止血钳下的血管或组织而结扎［图 7-37（1）］。②贯穿缝扎，适于较大的血管或重要部位的血管出血。若单纯结扎有困难或线结易滑脱时，也可采用此法［图 7-37（2）（3）］，其止血效果更为确切、可靠。

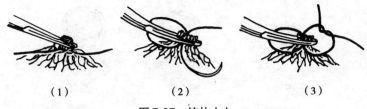

图 7-37　结扎止血

（1）单纯结扎止血　（2）（3）贯穿缝扎止血

（3）电凝止血法：通过高频电波使出血组织产热、血液凝固而达到止血。主要用于切口和浅部组织的小出血或渗血。特点是止血迅速，节省止血时间，不留线结于组织内。常用高频电刀，可达到边切割、边止血的目的。缺点是对较大的血管电凝止血效果欠可靠，可因凝固焦痂脱落再出血；伤口有污染时，易引起感染。故对深部的明显出血最好不用此法。

（4）局部药物止血：一般用于创面渗血，如肝创面出血，胆囊床创面出血，可用局部止血剂如凝血酶、明胶海绵、氧化纤维素、纤维蛋白黏合剂等。此外，尚有血管收缩剂如肾上腺素或麻黄素溶液，以及白药等局部外用止血药。但此方法对活动性出血的效果不满意。

（5）血管修补法：多用于重要血管损伤所致的出血。如血管为线形裂伤，可用 5-0 带针线直接缝合修补；血管断裂，应将其近远两端壁用锐剪修整后，行血管对端吻合。如血管直接吻合有张力或缺损一段血管时，可用自体静脉或人造血管作血管移植。

（6）其他止血法：如骨髓腔、松质骨出血用骨蜡填塞，颅脑手术用银夹止血，骶前静脉出血用图钉按压或纱布填塞止血等。

4. 打结

（1）结的种类：按结的形态，可分为单结、方结、三重结、外科结、假结和滑结（图 7-38）。常用的结有方结、三重结和外科结三种，而假结为错误结，一般不用。

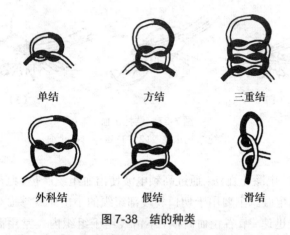

単结　　　　　　方结　　　　　　三重结

外科结　　　　　　假结　　　　　　滑结

图 7-38　结的种类

1）单结：为基本结，是各种结的基础。打结时只绕一圈，易松脱、不牢固。一般不用。

2）方结：又称平结，为外科手术中最常用的结，是由两个方向相反的单结组成。不易滑脱，牢固。

3）三重结：又称三叠结，在方结的基础上再加一个单结，即由三个单结组成。其中第一、三个单结方向相同，与第二个单结方向相反。三重结牢固、可靠，又称加强结。用于有张力的组织缝合、大血管的结扎或肠线、尼龙线的打结。

4）外科结：是将第一个单结的线圈绕圈两次，使线间摩擦面加大，在打第二个单结时不易滑脱和松动，故牢固、可靠。多用于大血管和有张力组织的缝合。一般较少用。

此外，还有两种错误结，一般不用。

1）假结：又称十字结，由两个方向相同的单结组成，此结容易滑脱，不牢靠。

2）滑结：由两个方向相反的单结组成，形式与方结相似。但在打结过程中，由于双手用力不均，使一侧线过紧，两线交叉不均造成滑结。

（2）打结方法：打结可用手和器械两种方式。用手打结可分为单手打结和双手打结。用器械打结可用持针钳或血管钳打结。

1）单手打结法：为常用、简便、迅速的打结法，左右手均可进行。主要用拇指、示指、中指进行操作（图7-39）。

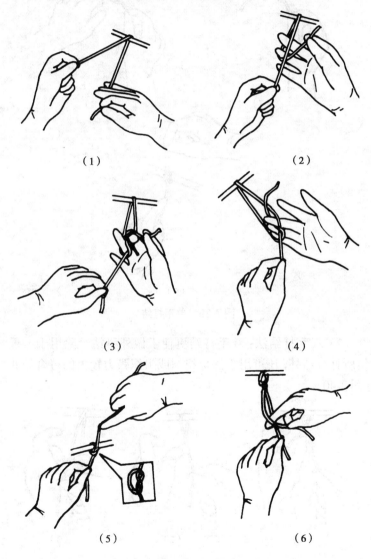

（1）

（2）

（3）

（4）

（5）

（6）

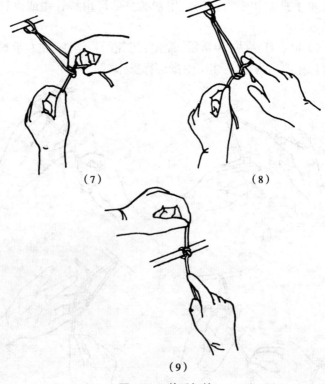

（7）　　　　　　　　　　（8）

（9）

图 7-39　单手打结

2）双手打结法：双手打结更便于做外科结。除用于一般结所打方结外，还可用于深部组织或组织张力较大的缝合结扎（图7-40）。

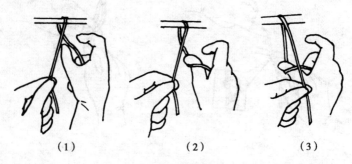

（1）　　　　　　（2）　　　　　　（3）

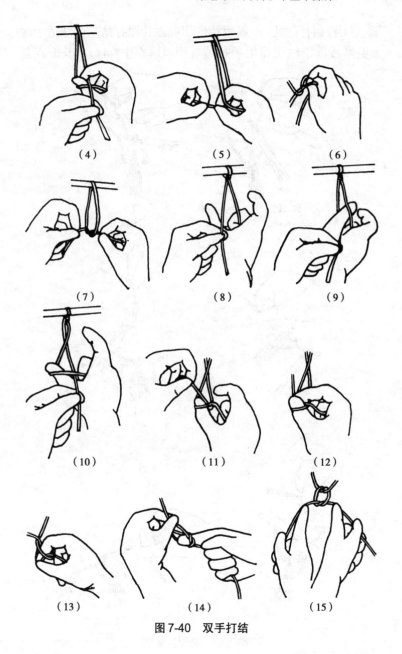

（4） （5） （6）

（7） （8） （9）

（10） （11） （12）

（13） （14） （15）

图7-40 双手打结

3）持钳打结法：一般用持针钳或血管钳打结。此法适于深部做结或由于线头短用手打结有困难时（图 7-41）。其缺点是

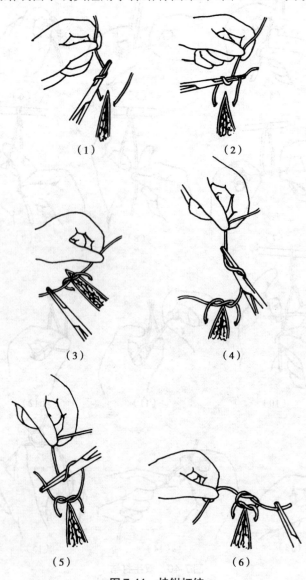

（1）　　　　　　　　（2）

（3）　　　　　　　　（4）

（5）　　　　　　　　（6）

图 7-41　持钳打结

当缝合有张力时,第一个单结易松脱,常需助手用钳夹线,才能扎牢。

(3)打结注意事项:①不论用哪种方法打结,第一结和第二结的方向必须相反,否则易打成假结而滑脱;打结过程中,两手用力均匀,否则易造成滑结。②每打一结时,应先将拉线摆平,顺着结扣方向拉紧,如与结扣相反方向拉紧,易使线在结扣处折断。③做结时,两手用力点应与结扎点在一条直线上,两手距线结的距离不宜太远,尤其是深部打结时,一手指距线结近处1~2cm,慢慢收线拉紧,用力过猛易将线拉断或未能扎紧而滑脱。④在做第二结扣时,防止第一个结扣松开,必要时由助手用无齿镊或血管钳将第一结扣压住,待第二个结扣扣拢时将无齿镊或血管钳移去。

5.剪线 应在直视下进行。剪线时要用"靠、滑、斜、剪"四个动作来完成。即剪刀尖部稍张一小缝,以剪的一刃靠紧缚线滑至线结处,使剪刃向上略偏30°,将线剪断(图7-42)。线头一般留约2~3mm,如为重要血管结扎线,线头可稍长约3~4mm;如为羊肠线,线头约留5mm,线头过长,在组织内异物反应重,有时可导致感染的发生。

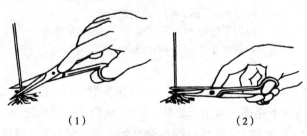

(1)　　　　　　　　　　　(2)

图7-42　剪线方法

6.缝合 缝合的目的是将切开的组织对合靠拢,消灭间隙、残腔,以促进组织愈合。缝合方法很多,根据缝合后切口边缘的形态可分为单纯缝合、内翻缝合及外翻缝合三种。每种缝合又分间断和连续缝合两种。

（1）单纯缝合法：是将切开的两边缘直接对合的方法。常用有以下几种缝合（图7-43）。

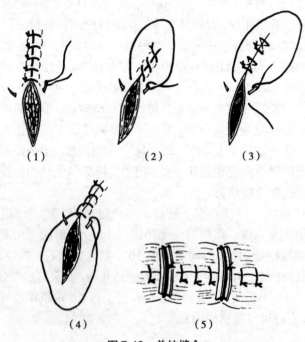

图7-43　单纯缝合
（1）间断缝合　（2）连续缝合　（3）"8"字缝合
（4）锁边缝合　（5）减张缝合

1）间断缝合：从切口的一端开始先缝一针，打一个结，各结缝线互不相连。常用于皮肤、皮下、筋膜等组织的缝合。

2）连续缝合：从切口的一端开始先缝一针做结，缝线不剪断，连续进行缝合，直至切口的另一端做结。

3）8字缝合：缝针斜着交叉缝合呈8字形，常用于张力较大的肌腱缝合。

4）毯边缝合：又称锁边缝合。常用于胃肠吻合的后壁全层缝合，或用于游离植皮时边缘的固定缝合。

5）减张缝合：主要是防止术后切口裂开。常用于切口创缘相距较远，或单纯缝合后切口张力较大时。

（2）内翻缝合法：将缝合组织的边缘向内翻入，外面光滑。常用于胃肠道吻合。主要有以下几种方法（图7-44）。

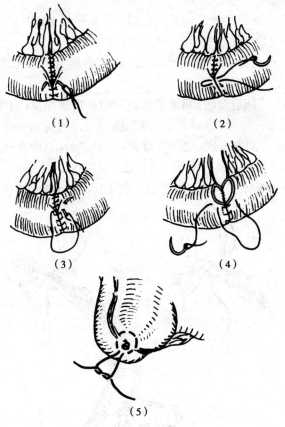

图7-44　内翻缝合
（1）垂直褥式内翻缝合　（2）间断水平褥式内翻缝合　（3）连续水平褥式内翻缝合　（4）连续全层水平褥式内翻缝合　（5）荷包缝合

1）垂直褥式内翻缝合：又称 Lembert 缝合，分为间断与连续两种，以间断缝合为常用。多用于胃肠吻合或肠吻合时的浆肌层缝合。缝合后是浆膜对浆膜。

2）间断水平褥式内翻缝合：又称 Halsted 缝合。用于缝合浆肌层或修补胃肠道穿孔。

3）连续水平褥式内翻缝合：又称 Cushing 缝合。多用于肠壁浆肌层连续缝合。

4）连续全层水平褥式内翻缝合：又称 Connell 缝合，多用于胃肠道前壁全层缝合。

5）荷包缝合：用于缝合阑尾残端、胃肠道小穿孔或固定空腔器官造口的插管。

（3）外翻缝合法：将缝合组织的边缘向外翻出，内面光滑。常用于血管吻合、腹膜缝合、减张缝合等。也可用于缝合松弛的皮肤（如阴囊皮肤、老年人或经产妇腹壁），以防止皮缘内卷而影响愈合。主要有以下几种方法（图 7-45）。

1）间断水平褥式外翻缝合：常用于血管或减张缝合。

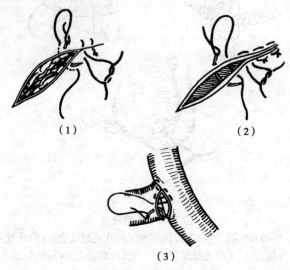

（1）　　　　　　　　　　　　（2）

（3）

图 7-45　外翻缝合
（1）间断垂直褥式外翻缝合　（2）间断水平褥式外翻缝合
（3）连续外翻缝合

2）间断垂直褥式外翻缝合：常用于松弛皮肤的缝合。

3）连续外翻缝合：多用于腹膜缝合或血管吻合。

4）注意事项：①缝线都是异物，应尽量减少缝线的用量和过多残留。选用线的拉力应胜过组织的张力。肠线宜用连续缝合，丝、棉线可间断缝合。②缝合结扎后线的拉力比单线强数倍，缝合后线的抗张力与缝合的密度有关，而不是缝线的粗细。③连续缝合的力量分布均匀，抗张力较间断缝合强，但如有一处断裂则可使全部缝线松脱，伤口裂开。一旦伤口感染，其处理比间断缝合更困难。因此，如无特别需求应尽量少用连续缝合。④缝合皮肤，应将创缘对合好，深度合适，不能留下死腔，以免伤口积液、积血，导致伤口感染裂开。结扎线的松紧适度，以创缘对拢为宜。结扎过紧，可使皮缘内卷或影响切口血液循环，发生水肿、妨碍愈合。皮肤缝合以间断缝合为佳，针距1.0～1.2cm，边距0.5～0.6cm。皮肤松弛者，可用间断垂直褥式外翻缝合。皮肤缝合线头留约0.5～0.8cm长，以便于拆线。

（姜可伟）

第八章

创　伤

第一节　创伤概论

一、创伤及处理原则

狭义的创伤是指机械性致伤因素作用于人体所造成的组织结构完整性的破坏或功能障碍；而广义上讲，物理、化学、心理等因素对人体造成的伤害也可称为创伤。

【临床特点】

（一）局部表现

1. 疼痛　伤后即有，活动时加剧，制动后减轻，通常2～3日后缓解。继发感染时疼痛可再度加重。

2. 肿胀　局部出血或炎性渗出所致，肿胀处有触痛、发红、青紫。肢体肿胀严重时可有肢体远端苍白、皮温降低等表现。

3. 出血　开放性创口可有外出血，闭合性创伤可有局部血肿或体腔内出血。

4. 伤口或创面　开放性创伤均有，伤口形状、大小、深度不一，伤口内可有出血、凝血块，或有异物存留。

5. 功能障碍　不同器官、组织破坏及炎症反应可造成相应功能障碍。骨折、脱位引起肢体运动障碍；气胸引起呼吸失常；咽喉伤可致窒息，脊髓损伤可引起瘫痪等。

（二）全身表现

1. 体温升高　因损伤组织分解吸收所致，也可因颅脑伤或感染所致。

2．呼吸、心率和脉搏可加快，舒张压可升高，收缩压接近正常或稍高，脉压缩小。严重损伤或出血，可致血压降低，甚至休克。

3．口渴、尿少、食欲减退等其他表现。

（三）并发症及其表现

1．感染　开放性创伤可继发伤口感染，局部有红肿、疼痛及脓性分泌物。闭合性损伤如消化道破裂可引起腹痛、腹胀、呕吐等腹膜炎表现。创伤后还可出现破伤风、气性坏疽等特殊感染的表现。

2．休克　创伤性休克见于早期，表现为面色苍白、表情淡漠、四肢湿冷、脉搏细弱、血压下降等，是重度创伤致死的常见原因。感染可引发脓毒性休克。

3．多器官功能障碍　重度创伤合并失血、休克、感染，或是挤压综合征、多发性长骨骨折病人可继发多器官功能障碍乃至衰竭，出现肾衰竭、急性呼吸窘迫综合征、应激性溃疡等。有尿少、无尿，呼吸急促、发绀，呕血、黑便等表现。

4．创伤后应激障碍　经历创伤事件后，延迟出现和（或）长期持续的精神障碍。临床表现主要为反复重现创伤性体验，持续性回避，持续性焦虑和警觉水平增高，常在创伤后数天，甚至数月后才出现（很少超过 6 个月），病程可长达多年。

【诊断要点】

创伤诊断需确定其部位、性质、严重程度、全身改变及并发症。重症创伤，应行全身检查，以免漏诊。

1．有外伤史，根据神志、体温、呼吸、脉搏等情况，判断伤情轻重。

2．与创伤有关的局部与全身表现，开放性损伤需注意伤口大小、深浅、出血、异物、污染以及伤道位置等。

3．辅助检查

（1）穿刺及导管检查：胸腔穿刺可诊断血胸、气胸；腹腔穿刺及置管灌洗可判断有无腹内脏器破裂或出血；导尿有助于诊断尿道、膀胱、肾损伤。

(2) 影像学检查：X 线检查可证实骨折、异物存留、血气胸、腹部损伤所致气腹征等；CT、MRI 有助于颅脑损伤定位、腹部实质性器官损伤的诊断；B 超可发现胸、腹腔积血，肝、脾破裂等；血管造影用于确定血管损伤等。

(3) 化验检查：血常规、血细胞比容可了解失血情况或有无感染；尿常规可提示有无泌尿系损伤；血电解质、血气分析、血生化检查有助于了解体液和酸碱失衡、肺功能以及肝、肾功能状况。

【治疗】

治疗创伤目的在于修复损伤的组织器官与恢复生理功能，首要的是抢救生命。大批伤员时，应检伤分类。暂无生命危险者，可行系统检查，进行确定性治疗。有危及生命的紧急情况时，应紧急抢救，稳定伤情，然后再行检查和处理。

（一）急救

重症创伤的急救可按表 8-1 所列初步措施与紧急手术处置。现场急救时，应初步止血，包扎伤口，伤部制动，并及时转送。

表 8-1　重症创伤的急救

	初步处理	急症室处理
气道	头部倒向一侧，抬起下颌，口咽吸引，使用口咽通气管	经口、鼻气管插管，环甲膜穿刺、切开或气管切开
呼吸	口对口呼吸，呼吸面罩及手法加压给氧	气管插管连接呼吸机支持呼吸
循环	制止外出血；胸外心脏按压，静脉注射利多卡因/肾上腺素	输液、输血，强心剂注射，心电监测下电击除颤，开胸心脏按压、药物除颤
颅脑伤	口咽通气管，给氧	气管插管，给氧，脱水剂注射
颈椎伤	颈部长短夹板或硬领固定	颅骨钳牵引

续表

	初步处理	急症室处理
胸部伤	开放性气胸伤口闭塞,张力性气胸穿刺排气,连枷型肋骨骨折胸壁固定,心包填塞穿刺抽血	心包切开缝合心肌伤口,连枷型肋骨骨折使用骨牵引/气管插管连接呼吸机,气胸、血胸闭式引流
腹部伤	内脏脱出伤口覆盖包扎	腹腔大出血开腹止血,钳夹、填塞、输血、输液,胃肠减压
骨折	外固定	外固定

(二)全身治疗

1. 维持呼吸、循环功能　保持呼吸道通畅、吸氧、维持正常的肺通气与气体交换,保证机体足够氧供。扩充血容量、有效的止血措施,及时纠正休克。

2. 防治感染　开放性创伤,腹内、胸内组织器官受损的闭合性创伤,污染较多及组织破坏重者重视感染防治。

(1)伤后早期应用抗生素可起预防作用。

(2)开放性创伤,注射破伤风抗毒素血清。

(3)及早施行开放创口的清创处理以及合并内脏损伤的治疗。

3. 代谢与营养支持　伤后均有不同程度体液丢失,应及时补充,重症者可有酸碱失衡与电解质紊乱,应予以纠正,维持体液平衡。创伤使分解代谢加速,导致体质消耗,影响恢复,根据情况选用营养支持措施。

4. 其他措施

(1)体位与制动:较重创伤应卧床休息,体位应有利于呼吸及保持伤处静脉回流;受伤部位采取夹板、支架等制动措施,缓解疼痛,有利于组织修复。

(2)镇痛镇静:适量使用止痛药,以不影响伤情判断为前提。心理治疗可能消除伤员恐惧、焦虑等。

（三）局部治疗

1. 闭合性创伤

（1）软组织挫伤：早期局部冷敷，继之采用理疗或温敷促进炎症消退。亦可用中药外敷、内服。

（2）骨折与脱位：先行复位，采用各种固定方法制动。

（3）头部伤：头皮血肿可加压包扎，穿刺抽吸。脑震荡和脑挫伤，采用脱水疗法、应用皮质激素防治脑水肿和颅内压增高等。颅内血肿及颅压增高脱水治疗无效则需手术。

（4）胸、腹腔内脏损伤：大多需紧急手术治疗，控制出血、修复损伤器官、采取引流措施等。

2. 开放性创伤　通过局部处理，改善组织修复条件，促进伤口愈合。

（1）污染伤口：一般伤后 6～8 小时以内的伤口行清创术，当即缝合或延期缝合。头面部伤口伤后 12 小时一般仍可按此处理。

（2）感染伤口：主要是通过换药，去除坏死组织及异物、充分引流脓液，应用抗菌药控制感染、促进愈合。

（四）功能锻炼与康复治疗

目的在于恢复生理功能，如骨折复位固定后，应采用肌按摩及主动的肌伸缩活动，骨折初步愈合后，逐渐增加运动量，以促使功能康复。

二、止血

【临床特点】

大出血可使伤员迅速陷入休克，甚至致死，须及时止血。注意出血的性质有助于出血的处理。动脉出血呈鲜红色，速度快，呈间歇性喷射状；静脉出血多为暗红色，持续涌出；毛细血管损伤多为渗血，呈鲜红色，自伤口缓慢流出。

【治疗处理】

常用的止血方法有指压法、加压包扎法、填塞法和止血带法等。

1. 指压法 用手指压迫动脉经过骨骼表面的部位,达到止血目的。指压法止血是应急措施,因四肢动脉有侧支循环,故其效果有限,且难以持久。因此,应根据情况适时改用其他止血方法。

2. 加压包扎法 最为常用。一般小动脉和静脉损伤出血均可用此法止血。方法是先将灭菌纱布或敷料填塞或置于伤口,外加纱布垫压,再以绷带加压包扎。包扎的压力要均匀,范围应够大。包扎后将伤肢抬高,以增加静脉回流和减少出血。

3. 填塞法 用于肌肉、骨端等渗血。先用 1~2 层大的无菌纱布铺盖伤口,以纱布条或绷带充填其中,再加压包扎。此法止血不够彻底,且可能增加感染机会。另外,在清创去除填塞物时,可能由于凝血块随同填塞物同时被取出,又可出现较大出血。

4. 止血带法 一般用于四肢伤大出血,且加压包扎无法止血的情况。使用止血带时,接触面积应较大,以免造成神经损伤。止血带的位置应靠近伤口的最近端。在现场急救中可选用旋压式止血带,操作方便,效果确定;而在急诊室和院内救治中,止血带中以局部充气式止血带最好,其副作用小。在紧急情况下,也可使用橡皮管、三角巾或绷带等代替,但应在止血带下放好衬垫物。禁用细绳索或电线等充当止血带。使用止血带应注意以下事项:①不必缚扎过紧,以能止住出血为度;②应每隔 1 小时放松 1~2 分钟,且使用时间一般不应超过 4 小时;③上止血带的伤员必须有显著标志,并注明启用时间,优先后送;④松解止血带之前,应先输液或输血,补充血容量,准备好止血用器材,然后再松止血带;⑤因止血带使用时间过长,远端肢体已发生坏死者,应在原止血带的近端加上新止血带,然后再行截肢术。而对于眼部损伤伤员,需要首先用硬质眼罩保护眼睛,然后再行包扎。

三、包扎

【临床特点】

包扎的目的是保护伤口、减少污染、压迫止血、固定骨折、关节和敷料并止痛。

【处理方法】

常用包扎材料有绷带卷、三角巾、多头带等，以绷带包扎最为常用。

（一）绷带卷基本包扎方法

1. 环形包扎法　用绷带作环形重叠缠绕，适用于肢体较短或圆柱形部位。

2. 螺旋形包扎法　用于肢体周径均等部位，如手指、上臂。绷带斜旋上行或下行，每圈盖过前圈 1/3～1/2。

3. 螺旋反折包扎法　肢体周径悬殊部位适用。先作 2 周环形包扎，再作螺旋包扎，以拇指按住前一圈绷带上方正中，另手持绷带圈自该处反折向下，盖过前一圈宽度的 1/3～1/2，每次反折应整齐，反折部位避开伤口与骨隆突。

4. 8 字形包扎法　适用于各关节，如肘、腕、膝、踝等处。用于肩、髋关节处，又称人字形包扎法。

5. 回返形包扎法　适用于头部和残肢端。为一系列的左右或前后反折包扎，直至头部全被遮盖，再作 2 周环形包扎固定。

6. 蛇形包扎法　缠扎两周间留有空隙，用于绷带不足或临时简单固定。

（二）绷带卷包扎注意事项

1. 患肢应保持功能位，如肘关节屈曲 90°。

2. 除开放性创伤、骨折病人，包扎前均应保持皮肤清洁、干燥，皮肤皱褶与骨隆突处应以棉垫保护。

3. 一般自内向外，自远心端向躯干部包扎。开始作环形包扎时，第一周可稍倾斜缠绕，第二周作环形缠绕时将第一周斜出圈外的绷带折到圈内，再重复缠绕，这样不易脱落。

4. 包扎时用力均匀,松紧适宜,重点掌握绷带的起点、止点、着力点和走行方向顺序。每圈绷带应遮盖前一圈宽度的 1/3～1/2。指、趾端应暴露,以利观察肢体末梢血运。

5. 绷带包扎至终,作 2 周环形缠绕,以胶布、别针固定,或纵形撕开绷带打结,注意避开伤口、骨隆突或病人坐卧时受压部位。

四、批量伤员的救治

【临床特点】

平时的自然灾害(如地震、滑坡、泥石流等)和重大交通事故可发生成批伤员,医务人员现场急救时需要进行检伤分类。

【治疗处理】

批量伤员处理的优先顺序一般分为四类:

1. 危重病人(第一优先) 有危及生命的严重创伤,但经及时治疗能够获救,应给予红色标记,优先给予护理及转运。现场先简单处理致命伤、控制大出血、支持呼吸等。并尽快送院。如气道阻塞、活动性大出血及休克、开放性胸腹部创伤、进行性昏迷、颈椎损伤、超过 50% 的Ⅱ度～Ⅲ度烧烫伤等。

2. 重症病人(第二优先) 有严重损伤,但经急救处理后生命体征或伤情暂时稳定,可在现场短暂等候而不危及生命或导致肢体残缺,给予黄色标记,给予次优先转运。如不伴意识障碍的头部创伤、不伴呼吸衰竭的胸部外伤、除颈椎外的脊柱损伤等。

3. 轻症病人(第三优先) 可自行行走无严重损伤,其损伤可适当延迟转运和治疗,给予绿色标记,将伤者先引导到轻伤接收站。如软组织挫伤、轻度烧伤等。

4. 死亡或濒死者(第四优先) 已死亡或无法挽救的致命性创伤造成的濒死状态。如呼吸、心跳已停止,且超过 12 分钟未给予心肺复苏救治,或因头、胸、腹严重外伤而无法实施心肺复苏救治者,给予黑色标记,停放在特定区域,并给予相应对症处理。

第二节 火 器 伤

火器伤是以火药为动力的武器所造成的创伤。火器发射的高速投射物破坏力强,击中人体后形成伤道,且伤道周边组织因挫伤与震荡亦受损伤。

【临床特点】

1. 火器伤道伤后所见伤道为不规则腔隙,内有失活组织、异物、血液及凝血块;伤道周边组织有充血、水肿及血栓形成;组织坏死的界限,常需经3~5日方能确定。

2. 伤道几乎均有污染。

3. 火器投射物动能大,可造成多部位、多器官损伤。

【诊断要点】

1. 有火器击中外伤史。

2. 体检有弹道伤口,根据弹道伤口情况可分为:

(1)盲管伤:只有入口无出口,通常体内有弹片存留。

(2)贯通伤:有入口及出口,多数出口大于入口。

(3)切线伤:入口与出口连成沟状。

(4)反跳伤:出入口在同一处,损伤相对浅表。

3. 因损伤血管、器官而造成的失血、相应器官损伤的临床表现。

【治疗】

1. 维持呼吸、循环功能 保持呼吸道通畅及肺气体交换;积极防治休克,尽可能消除导致休克的病因(如出血、张力性气胸等),输液、输血扩充血容量,给氧吸入,以备及早手术处理。

2. 防治感染 尽早给予抗生素预防感染,曾行破伤风类毒素自动免疫超过3年者,强化注射破伤风类毒素0.5ml,否则给予破伤风抗毒素(TAT)1500~3000U,肌内注射。

3. 清创处理

(1)清创时机:尽早进行,一般在伤后8~12小时内进行;

如早期使用抗菌药物且无感染征象,伤后24～72小时仍可清创;伤后已有明显感染,只宜引流、换药,去除异物及坏死组织。

(2)清创步骤:与普通清创基本相同,清创时应扩大伤口,显露伤道;充分切开深筋膜、肌膜减压;清除异物,但摘除困难的深部金属异物不可勉强去除;清除坏死组织,大骨片宜保留,神经、肌腱应吻合或包埋,彻底止血,重要血管应修复。清创后放置引流,火器伤通常不作一期缝合。

(3)术后处理:监测呼吸、脉搏、血压、意识等;继续用抗菌药物;抬高伤肢、注意末梢循环;注意防治休克;发现伤部剧痛、全身情况恶化应注意厌氧菌感染及气性坏疽。

4. 合并内部器官伤的处理

(1)颅骨穿透易形成血肿,有颅内高压表现,需及时开颅手术,止血、清除血肿。

(2)胸腔穿透出现血气胸、心脏压塞、心脏伤、食管伤等,应及时开胸控制出血、修复器官损伤、引流处理等。

(3)腹部穿透伤有出血、腹膜炎表现,应及时行探查手术,止血及修补损伤。腹部器官常有多处损伤,应仔细检查、处理。

(4)颅脑、胸、腹、关节伤口术后应缝闭体腔,同时放置引流。

5. 后继处理

(1)延期缝合:清创后每日换药、检查伤口,如创面清洁,无脓性分泌物及红肿,可在3～7日内将创缘作延期缝合。

(2)感染伤口:需更换敷料,待肉芽生长及炎症消退,较小创面可自行二期愈合;较大创面可切除肉芽再缝合,或作植皮处理,促进创面愈合,减少畸形与功能障碍。

(3)骨折或深部器官伤:需作整复、固定或施行相应手术治疗,残留弹片可行手术摘除。

第三节　挤压综合征

挤压综合征是指肢体肌丰富部位受重物长时间挤压导致缺

血,重压解除后,组织水肿、室间隙压力增高,造成肌组织缺血性坏死,出现以肢体肿胀、肌红蛋白尿、高血钾为特点的急性肾衰竭。

【临床特点】

1. 受压 肢体在重压解除后出现肿胀、局部压痛、肢体受牵拉时疼痛加重。早期皮肤微红,有皮下瘀斑及水疱,肢体远端脉搏存在。肿胀逐渐加重,感觉减退或麻木,肢体颜色变暗,远端动脉搏动消失,肢体变硬、发冷,转为坏疽。

2. 尿 呈深褐色或酱油色,继而发展为少尿或无尿。

3. 全身不适、烦躁、口渴、脉搏加快、血压降低,可出现休克。发展为急性肾衰竭时,尿少或无尿合并有酸中毒、高血钾及氮质血症。伤员神志淡漠或呈昏睡状,呼吸深大,可死于高钾血症或尿毒症。

【诊断要点】

1. 病史 肢体长时间受重物挤压或掩埋,解压后肢体肿胀、血运障碍,肌缺血坏死。

2. 肌红蛋白尿 伤后出现深褐色或酱色尿,肌红蛋白尿检查阳性是诊断挤压综合征的重要依据。

3. 有低血压以及少尿、酸中毒、高血钾、氮质血症等急性肾衰竭的临床表现。

4. 实验室检查 肌酸磷酸激酶(CPK)显著升高≥2 万 U/L;血清钾升高;动脉血 pH 降低、$[HCO_3^-]$ 减少;血肌酐及尿素氮升高。

【治疗】

1. 急救措施 迅速移除挤压伤员的重物,伤肢固定限制活动。给予碱性饮料口服。

2. 筋膜室间隔减压 伤肢严重肿胀,尽快施行筋膜切开术。作皮肤长切口,深至筋膜、肌层,充分减压,剪除坏死及无生机肌组织,以利引流。切开后以湿盐水纱布覆盖,每日换药。一般不轻易截肢。

3．高压氧治疗 在组织灌流量不变的情况下，使肌得到充分氧供，防止进一步缺血坏死。

4．全身治疗

（1）抗休克治疗：低血压多系血容量不足所致，宜补充等渗电解质溶液、输血等恢复血容量，改善组织灌流。

（2）保护肾功能：有肌红蛋白尿应及时给 5% 碳酸氢钠溶液静滴以碱化尿液，静注呋塞米 20～40mg，使尿中酸性正铁血红素溶解度增大，利于排出，预防肾功能不全。

（3）防治酸中毒与高血钾：输注碳酸氢钠，给予 10% 葡萄糖酸钙 10ml 静脉缓注，拮抗钾毒性作用；严格限制钾盐摄入，静滴葡萄糖溶液与胰岛素控制高血钾。

（4）透析治疗：出现肾衰竭时，可采用腹膜透析或血液透析治疗。

【预防】

现场急救应尽早解除肢体受压，给予碱性液体口服，及时补充细胞外液丢失。肢体解压后，若肌红蛋白尿试验阳性，肌酸磷酸激酶（CPK）>1 万 U/L，即使无尿少、肾衰竭表现，亦应尽早行筋膜切开减压，以减轻组织缺血。

【预后与转归】

治疗及时，肾衰竭多可逆转而恢复。如肢体受压时间过长、肢体坏疽，应行截肢术。病情严重，处置不当伤者可死于休克、高钾血症或尿毒症。

（肖 南）

第九章
烧伤、冻伤与咬伤

第一节　热　力　烧　伤

热力烧伤指由火焰、热液、高温气体、激光、炽热金属液体或固体等所引起的组织损害，为通常所称的或狭义的烧伤（热液、蒸汽所致的烧伤也称之为烫伤）。由电、化学、放射性辐射引起的损伤，也属于烧伤范畴，但在致伤机制、临床表现及治疗等方面与热力烧伤比较，有较大的特殊性。热力烧伤约占全部烧伤病人的88%。

一、伤情判断

伤情判断的主要内容包括烧伤面积、烧伤深度、烧伤严重程度以及是否存在吸入性损伤、复合伤等。

（一）烧伤面积估算

烧伤面积是指皮肤烧伤区域占全身体表面积的百分数。国内常用的烧伤面积估计方法为中国九分法。

1. 中国九分法　将人体体表总面积（TBSA）划分为若干9%的等份来计算烧伤面积。其中，头面颈部为9%，双上肢为18%，躯干（包括会阴）为27%，双下肢（包括臀部）为46%，共计100%。

2. 小儿面积计算　因小儿头部面积相对较大，两下肢面积相对较小，故小儿烧伤面积与成人略有不同，计算公式为：头颈部面积（%）=9+（12-年龄）；双下肢面积（%）=46-（12-年龄）。

（二）烧伤深度判断

采用三度四分法进行判断，即将烧伤深度分为Ⅰ度、浅Ⅱ度、深Ⅱ度和Ⅲ度。其中，Ⅰ度和浅Ⅱ度称为浅度烧伤；深Ⅱ度和Ⅲ度称为深度烧伤。深度烧伤愈合后不可避免遗留瘢痕。浅Ⅱ度或深Ⅱ度烧伤可因局部微循环障碍、创面暴露、感染等加深变为深Ⅱ度或Ⅲ度，因此烧伤深度在伤后48小时左右才能比较准确判断。

Ⅰ度烧伤：又称红斑性烧伤，伤及表皮浅层，生发层健在；创面呈红斑状，轻微肿胀，有烧灼感。3～5天后脱屑愈合，不留瘢痕。

浅Ⅱ度烧伤：又称水疱性烧伤，伤及表皮和部分真皮乳头层，残存部分生发层；创面可有较大的水疱，创基潮红，剧痛。10～14天愈合，不留瘢痕，但有色素沉着。

深Ⅱ度烧伤：除表皮和真皮乳头层全层外，部分真皮网状层受损，但残留皮肤附件；创面局部肿胀明显，可有小水疱，创基红白相间或见栓塞小血管，痛觉迟钝。依靠残存皮肤附件上皮增殖，创面3～4周可愈合，遗留瘢痕。

Ⅲ度烧伤：全层皮肤毁损，甚至伤及皮下、肌肉、骨骼和脏器；创面呈苍白或焦黄炭化状，可见粗大树枝状栓塞血管网，痛觉消失。由于皮肤全层受损，创面愈合依赖于自体皮移植（大面积Ⅲ度烧伤）或通过创面周边上皮长入使创面愈合（小范围Ⅲ度烧伤），遗留瘢痕。

（三）烧伤严重程度

临床上主要根据烧伤的面积和深度判断烧伤的严重程度。

1. 轻度烧伤　烧伤总面积<10% TBSA。

2. 中度烧伤　烧伤总面积11%～30% TBSA，或Ⅲ度烧伤面积<10% TBSA。

3. 重度烧伤　烧伤总面积31%～50% TBSA，或Ⅲ度烧伤面积11%～20% TBSA，或烧伤总面积或Ⅲ度烧伤面积不足上述百分比，但有休克、呼吸道烧伤或合并严重复合伤。

4. 特重烧伤　烧伤总面积 > 50% TBSA，或Ⅲ度烧伤面积 > 20% TBSA，或已有严重并发症。

(四) 吸入性损伤

旧称呼吸道烧伤，是指由于热力或烟雾等因素引起的呼吸道损伤。烧伤合并重度吸入性损伤可使病人死亡率增加 20%~40%。

诊断依据：①密闭环境烧伤史；②面颈部，特别口、鼻周围深度烧伤；③鼻毛烧焦，口咽部红肿有水疱或黏膜发白；④刺激性咳嗽，尤其痰中有黑色炭屑；⑤声嘶、吞咽困难等；⑥呼吸困难或闻及哮鸣音；⑦纤维支气管镜检查发现气道黏膜充血、水肿，或黏膜苍白、坏死、剥脱等。纤维支气管镜检查是诊断吸入性损伤最准确的方法。

二、烧伤病理生理与临床分期

(一) 体液渗出期

烧伤后由于创面局部或远隔部位毛细血管通透性增高，血管内血浆样液体自创面渗出或渗入到组织间隙。体液渗出以伤后 6~12 小时内最快，至伤后 24~48 小时逐渐停止，但严重烧伤可延至伤后 48 小时以上。

临床表现为创面局部渗出、形成水疱和组织水肿。对于大面积严重烧伤病人，由于全身毛细血管通透性普遍增高，烧伤远隔部位同样存在体液渗出，因而临床表现为全身肿胀；同时，因循环血量减少，将诱发休克，因此此期又称为休克期，防治休克是此期治疗的关键。

(二) 急性感染期

由于皮肤屏障功能破坏，创面存在坏死组织和渗出物，且严重烧伤尚存在免疫功能受抑、抵抗力下降和组织缺血缺氧损害，因此烧伤后易发生局部或全身感染。

急性感染期一般为伤后 1~2 周，对于严重烧伤病人，伤后 3~7 天为感染高峰期，包括创面和全身感染。烧伤越严重，感染发生越早。防治感染应及早开始,措施主要包括抗生素的使用、及早处理创面、防治休克和内脏损害、积极扶持机体抵抗力等。

(三)创面修复期

无感染的浅Ⅱ度和深Ⅱ度烧伤,伤后 2～4 周内多能愈合。对于Ⅲ度和感染的深Ⅱ度创面(使创面加深),若创面大于 3cm × 3cm,则不经植皮多难自愈或需要的时间长,且愈合后瘢痕增生严重,易发生挛缩,影响功能和外观。

大面积的深Ⅱ度或Ⅲ度烧伤创面,由于坏死组织溶解脱落后创面裸露,不仅利于细菌入侵,而且导致体液和营养物质丧失、抵抗力下降,极易诱发全身感染,因此采取削痂或切痂植皮的方法尽早消灭创面,是大面积严重烧伤病人创面处理的重要原则。

(四)康复期

深Ⅱ度和Ⅲ度创面愈合后,不可避免遗留瘢痕,若瘢痕发生在关节部位,极易导致瘢痕挛缩畸形,影响功能,因此通过康复锻炼减轻瘢痕增生和预防功能障碍非常重要。此外,由于烧伤毁容所致的心理异常非常普遍,心理康复也是烧伤康复期的重要内容。

三、治疗原则与早期处理

(一)治疗原则

小面积烧伤按外科原则处理,包括保护创面、防治局部感染、深度烧伤清创植皮等,促进创面及早愈合。

大面积烧伤重在系统治疗,包括稳定全身情况、预防与处理各种并发症和复合伤、尽早采用手术和非手术措施促进创面愈合、及早开展烧伤救治与康复一体化治疗,以降低死亡率、提高愈后生存质量。

(二)早期处理

1. 现场急救

(1)消除致伤原因:迅速脱离热源,脱去着火或被热液浸湿的衣服等。

（2）冷疗：中小面积烧伤（<30% TBSA）宜及早对创面进行凉水冲淋或浸泡等，降低局部温度，阻止热力继续作用，时间至少 0.5~1 小时，冷疗结束后以清洁布单简单包扎创面。

（3）维持呼吸道通畅：凡有吸入性损伤、头面部严重烧伤等，应高度警惕呼吸道梗阻。除保持气道通畅和氧疗外，若出现呼吸困难征兆，应尽早行气管切开。

（4）处理复合伤：检查病人生命体征是否稳定，有无颅脑损伤、骨折、胸腹部损伤、大出血、一氧化碳中毒等复合伤，并采取相应的急救措施。

（5）建立静脉通道：对于烧伤面积较大者，有条件时宜在送往医院之前开始补液治疗，以预防烧伤休克发生。

（6）其他措施：包括镇静与止痛、给予注射破伤风抗毒素和抗生素治疗等。

2. 入院处理

（1）小面积（轻度）烧伤：重点是创面处理，包括：局部清洁、消毒、去除水疱液（浅度烧伤）或去除水疱皮（深度烧伤）。对于浅度烧伤，创面处理后采用吸水敷料包扎治疗，伤后 7~14 天可愈合；对于深度烧伤，包扎治疗仅适于非功能部位，功能部位则应尽早植皮封闭创面，避免严重瘢痕增生与挛缩畸形。

（2）中、大面积（中、重度）烧伤：全身治疗与创面处理并重，包括：监测生命征、维持呼吸道通畅、建立静脉通道输液抗休克、容量与组织灌注监测（如血压、尿量、血乳酸以及血气分析等）、创面评估与简单清创（若出现环状焦痂压迫，应及时切开减张）、抗生素抗感染治疗、肌注破伤风抗毒素等。创面处理宜采用暴露疗法以预防感染。方法：采用 1% 磺胺嘧啶银糊剂或碘附涂覆创面，保持创面干燥，

四、烧伤休克

烧伤休克是严重烧伤最早出现的并发症，主要由于烧伤局

部和远隔部位毛细血管通透性增高导致体液丢失所致,同时心功能和血管舒缩机能异常也参与其发生发展。

(一)临床表现与诊断

与低血容量性休克类似,包括:口渴,尿少;恶心、呕吐;烦躁不安,神志恍惚;心率快(成人>120次/分,小儿>150次/分),脉搏细速,呼吸浅快;早期脉压差缩小(<20mmHg),随后收缩压下降(<90mmHg);皮肤苍白甚或发绀,肢端凉、皮温低,表浅静脉萎陷;化验检查提示血液浓缩;血气分析提示代谢性酸中毒。

(二)治疗

由于目前无有效的抗渗出治疗方法,补液治疗仍是防治烧伤休克的主要手段。及时有效地补液治疗可预防或减轻烧伤休克的严重程度。小面积烧伤可采用口服含盐饮料行补液治疗,中等面积以上烧伤需采用静脉途径进行补液治疗。

1. 补液计算公式

(1)第1个24小时补液量:烧伤面积(%)×体重(kg)×1.5+2000(ml)。其中:烧伤面积(%)×体重(kg)×1.5代表烧伤所致丢失量,电解质液和胶体液比例为2:1。2000ml代表每日基础水份总量。第1个24小时补液量的1/2应在伤后前8小时内补入,后16小时内补入余下1/2,休克较重者应加输碳酸氢钠纠正酸中毒。

(2)第2个24小时补液量:烧伤面积(%)×体重(kg)×1.5/2+2000(ml)。其中:烧伤所致丢失量为第1个24小时的一半,电解质液和胶体液比例仍为2:1。所需补液量原则上均匀输入。

2. 休克复苏监测 主要观察指标包括:尿量:成人>0.5~1ml/kg,小儿>1ml/kg;心率:成人<120次/分,儿童<140次/分;血压:收缩压>90mmHg,脉压>20mmHg;病人安静、无口渴、肢端温暖;血气分析结果接近于正常水平。

五、烧伤全身性感染

烧伤全身性感染又称烧伤脓毒症,是严重烧伤的常见并发症和病人死亡的主要原因。

(一)临床表现与诊断

主要包括:体温异常:>39℃或<36.5℃;心率快:成人>140次/分;精神症状:早期兴奋、烦躁或谵妄,后期淡漠、反应迟钝;呼吸急促;创面变化:肉芽晦暗、生长停滞、创面腐烂甚或出现坏死斑;实验室检查:白细胞计数剧增或急降、血培养阳性或阴性、痂下组织菌量>10^5/g 组织等。

(二)防治

1. 积极抗休克治疗,避免休克期缺血缺氧性损害。

2. 早期使用广谱抗生素预防感染,后期结合微生物培养结果针对性抗感染治疗。

3. 对深度创面应尽早行切/削痂植皮术,力争尽快有效封闭创面。

4. 积极开展营养支持和免疫支持,尽早行肠内营养,促进肠黏膜屏障修复。

5. 维持内环境稳定和重要脏器功能。

六、常见内脏并发症

(一)肺部并发症

居烧伤后各脏器并发症之首,与烧伤休克、吸入性损伤和感染关系密切,伤后 2 周为发生高峰,主要包括肺水肿、肺部感染、ARDS 和肺不张等,防治措施包括针对病因的治疗和对症支持治疗。

(二)心功能不全

多由严重休克或感染引起,老年烧伤更为常见。及时有效地补液治疗和进行心功能扶持,使病人平稳度过休克期,有力地防治全身性感染,是防治烧伤后心功能不全的关键。

（三）肾功能不全

主要由休克、全身性感染引起，部分因化学烧伤中毒所致。休克所致肾功能不全多为肾前性肾功能不全，通过积极补充血容量、纠正休克，多能逆转。全身性感染所致肾功能不全多为肾性肾功能不全，其预后转归取决于感染是否得到有效控制。

（四）烧伤应激性溃疡

休克和感染是常见原因，临床表现为黑便、腹部隐痛和呕血，或置胃管病人胃内抽出咖啡色液体而被发现。治疗措施包括纠正休克、预防感染、制酸、使用生长抑素、保护胃黏膜和停止胃内进食等。

（五）脑水肿

儿童多见，原因主要为多量补入（口服或静脉途径）低渗溶液，导致低钠血症，引起脑水肿。主要表现为嗜睡，严重者出现抽搐、高热、昏迷，甚或死亡。维持水电解质平衡是预防烧伤后脑水肿的关键。

七、创面处理

创面处理是烧伤救治的根本，包括非手术和手术方法。非手术方法包括包扎疗法、半暴露疗法和暴露疗法。手术方法包括切/削痂植皮术、皮瓣转移术。根据植皮厚度不同分为刃厚皮、中厚皮和全厚皮植皮术；根据所植皮片大小或形状不同分为大张皮、邮票皮、网状皮、微粒皮和 MEEK 植皮术。

小面积浅度烧伤宜采用包扎疗法，不便包扎部位可采用半暴露疗法。小面积深度烧伤宜尽早采用切/削痂大张皮植皮术。中、大面积深度烧伤宜分次行切/削痂植皮术，根据创面大小选择邮票皮、网状皮、微粒皮或 MEEK 植皮术；暂未行手术的深度烧伤创面采用暴露疗法，保持创面干燥、防止创面感染。

第二节　电烧伤和化学烧伤

一、电烧伤

由电火花引起的烧伤（电弧烧伤）和电流通过人体导致的损伤（电击伤）均属于电烧伤范畴。电弧烧伤的临床表现与治疗类同于热力烧伤。本节所述为电击伤。

（一）损伤机制

电烧伤的严重程度取决于电流强度和性质、电压、电接触部位与时间长短等。损伤机制包括电热作用和电流直接损伤等。电流经过肢体时，引发强烈挛缩，关节屈面常形成电流短路，因而关节部位出现"跳跃式"损伤。电流经过心脏、脑等重要脏器，可直接导致死亡。

（二）临床表现

1. 全身损害　轻者出现短暂意识障碍，重者直接出现心跳、呼吸骤停。

2. 局部损害　呈多部位损伤。电流入口损伤往往重于电流出口。创面呈口小底大，即体表所见烧伤范围小，但深部组织坏死范围远较皮肤烧伤范围大。组织肿胀明显，肌肉呈夹心样坏死，血管广泛栓塞，因血管迟发性坏死后期出现破裂可引发大出血。

（三）治疗

1. 现场抢救　迅速切断电源，对呼吸停止者，行口对口人工呼吸；对心搏骤停者，立即行胸外心脏按压和人工呼吸，实施心肺复苏。

2. 补液治疗　补液量应多于根据烧伤面积计算的补液量。每小时尿量应维持在 30～50ml 以上，适当补充碳酸氢钠溶液以碱化尿液，防止急性肾衰。

3. 预防感染　常规肌注破伤风抗毒素，静脉输注抗生素预防感染包括厌氧菌感染。

4. 创面处理　采用暴露疗法。若出现严重肿胀影响肢体血运，应尽早行焦痂切开减压，以防筋膜间隙综合征。原则上，电烧伤都应尽早行手术探查和清创术；清创后若神经、肌腱暴露，宜采用皮瓣覆盖；若损伤范围大，又不能立即植皮者，可采用异体皮暂时覆盖。床旁应备止血带与手术包，以防突发血管破裂出血。

二、化学性烧伤

化学物质种类多，致伤机制不尽相同。除热力损伤外，部分化学物质吸收入体内引起全身中毒。

（一）一般原则

立即去除被化学物质浸渍的衣物，并用大量清水冲洗，时间不少于 30 分钟。若面部被烧伤，应特别注意对眼睛的冲洗，以免角膜损伤致盲。早期输液可稍多，以排除毒性物质。对可导致脏器损伤的化学毒物，应尽早使用解毒剂或拮抗剂。

（二）酸烧伤

主要包括硫酸、硝酸和氢氟酸。酸可使细胞脱水、蛋白质凝固变性，因而酸烧伤创面呈皮革样成痂。创面颜色越深，则损伤越重。氢氟酸具有使骨质脱钙和向组织深部侵蚀的特性，采用氯化钙或葡萄糖酸钙（5%～10%）局部湿敷和局部注射，有助于拮抗氢氟酸的上述损伤作用。

（三）碱烧伤

碱烧伤使局部细胞脱水，并向深层组织侵犯、皂化脂肪组织，使深层组织继续坏死。因此，碱烧伤后应强调立即、长时间清水冲洗；若 pH 仍大于 7，可采用 2% 硼酸湿敷创面，再冲洗。碱烧伤的深度创面应尽早手术。

（四）磷烧伤

磷接触空气自燃造成热力烧伤，遇水形成磷酸造成酸烧伤，磷吸收导致脏器损害。急救时应将伤处置入水中冲洗，隔绝氧气,以免磷自燃。冲洗后,创面用 1% 硫酸铜湿敷,以减轻损伤。对于深度磷烧伤,应尽早行清创手术。

第三节 冻 伤

冻伤多发生于冬季及早春,以体表暴露部位及肢体末端常见,分为非冻结性冻伤和冻结性冻伤,二者区别在于导致损伤的温度不同。冻伤的程度除与温度有关外,与湿度、风速、受冻时间以及身体状况等有密切关系。冻伤面积参照烧伤面积计算方法。

一、非冻结性冻伤

(一)病理生理

一般为 10℃ 以下冰点以上低温潮湿环境导致。低温作用下,皮肤血管长时间收缩或痉挛,导致组织低灌注;继而血管扩张,血流淤滞,细胞代谢受损,最终导致组织坏死。

(二)临床表现

多发于手、足、耳等部位。初起时表现为局部红斑和肿胀,温暖时有痒感或刺痛感。进而发展局部可见水疱,去除水疱皮后创面潮红伴渗出,如并发感染则形成糜烂或溃疡。由于患处皮肤抵抗力下降,冻疮常易复发。

(三)预防与治疗

冬季野外作业应着防寒、防水服装,注意手、足、耳等部位保暖,可局部涂搽防冻疮霜剂。冻疮一旦发生,应积极处理,若表皮完整,可涂搽冻疮膏,每日温敷患处数次;若出现溃烂,可用抗菌药膏或皮质激素软膏。服用活血化瘀中药如复方丹参片等有助于改善局部循环。

二、冻结性冻伤

(一)病理生理

一般为冰点以下低温导致或不慎被致冷剂(液氮、干冰等)

损伤所致。低温使血管强烈收缩痉挛，组织内形成冰晶。冻融复温后局部血管扩张、充血，导致再灌注损伤。低温侵袭时，体温降低由表及里，心血管、脑和其他器官均受损害，如不及时抢救，可直接致死。冻结性冻伤分为局部冻伤及全身冻伤（冻僵）。

（二）临床表现

局部冻伤：在复温之前，患处皮肤苍白、感麻木刺痛，不易区分深度；复温后按损伤程度分为四度。Ⅰ度冻伤仅伤及表皮层，局部红肿、热、痒及刺痛，数日内痊愈，不留痕迹；Ⅱ度冻伤，又称为水疱性冻伤，伤达真皮层，局部红肿伴水疱，疼痛剧烈，一般2~3周内愈合，少有瘢痕；Ⅲ度冻伤，又称为焦痂性冻伤，伤及皮肤全层，形成黑色干痂，脱落后形成肉芽创面，愈合慢且遗留瘢痕；Ⅳ度冻伤，又称为坏疽性冻伤，损伤达肌肉、骨等深层组织，易发展为湿性坏疽，治愈后常有功能障碍或致残。

全身冻伤：早期表现先有寒战、发绀、疲乏，继而出现肢体僵硬、幻觉、意识障碍乃至昏迷，心律失常、呼吸抑制，终致心跳呼吸骤停。若能复温复苏，常出现心室纤颤、休克、肺水肿或肾衰竭，救治困难。

（三）治疗

1. 复温与急救　快速复温：将病人移入15~30℃温室，或用足量温水（40~42℃）浸泡，使局部于20分钟内、全身于30分钟内复温，达到肢体红润、皮温至36℃即可。心搏、呼吸骤停者立即施行心肺复苏术。

2. 局部冻伤治疗

（1）Ⅰ度~Ⅱ度冻伤复温后保持局部清洁、干燥，处理原则同烧伤创面。

（2）Ⅲ度以上冻伤采用暴露疗法，常规肌注TAT 1500~3000U，应用抗生素预防感染，注意营养支持，辅以低分子右旋糖酐或扩血管药物改善血液循环。待坏死组织边界明确后，尽早行清创植皮术。发生湿性坏疽者，需截肢或指。

3. 全身冻伤治疗　复温后要注意维持呼吸道通畅和呼吸支持,补充循环容量以防治休克,纠正电解质与酸碱失衡,视情况予以利尿防治脑水肿等。若出现室性纤颤或心搏骤停,应及时采取除颤和心肺复苏措施。

第四节　咬　伤

一、蛇咬伤

蛇毒主要由蛇毒腺分泌的毒素蛋白与多肽组成的复合物,分神经毒和血液毒素两种。神经毒对中枢神经和神经肌节点有选择性毒性作用,可致呼吸循环骤停,常见于金环蛇、银环蛇。血液毒对组织细胞有破坏作用,可引起溶血、出血、休克、心衰等,常见于竹叶青、五步蛇等。此外,还有兼神经和血液毒的混合毒素,常见于蝮蛇、眼镜蛇咬伤等。

(一)临床表现

毒蛇咬伤根据临床症状可分为神经毒、血液毒及混合毒三类,其临床表现分别为:

1. 神经毒素

局部表现:伤口麻木、稍痛、肿胀;随后麻木范围扩大。

全身表现:头晕、言语不清、吞咽困难;视力模糊、复视;四肢无力、肢体瘫痪;呼吸困难,发绀,呼吸循环衰竭。

2. 血液毒素

局部表现:肿痛明显伴出血、瘀斑、水疱、局部坏死。

全身表现:烦躁不安、谵妄、血尿,可伴畏寒、高热,心律失常;常因休克、肾衰竭死亡。

3. 混合毒素

局部表现:肿痛明显伴出血、水疱、糜烂。

全身表现:兼有神经和血液毒表现,病程进展快,常死于呼吸麻痹与循环衰竭。

（二）诊断要点

1. 蛇咬伤史，局部见蛇咬牙痕。

2. 神经毒、血液毒或混合毒所致临床表现。

3. 化验检查：白细胞计数增高、血红蛋白下降以及溶血改变；血红蛋白尿；血胆红素增高，血肌酐、非蛋白氮增高等。

（三）治疗

1. **急救措施**　越早越好。毒蛇咬伤与无毒蛇咬伤不易区分时，一律按毒蛇咬伤处理。

（1）早期绑扎：伤后立即在患肢近心端 5～10cm 处用止血带或代用品环行绑扎，松紧以能阻断淋巴与静脉回流为宜。绑扎应每 20 分钟松开 2～3 分钟。肢体制动、下垂以减少毒素吸收、扩散。

（2）清创排毒：用清水、生理盐水、3%过氧化氢溶液或 1：5000 高锰酸钾冲洗伤口，去除毒蛇牙和污物。伤口较深者应切开真皮层，促使组织液、淋巴液流出排毒。可用火罐、吸乳器吸毒，必要时还可用口吸毒，但有口腔黏膜破损或龋齿者不可用口吸毒。

2. **解毒药物**　采用中药解蛇毒和抗蛇毒血清。中成药中季德胜蛇药（南通蛇药）较为常用，采用口服和局部外敷给药；抗蛇毒血清包括单价与多价两种，愈早使用，效果愈好。也可用 0.25%普鲁卡因加地塞米松 5mg 或胰蛋白酶 2000～6000U 在伤口周围作局部浸润和伤口近侧肢体作环形封闭，减少毒素吸收。

3. **全身支持治疗**　常规使用 TAT 和抗生素，静脉输液，加强利尿排毒；纠正内环境紊乱、贫血和预防休克；全身出血严重者，使用维生素 K、氨甲苯酸（止血芳酸）等药物止血；对有血红蛋白尿者，予碱化尿液保护肾功能。呼吸麻痹、休克、心衰、肾衰是毒蛇咬伤的主要死因，注意及时对症支持和有效控制。

二、犬咬伤

被携带狂犬病毒的动物（狗、猫）咬伤，可引发狂犬病（恐水病）。狂犬病属中枢神经系统急性传染病。狂犬病毒对神经有特殊亲和力,可沿周围神经上行至脊髓和脑,并在脑部繁殖。其潜伏期为 10 天～1 年,一般为 30～50 天。

(一) 临床表现

前驱症状为发热、头痛、恶心、呕吐、吞咽困难、声音嘶哑、烦躁不安等,继以发展为难以控制的躁动,流涎,咽喉痉挛。特别在渴极欲饮时,因咽喉部痉挛而无法下咽,以致见水或闻水声时,也可出现痉挛,恐水病因而得名。最后因肌肉瘫痪、昏迷、循环衰竭死亡。

(二) 预防与治疗

预防:接种人二倍体细胞疫苗(HDCV)3 次(间隙 3～4 天),主动免疫效果可达 100%。

治疗:对疑似狂犬病动物咬伤者,立即敞开伤口彻底冲洗;采用高效价抗狂犬病病毒免疫血清伤口或创周浸润注射;尽早(伤后 72 小时内)注射狂犬病免疫球蛋白或抗狂犬病马血清。一旦发病,仅能对症治疗,预后差。

三、虫蜇伤

主要包括蜂蜇伤、蝎蜇伤和毒蜘蛛咬伤。

(一) 蜂蜇伤

因蜜蜂或黄蜂的蜂毒注入皮内引起的局部和全身损害。局部表现为皮肤肿痛,全身表现包括头晕目眩、恶心呕吐、呼吸困难等,严重者出现昏迷、休克甚至死亡。治疗措施包括立即拔除蜂刺,予以弱碱液洗敷伤口,采用季德胜蛇药口服和外敷治疗。出现全身情况时,积极予以对症和对因治疗,包括抗过敏治疗、抗休克治疗等。

(二) 蝎蜇伤

因蝎毒注入体内引起的局部和全身损害。蝎毒是一种神经毒,局部表现包括红肿、疼痛、水疱形成甚或组织坏死。全身表现包括头晕头痛、烦躁不安、发热、腹痛、呼吸困难等,严重者出现呼吸循环衰竭而死亡。其处理同毒蛇咬伤。

（三）毒蜘蛛咬伤

因蜘蛛毒注入体内引起的局部和全身损害，蜘蛛毒多属神经毒，可致过敏、死亡。治疗同毒蛇咬伤。

（张家平）

第十章

外 科 感 染

外科感染常分为非特异性和特异性感染。病程在 3 周之内为急性感染，超过 2 月为慢性感染，介于两者之间为亚急性感染。外科感染处理的关键在于控制感染源和合理使用抗菌药物。去除感染灶并通畅引流是外科治疗的基本原则。

第一节　软组织急性化脓性感染

一、疖与痈

疖是单个毛囊及其周围组织的急性化脓性感染，好发于颈项、头面、背部等皮脂腺较多处。病原菌多为金黄色葡萄球菌或表皮葡萄球菌。多个相邻毛囊及其周围组织的急性化脓性感染，或是多个疖的融合称痈。金黄色葡萄球菌为主要致病菌。

【临床特点】

初起皮肤表面红肿、痛性硬结，逐渐肿大，呈锥样隆起，顶部出现黄白色脓栓。继之红肿范围扩大，中央部位变软，脓栓脱落，排出脓液，炎症消退愈合。小的疖一般无全身症状，大的疖肿或痈可引起发热、畏寒、全身不适等。痈发病以中老年居多，大多数病人合并糖尿病。口鼻三角区的疖受挤压、挑刺后，感染可沿内眦静脉或眼静脉进入颅内，引发化脓性海绵状静脉窦炎，出现眼周红肿、硬结并趋扩大，伴明显头痛、呕吐、发热甚至昏迷。

【诊断要点】

有毛囊或皮脂腺化脓性感染的局部临床表现即可诊断。若全身散发多个疖，或一段时间内反复生疖，称疖病。痈病变范围较疖大，可有数个脓栓，除有红肿疼痛外，全身症状也较重。

【治疗】

1. 全身治疗 头面部疖、疖病、痈或全身症状明显者选用青霉素、头孢类等有效抗菌药物。注意休息，加强营养，多饮水，给予多种维生素等。如有糖尿病，应予控制。

2. 局部处理 早期炎症硬结可局部热敷或理疗，疖顶部可涂2%碘酊，或外敷鱼石脂软膏，也可敷中药金黄散、玉露散。疖顶有脓栓时可摘除，或在其顶部点蘸苯酚灼烧，出现波动感时需切开引流。早期可以50%硫酸镁湿热敷、鱼石脂软膏外敷。红肿范围大，中央坏死组织多，脓液引流不畅时应予手术行"+"或"++"形切口，深达筋膜，注意打通脓腔间隙，清除坏死组织，伤口内填塞生理盐水纱布或碘仿纱条止血，以后每日换药。面唇部痈禁忌切开。

【预后及转归】

注意个人卫生，保持皮肤清洁。疖一般预后良好，营养不良小儿、糖尿病病人可反复发作。痈局部病变较疖重，可引发脓毒症，应及早使用抗菌药物。痈创面较大时，可待肉芽生成后行植皮治疗。唇痈可引发颅内海绵状静脉窦炎，病情凶险，预后差。

二、皮下急性蜂窝织炎

急性蜂窝织炎指疏松结缔组织的急性感染。皮下疏松结缔组织受病菌感染，致病菌主要是乙型溶血性链球菌、金黄葡萄球菌、大肠杆菌或厌氧菌。

【临床特点】

根据发病年龄、部位、感染原因及病菌毒性，可有不同类型。

1. 一般性皮下蜂窝织炎　初起有皮肤损伤,局部红肿、疼痛,红肿边缘界限不清。病变近侧淋巴结常有肿痛,可有畏寒、发热与全身不适。

2. 产气性皮下蜂窝织炎　由厌氧菌如肠球菌、多种肠道杆菌、拟杆菌等所致。炎症局限于皮下结缔组织,不侵及肌层。局部肿胀明显、病变进展快,扪之有皮下捻发音,脓液臭,全身症状严重。

3. 新生儿皮下坏疽　多见于背部、臀部受压处,初起皮肤发红、变硬,继而范围扩大,中心区色暗变软,可起水疱,严重时皮肤变灰黑色、破溃。患儿有发热、精神差、不进乳,全身情况不良。

4. 口底、颌下蜂窝织炎　小儿多见,下颌下肿胀明显。感染起源于口腔时,表皮轻度红热,口底肿胀;面部感染所致者,局部红肿热痛,全身反应重,病儿可有发热、呼吸急促以及吞咽困难。

【诊断与鉴别诊断】

依据皮肤黏膜受伤病史及体征可明确诊断。需与下列情况相鉴别:

1. 硬皮病　新生儿皮肤质地变硬,但不发红、体温不高,可与新生儿皮下坏疽区别。

2. 急性咽峡炎　在小儿引起呼吸急促与无法进食。下颌下肿胀较轻,而口咽红肿明显。

3. 气性坏疽　应与产气性皮下蜂窝织炎区别,前者常有肌肉严重损伤,病变以产气荚膜梭菌肌炎为主,脓液涂片有粗大杆菌,X线摄片肌间隙有气体。

【治疗】

1. 抗菌药　先用青霉素或头孢类抗生素,疑有厌氧菌感染时,加用甲硝唑。

2. 早期局部热敷或以金黄散、鱼石脂膏敷贴。

3. 病变进展时及时切开引流。颌下、颈部急性蜂窝织炎宜早切开,以防喉头水肿。产气性皮下蜂窝织炎,伤口处理应以3% 过氧化氢液冲洗、湿敷,并采取隔离治疗措施。

4. 支持治疗,高热给予降温;不能正常饮食给予输液及营养支持。

三、丹毒

丹毒是皮肤网状淋巴管的急性炎症,致病菌为乙型溶血性链球菌,好发于面部及下肢,蔓延较快,但很少化脓。

【临床特点】

1. 起病急,常有突发畏寒、发热,全身不适及头痛。

2. 局部皮肤呈片状红斑、略隆起,色鲜红、边缘清楚,炎症向周边蔓延时,中央红肿消退而转为棕黄色,可有脱屑,极少化脓。有烧灼痛,附近淋巴结常有肿痛。

3. 躯体、下肢丹毒常复发,下肢丹毒反复发作可导致肢体肿胀,甚至发展成"象皮肿"。

4. 白细胞计数增高。

【治疗】

1. 休息、抬高患处,局部以 50% 硫酸镁湿热敷。

2. 青霉素 80 万 U,每日 2 次肌注,或 480 万 U 静滴,每日1~2 次;症状消失后,继续应用 3~5 日,以防复发。

3. 同时患足癣者,局部应使用抗真菌药物治疗控制。

【预防】

注意皮肤清洁、及时处理小创口;在接触或给丹毒病人换药后,应洗手、消毒,防止接触性传染。

第二节　手部急性化脓性感染

手部急性化脓性感染比较常见,微小损伤有时可引起严重感染,以致影响手的功能。因此,手部损伤应及时处理。

一、甲沟炎

指甲两侧皱襞的感染称甲沟炎。多因刺伤、逆剥、修指甲时损伤所引起,致病菌多为金黄色葡萄球菌。

【临床特点】

1. 初起时,指甲一侧软组织红、肿、热、痛。

2. 炎症沿甲根部蔓延到对侧,炎症加重,形成半环形脓肿。

3. 化脓后可形成黄白色脓点,脓液侵入甲下成为甲下脓肿。

4. 治疗不当可形成慢性甲沟炎,甲沟旁有脓窦口,肉芽组织外突,常有稀薄脓性分泌物。

【治疗】

1. 早期可用热敷、理疗,抬高并固定患指,外敷碘附或鱼石脂软膏等。

2. 口服抗菌药物。

3. 出现化脓则作切开引流,可沿甲沟作纵行切开或同时切除指甲根部。甲下积脓则应拔除指甲。

二、脓性指头炎

手指末节掌面皮下组织化脓性感染称脓性指头炎,俗称"蛇头疔",常因刺伤引起。指头末节掌面皮肤与指骨骨膜间有纤维索相连,发生感染时,指内压力高,易引起指骨坏死或骨髓炎。

【诊断要点】

1. 手指末节针刺样疼痛后转为搏动性跳痛,患肢下垂时加剧。指头轻度肿胀、发红,皮肤有时反可呈黄白色,有剧烈触痛。

2. 可有发热,全身不适,白细胞增高等全身症状。

3. 指头组织坏死后,疼痛反减轻。

4. 引起指骨坏死、感染时,X 线检查可见末节指骨骨髓炎或死骨。形成慢性骨髓炎后,伤口愈合迟缓。

【治疗】

1. 初起时悬吊前臂,平置患手,局部热敷或以鱼石脂软膏外敷。全身使用抗生素。

2．出现跳痛或指腹张力增高，即应切开引流、减压。应采用指神经阻滞麻醉。患指侧面纵形切口，皮下组织内纤维隔应切断，脓腔大时可作对口引流。脓液作细菌培养及药敏试验。

3．当末节指骨有死骨形成时，切开引流时应注意去除死骨。

三、急性化脓性腱鞘炎

细菌侵入腱鞘引起的急性化脓性感染称化脓性腱鞘炎。多因深部刺伤或邻近组织感染蔓延所致，致病菌多为金黄色葡萄球菌。

【诊断要点】

1．患指疼痛剧烈，有发热等全身反应。

2．患指除末节外均匀肿胀，呈半屈曲状，沿腱鞘有明显压痛，伸指运动引起剧痛。

3．炎症蔓延扩散可引起掌深间隙感染，尺侧、桡侧滑囊炎。

4．肌腱如坏死、粘连，患指功能受影响或丧失。

【治疗】

1．局部金黄散外敷，全身应用抗生素。

2．短期非手术治疗无好转应及早切开腱鞘引流，脓液作细菌培养及药敏试验。

3．切口选中、近两指节侧面，拇指在尺侧，余指在桡侧，避开神经血管束，打开腱鞘。切口内置乳胶片引流。亦可在腱鞘或滑囊上作两个短纵形切口，排出脓液，分别置入 2 根细塑料管，一根持续滴注抗生素液，另一作引流。

4．以石膏托或塑料托板将患指与关节固定于功能位，5～7天后去除，鼓励患指活动。

四、手掌深部间隙感染

掌深间隙感染可因直接刺伤发生感染，或继发于手指腱鞘感染。

【临床特点】

1. 掌中间隙感染

（1）掌心凹陷消失，皮肤隆起、发白，有压痛，手背肿胀较明显。

（2）中指、无名指与小指处半屈曲状，活动受限。被动伸指引起剧痛。

2. 鱼际间隙感染

（1）大鱼际及拇指、示指指蹼处明显肿胀、压痛。

（2）拇指外展略屈、不能对掌，示指半屈，伸直时剧痛。

【诊断要点】

1. 局部临床表现，穿刺液呈脓性或涂片见脓细胞。

2. 发热、头痛、白细胞增高等全身症状。

【治疗】

1. 全身使用抗生素。

2. 短期非手术治疗无好转应及早切开，鱼际间隙感染切口选掌面肿胀有波动处；掌中间隙感染切口在中指、无名指的指蹼掌面，不超过掌横纹。置乳胶片引流。

第三节　脓　毒　症

脓毒症是指因感染引起的全身炎症反应。

全身性外科感染常伴有的发热、心率增加、呼吸加快、白细胞计数增高、血管阻抗降低等表现，实质上是病菌与毒素引发多种炎症介质释放所致，即感染引起的全身炎症反应综合征（SIRS）。常引发多器官功能障碍，乃至发展为多器官功能衰竭。当血培养检出病原菌时，称菌血症。

脓毒症常继发于严重创伤后的感染、大面积烧伤、疖、痈、弥漫性腹膜炎、化脓性胆管炎等，或长期留置深静脉导管的病人中。常见致病菌有大肠杆菌、克雷伯菌、金黄色葡萄球菌、溶血性链球菌等。厌氧菌也可致脓毒症。真菌在特定条件下也可引发脓毒症,常发生在长期使用广谱抗生素治疗感染的基础上。

【临床特点】

1.发热最为常见,多在38℃以上,可高达40～41℃,伴寒战、出汗。稽留热或弛张热型。亦可见体温不升而低于36℃。发病通常较急、进展快。

2.心动过速、呼吸加快、头痛、头晕、恶心、呕吐、腹胀亦常见,可有神志淡漠、烦躁甚至昏迷等精神状态改变。

3.可有贫血,肝、脾轻度肿大,皮下瘀点和皮疹,重者可出现黄疸。可有骨、关节疼痛。脓毒症可在身体各处发生转移性脓肿,如四肢皮下和深部软组织脓肿,肺、肝脓肿及骨髓炎等。

4.重症者可出现感染性休克,收缩压<90mmHg,少尿;血乳酸水平增高,出现代谢性酸中毒;呼吸深快,动脉血氧分压降低,甚至有急性呼吸功能不全。

【诊断要点】

1.脓毒症的诊断标准

(1)临床有原发感染病灶的证据。

(2)通常使用脓毒症相关的序贯器官衰竭评分(SOFA)诊断脓毒症(表10-1),临床建议使用快速SOFA(qSOFA,只考虑呼吸频率、Glasgow昏迷评分和收缩压三个指标)对病人先进行初步评估。当qSOFA≥2分,应使用SOFA进一步评估病人情况。如果感染导致病人SOFA比原基线水平高出2分以上,表示病人存在器官功能障碍,即可诊断脓毒症。如果脓毒症病人在充分液体复苏后仍需使用血管活性药物维持平均动脉压>65mmHg,且伴血清乳酸浓度>2mmol/L,即可诊断脓毒症休克。

2.血培养及细菌检测 血培养阳性是菌血症的证据,有助于致病菌的确认。血培养报告未到之前,根据脓液、瘀点穿刺涂片革兰染色可对致病菌作出估计。怀疑厌氧菌感染时,应抽血作厌氧菌培养。考虑真菌血行扩散者,可作尿及血液真菌培养或涂片检查。

表 10-1 SOFA 评分表

器官系统	指标	1分	2分	3分	4分
呼吸系统	PaO$_2$/FiO$_2$ (mmHg)	<400	<300	<200 且需要机械通气	<100 且需要机械通气
神经系统	Glasgow 昏迷评分	13~14	10~12	6~9	<6
心血管系统	血管活性药物剂量 μg/ (kg•min)	平均动脉压 <70mmHg	多巴酚丁胺(任何剂量)或多巴胺≤5	多巴酚丁胺 5~15 或(去甲)肾上腺素 >0.1	多巴酚丁胺 >15 或(去甲)肾上腺素 >0.1
凝血系统	血小板计数 (10^9/L)	<150	<100	<50	<20
肝脏	血清胆红素 (μmol/L)	20~32	33~101	102~204	>204
肾脏	肌酐 (μmol/L) 或尿量 (ml/d)	肌酐 110~170	肌酐 171~299	肌酐 300~440 或尿量 <500	肌酐 >440 或尿量 <200

【治疗】

1. 控制感染源 及时处理原发感染灶。考虑导管相关感染，去除静脉导管，导管顶端剪下作细菌培养。

2. 抗生素治疗 早期大剂量使用抗生素。对诊断明确但病原菌未肯定时，采集脓液、瘀点穿刺涂片作革兰染色，初步区分革兰阳性、阴性菌以指导抗生素使用。如不能区分而病情又急需时，应联合使用半合成青霉素与氨基糖苷类抗生素，或使用头孢菌素类抗生素。抗生素以二联使用为主，以静滴、静注给药，确保血中有效浓度。在致病菌确定后，应结合药敏结果，选择合适抗生素。抗生素治疗疗程宜足，一般待体温降至正常，局部感染灶控制后3～5日停药。

3. 提高全身抵抗力 纠正水电解质和酸碱失衡；补充多种维生素；给予易消化、高热量饮食，或给予肠内、肠外营养支持；严重贫血，应输血纠正。

4. 对症处理 高热者应采用药物或物理降温措施；中毒症状严重者可短期使用皮质激素。发生休克时，积极抗休克治疗。有低氧血症时，应予吸氧，或辅助呼吸支持。

【预防】

及时处理一切损伤，以免感染。及时治疗化脓性感染病灶。临床诊疗操作，如留置各种导管、穿刺、切开等，应严格遵守无菌操作规则。勿滥用抗生素与皮质激素。慢性病病人，高龄，幼儿，营养不良，接受放疗、化疗以及有免疫缺陷者抵抗力低，均属易感人群，尤应注意加强支持治疗，增加抵抗力。

【预后及转归】

脓毒症死亡率在20%～50%左右，革兰阴性菌所致者约占2/3左右，其中约20%发展为感染性休克。革兰阳性菌脓毒症约5%发展为休克。有休克发生者预后较差。

第四节　特异性感染

一、破伤风

破伤风梭菌侵入人体伤口,繁殖并生成毒素所引起的急性特异性感染称为破伤风。破伤风梭菌是革兰染色阳性厌氧菌,有芽胞、抵抗力强,广泛分布于泥土与人、畜粪便中。自伤口、创面处侵入体内,局部生长繁殖,产生痉挛毒素和溶血毒素,引发特征性的全身横纹肌阵发性痉挛和紧张性强直。

【临床特点】

1. 一般有皮肤、黏膜外伤史。也见于如新生儿脐带处理和人工流产消毒不严等。

2. 潜伏期一般为 6～10 天,亦可短至伤后 24 小时或长达数月。

3. 通常最先受影响肌群是咀嚼肌,表现为张口困难及牙关紧闭;面部、咽喉、颈项肌痉挛时,出现"苦笑"面容、吞咽困难、颈项强直。痉挛由上向下扩展,背腹肌痉挛出现"角弓反张"、呼吸困难等。轻微的刺激均可诱发全身横纹肌群的强烈收缩、阵发性痉挛。

4. 病人神志清醒,通常无高热。可有颈部强直,伴乏力、头痛、烦躁不安。病程一般为 3～4 周,自第 2 周起强直性痉挛症状渐减轻。

【诊断要点】

1. 有外伤史。

2. 具有上述临床表现与体征,特征性的紧张性强直与阵发性肌痉挛。

3. 如有创口分泌物,细菌学检查为革兰阳性厌氧性芽胞菌。

【鉴别诊断】

1. 化脓性脑膜炎有颈项强直,但无肌阵发性痉挛。有高热、头痛、喷射性呕吐等颅内压增高表现，白细胞计数增高，皮肤有瘀点，脑脊液压力增高。

2. 狂犬病有犬、猫咬伤史，以吞咽肌痉挛为主，饮水不能下咽，并流大量口涎。

【治疗】

治疗原则为：中和游离毒素；处理伤口，清除毒素来源；制止痉挛；防治并发症。

1. 中和游离毒素

(1) 破伤风抗毒素：通常以 TAT 1 万～6 万 U 加入 5% 葡萄糖液 500～1000ml 内，缓慢静滴，同时肌内注射 5 万 U。用药前应做皮内过敏试验，连续应用或加大剂量并无意义。

(2) 破伤风免疫球蛋白(TIG)：3000～6000U 肌内注射，注射部位可选在创口周围，或受创肢体的近端。一般只需肌内注射一次。

2. 创口处理　在免疫治疗开始后，在控制痉挛的情况下，创口清创处理。用 3% 过氧化氢液冲洗，敞开伤口以利引流。已愈伤口不再处理。

3. 控制痉挛

(1) 隔离病人，室内保持安静，避免搬动与声、光等刺激。

(2) 应用镇静剂或冬眠药，轻症者可用镇静安眠药物，地西泮(安定)10mg，静注，每日 1～2 次。巴比妥钠 0.1～0.2g，肌内注射，每日 3 次；或 10% 水合氯醛 20～40ml 灌肠，每日 3 次。病情较重者，以氯丙嗪、异丙嗪各 50mg，哌替啶 100mg，加入 5% 葡萄糖液 250ml 中静脉缓慢滴注。

(3) 严重者抽搐时，可用硫喷妥钠 0.25～0.5g 静注，宜在气管切开及控制呼吸条件下使用。解除痉挛，对防止窒息与肺部感染起重要作用。

4. 防治并发症

(1) 代谢及营养支持：轻症者供给高热量、富含维生素的流质、半流质饮食；重症者可采用管饲、肠外营养等支持治疗。

（2）使用抗生素：青霉素 800 万～1000 万 U 分次静滴，或甲硝唑 0.2～0.4mg 口服，每日 3 次，可抑制破伤风杆菌，并有助于预防其他感染。

（3）气管切开：痉挛频发不易控制，呼吸道分泌物多、排出困难者，宜早作气管切开，及时清除气管内分泌物，也可减少发生肺炎、窒息的可能。床旁应备有吸引器、氧气等急救设备。

二、气性坏疽

气性坏疽是由厌氧的革兰阳性梭状芽胞杆菌引起的肌坏死或肌炎。致病菌产生的外毒素能破坏毛细血管和肌组织。多见于肌组织破坏广泛的战伤病员，亦可见于腹部、会阴部手术后的病人。全身中毒症状重，局部有产气、水肿、坏死、恶臭等特征。

【临床特点】

1. 有外伤史，潜伏期通常 1～4 天，最早为伤后 8～10 小时。

2. 初起全身症状有神志不安、淡漠、头痛等。中毒症状在晚期加重，出现进行性贫血、脱水，可有黄疸，甚至血压下降、外周循环衰竭。体温突然升高，可达 40℃ 左右。呼吸急促、脉搏快速，可出现恶心或呕吐等。

3. 局部受伤部位常见胀裂样疼痛，伤口周围水肿、皮肤苍白，挤压时伤口有大量浆液性渗出液，恶臭。随病变进展皮肤由暗红转为紫黑，或有暗红液的水疱。轻触伤口周围有捻发音，压迫时气体、液体同时溢出。创缘发黑或有腐败组织碎块脱落。

肌颜色呈暗红色或土灰色，失去弹性及收缩力，切面不出血，进一步发展，软化形同腐肉。

【诊断要点】

1. 伤口剧痛，创口周围捻发音，全身中毒症状。

2. X 线摄片肌群间积气。

3. 创口渗液稀、恶臭，涂片大量革兰阳性粗大杆菌。

4.脓液培养为厌氧梭状芽孢杆菌。

【鉴别诊断】

1.芽胞菌性蜂窝织炎感染 限于皮下蜂窝组织,不侵犯肌组织,全身症状轻。伤口周围可有捻发音,但水肿轻,皮肤很少变色。

2.其他产气性感染 由革兰阴性杆菌(大肠杆菌)、革兰阳性球菌(如厌氧链球菌)或其混合感染引起的蜂窝织炎,创口可有气体浸润,涂片检查脓液中可发现革兰阴性杆菌或链球菌,白细胞多。毒性反应相对为轻,施行切开、引流治疗效果明显。

【治疗】

1.隔离病人、防止交叉感染病人应置单人病室,用过的敷料焚毁,换药用具专用、并行彻底消毒处理。

2.手术治疗 目的在于控制感染,减少毒素吸收。

(1)一经诊断立即手术处理,在良好麻醉下进行,不用止血带。充分暴露伤口,作多个长切口,切开深筋膜,使张力高的筋膜室减压。

(2)彻底清除丧失生机的肌组织、坏死组织、异物、碎骨片等。

(3)大量3%过氧化氢液冲洗,伤口敞开、湿敷。

(4)肢体肌肉坏死广泛,完全丧失血供,且中毒症状严重者,应考虑截肢。

(5)结、直肠穿通伤引起的气性坏疽,施行损伤结肠近端造口,控制创面污染,并作多处引流。

3.高压氧疗法 提高组织氧含量、抑制气性坏疽杆菌生长。高压氧治疗,每次1~2小时,一般需3~5次。在高压氧仓行清创治疗,可保存较多肌组织,后期患肢功能恢复较好。

4.抗生素 大剂量青霉素1000万U/d以上,分次静滴,感染控制,毒血症减轻、局部情况好转后减量、停用。青霉素过敏可用克林霉素。使用抗厌氧菌抗生素如0.5%甲硝唑100ml,每日3次静脉滴注。

5. 支持治疗 给富含维生素、高蛋白、高热量饮食，或行肠内、肠外营养支持。反复多次输注红细胞可纠正贫血，提高全身抵抗力。

【预防】

1. 彻底清创是预防气性坏疽最可靠的方法。污染重的损伤应早期清创，清除异物及无活力的组织，用3%过氧化氢溶液冲洗，必要时敞开引流。

2. 早期使用青霉素可抑制梭状杆菌，有预防作用，但不能替代清创处理。

（朱　鹏）

第十一章
颅脑损伤的诊断和处理

第一节 头皮损伤

头皮损伤包括头皮擦伤、挫伤、裂伤、撕脱伤及头皮血肿。头皮损伤均由直接外力造成,损伤类型与致伤物种类密切相关。单纯头皮损伤一般不会引起严重后果,但在颅脑损伤的诊治中不可忽视。

【临床特点】

1. **头皮擦伤** 损伤表浅,表皮脱落,创面有少量渗血。

2. **头皮挫伤** 除表层局部擦伤外,局部肿胀、瘀血和压痛,触之坚实。

3. **头皮裂伤** 头皮组织断裂,深及皮下各层或帽状腱膜,出血多。

4. **头皮撕脱伤** 大片头皮或整个头皮自帽状腱膜下层甚至连同颅骨骨膜完全撕脱,创面大,出血多,常致失血性休克。

5. **头皮血肿**

(1)皮下血肿:比较局限,局部隆起,较硬,中心常呈凹陷。

(2)帽状腱膜下血肿:范围较大,可延及全头,触诊较软而有波动感。

(3)骨膜下血肿:血肿限于骨缝范围之内,因张力大,波动感不明显。

【诊断要点】

1. 头部外伤史及临床特点。

2. 根据上述头皮擦伤、挫伤、裂伤、撕脱伤及头皮血肿的临床特点进行诊断。

3. 皮下血肿中心凹陷，周边组织肿胀高起，易与凹陷性骨折混淆，骨膜下血肿常伴有颅骨线形骨折，必要时，需要拍 X 线颅骨平片或 CT 诊断。

【治疗】

1. 头皮擦伤、挫伤　可行局部清洗消毒，然后用无菌敷料包扎或暴露疗法。

2. 头皮裂伤、撕脱伤　因出血多，常不能自行停止。初期处理时，出血多时或伴活动性出血，应给予无菌纱布填塞伤口加压包扎，注射破伤风。必要时可结扎出血的血管，以防失血性休克发生。若已有休克，应积极治疗。急诊处理时要彻底清创，清除伤口内异物及坏死组织，头皮伤缘只切除 1～2mm 窄条组织或略加修整即可，以防伤口对合困难。由于头皮血供丰富，伤口清创缝合的时限可延长到伤后 24 小时。

头皮帽状腱膜和皮肤应分层间断缝合；若头皮缺损不能分层缝合者，可用全层头皮垂直褥式缝合；若头皮缺损伤口对合困难，则可潜行分离伤口两侧帽状腱膜下层 3～4cm，再减张缝合，或行 S 形减张切口或皮瓣转移等方法缝合伤口（图 11-1～图 11-5）。

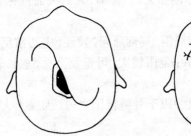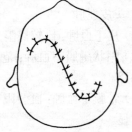

图 11-1　头皮缺损缝合法，伤口 S 形延长法

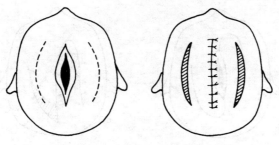

图 11-2　减张切口缝合法

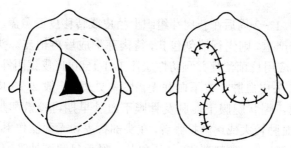

图 11-3　三股切口整形法

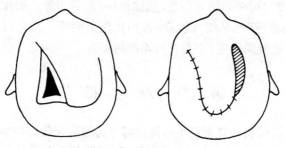

图 11-4　皮瓣转移法

3. 头皮撕脱伤　头皮部分撕脱伤，如血供良好，可缝合包扎；完全性撕脱伤，应行显微手术，吻合头皮血管、头皮再植术。若不能吻合血管，可将撕脱头皮制成中厚皮片，移植到骨膜或筋膜上。对骨膜撕脱、颅骨暴露者，可在颅骨外板多处钻孔，暴

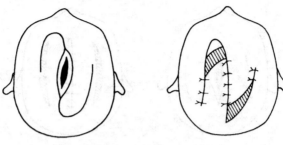

图 11-5 转移皮瓣法

露板障,1~2 周后在新肉芽组织上植皮或转移皮瓣覆盖。如伤口沾染严重,则先行清创包扎,待肉芽形成后再植皮。头皮清创术后应用抗菌治疗并预防性肌注 TAT 1500U(皮试阴性后)。

4. 头皮血肿 皮下血肿无需特殊处理,一般 2~3 周可自行吸收。帽状腱膜下血肿及骨膜下血肿早期可冷敷和加压包扎;如血肿较大或逐渐扩张者,在头部备皮和无菌操作下,用粗针头抽除积血,敷料覆盖,加压包扎。经反复穿刺抽吸,仍不缩小者,注意考虑全身出血性疾病,在排除颅骨骨折及颅内损伤后,必要时可考虑切开探查,清除血肿,放置引流。头皮血肿合并感染者,应尽早切开引流,并用抗生素治疗。儿童巨大头皮血肿注意预防休克,必要时可输血纠正。

第二节 颅 骨 损 伤

颅骨骨折按骨折发生的部位可分为颅盖骨骨折和颅底骨骨折。按骨折形态分为颅骨线形骨折、凹陷骨折和粉碎骨折。颅底骨折属于线形骨折并且多具有开放性颅脑损伤的性质。

【临床特点】

1. 颅盖骨折 闭合性颅盖骨折头皮肿胀疼痛,可有头皮挫伤和血肿。外伤性颅缝分离骨折在小儿多见。

2. 颅盖凹陷骨折 局部可触及骨质下陷或骨片浮动,广泛的凹陷性骨折可压迫静脉窦,或造成颅腔容积减少而引起颅内压增高。

3. 开放性颅盖骨折 可为粉碎性或多发线形骨折,出血多,往往伴有严重脑损伤。

4. 颅底骨折

(1)颅前窝骨折:一侧或双侧眼眶周围瘀血斑,称为"熊猫眼征"。脑脊液鼻漏,可伴视神经或嗅神经损伤和功能障碍。

(2)颅中窝骨折:颞部头皮肿胀,脑脊液耳漏或鼻漏,外耳道出血,可伴面神经或听神经损伤,出现周围性面瘫和听力障碍及眩晕等。

(3)颅后窝骨折:枕下及乳突部皮下瘀血斑(Battle 征),咽后壁瘀血及吞咽困难、声音嘶哑等后组脑神经受损表现。

5. 颅骨骨折 伴颅内血肿可有头痛、呕吐、瞳孔变化、瘫痪及昏迷。

【诊断要点】

1. 头部外伤史及上述临床特点。颅底骨折多为间接暴力所致或颅盖骨折延伸而来。

2. 凹陷或粉碎性骨折 如压迫脑功能区可出现局灶体征,如失语、偏瘫、嗅觉缺失或视野缺损等。

3. X 线摄片 根据骨折部位不同,摄取颅骨正侧位或附加头颅切位片及颅底片,可明确诊断。

4. CT 扫描 但一般阳性率低于颅骨 X 线平片检查。

【治疗】

1. 单纯性线形颅骨骨折 单纯性线形颅骨骨折,无须特殊处理。若骨折线跨过硬脑膜血管沟及静脉窦者,应注意发生硬脑膜外血肿的可能性。

2. 凹陷性颅骨骨折

(1)凹陷深度不足 0.5cm 并且无局灶性症状和体征者可不必手术治疗。婴幼儿表浅的乒乓球样凹陷性骨折,无脑受压症状者,可观察并自行恢复。

（2）凹陷骨折陷入较深，或引起神经系统局灶症状和体征者，应行手术复位。手术适应证是：①骨折位于脑部运动区；②骨折凹陷深度超过 1cm；③骨折片刺入脑组织内；④骨折引起偏瘫、失语及局限性癫痫者。位于静脉窦区凹陷骨折应视为手术禁忌证，以防复位手术引起大量出血。

3. 颅底骨折

（1）颅底骨折伴有脑脊液鼻漏和耳漏者，应保持局部清洁，头部抬高，禁忌填塞、冲洗鼻孔和外耳道，禁止擤鼻和作腰椎穿刺。

（2）应用抗生素预防感染。

（3）脑脊液漏持续一个月以上，应考虑开颅修补硬脑膜漏孔。

（4）伴有脑神经损伤者，可肌注维生素 B_1、维生素 B_6 及维生素 B_{12}，也可行针灸、理疗。视神经受骨片或血肿压迫者，应及时行视神经减压术。

第三节　脑　震　荡

脑震荡是指头部受到暴力作用所导致的一过性广泛性脑组织功能障碍。经过短暂时间后可自行恢复，无肉眼可见神经病例改变。

【临床特点】

1. 短暂性意识障碍　神志不清或完全昏迷，持续数秒、数分钟，但一般不超过半小时。面色苍白、出汗、血压下降、心动徐缓、呼吸浅慢、肌张力降低、各种生理反射迟钝或消失等，随意识恢复很快趋于正常。

2. 逆行性遗忘（近事遗忘）　病人清醒后不能回忆受伤当时乃至伤前一段时间内的事情。

3. 头痛、头昏、乏力、恶心、呕吐、畏光、耳鸣、失眠、心悸、烦躁、思维和记忆力减退等。一般持续数日，数周症状多可消失，有的症状将持续数月或数年，即称为脑外伤后综合征。

4．神经系统检查无阳性体征。

【诊断要点】

1．根据头部受伤病史和临床特点,诊断不难。

2．神经系统检查无定位体征。

3．头部 CT 扫描无异常发现。

【鉴别诊断】

1．癔症　常有既往发作病史和精神刺激诱发因素,但神志清楚,瞳孔对光反应正常,暗示治疗有效。

2．轻度脑挫伤　意识障碍较重,有神经系统局限性体征。头部 CT、脑电图、腰穿检查可有阳性发现。

【治疗】

脑震荡仍属脑损伤,且有可能与脑挫裂伤及颅内血肿合并存在,故应观察治疗,避免发生颅内血肿。

1．保持安静,卧床休息 1～2 周,保证充足的睡眠。

2．解释病情,精神安慰,解除病人思想顾虑。

3．对症处理

（1）头痛、头晕、焦虑表现者,可服用罗通定（颅痛定）、茶苯海明（晕海宁）、维生素 B_6、地西泮（安定）或氯氮草（利眠宁）等。

（2）为改善脑细胞代谢,可服用谷维素、吡拉西坦（脑复康）或谷氨酸。早期高压氧有效。

（3）不能进食、频繁呕吐,可酌情静脉输液以补充液体及电解质。

第四节　脑挫裂伤

脑挫裂伤是脑挫伤和脑裂伤总称,多呈点片状出血,脑挫伤脑组织损伤轻,软脑膜尚完整,脑裂伤软脑膜,血管,脑组织均有破裂损伤,可伴有外伤性蛛网膜下腔出血。

【临床特点】

1．意识障碍　其程度和持续时间与脑挫裂伤的程度和范围有关,多数昏迷半小时以上,重症者昏迷数日,甚至持续性昏迷或呈植物生存状态。

2.局灶性症状与体征　可有单瘫、失语、偏盲、脑神经功能障碍、肢体瘫痪及癫痫、病理征阳性等。

3.头痛、恶心、呕吐、记忆力和定向力障碍、智力减退、反应迟钝。

4.生命体征变化　伤后昏迷,或神志不清,躁动不安。当颅内压增高时,则出现血压升高,脉搏缓慢,呼吸深慢及体温升高。生命体征紊乱程度与病情轻重有关。轻度脑挫裂伤,伤后可只出现短时间生命体征紊乱,而重度者则表现明显而持久。极重的脑挫裂伤,早期即可因中枢性呼吸衰竭而致死。

5.蛛网膜下腔出血可同时出现脑膜刺激征和颅内高压征表现。腰穿可见脑脊液血性。

【诊断要点】

1.头部受伤病史和临床特点。

2.脑挫裂伤病情轻重,可根据意识障碍及 Glasgow 昏迷评分法加以判断(表 11-1)。

表 11-1　格拉斯哥(Glasgow)昏迷评分法

睁眼反应	计分	言语反应	计分	运动反应	计分
正常睁眼	4	回答正确	5	遵嘱活动	6
呼唤睁眼	3	回答错误	4	刺痛定位	5
刺痛睁眼	2	言语含糊	3	刺痛躲避	4
无反应	1	仅能发声	2	刺痛屈曲	3
		无反应	1	刺痛过伸	2
				无反应	1

上述评分 13~15 分为轻度,9~12 分为中度,3~8 分为重度意识障碍。此表适用于 4 岁及以上病人,对于小于 4 岁儿童,睁眼和运动评分同成人;语言评分如下:对声音有定向能力,微笑,能交谈为 5 分;哭闹但听从安慰或者交谈词不达意为 4 分;哭闹不听从安慰或为呜咽声 3 分;烦躁不安为 2 分,无语言 1 分

3．辅助检查

（1）腰穿检查：脑脊液呈血性，压力轻度升高，但如压力大于 2.9kPa（300mmH₂O），应警惕颅内血肿之可能性。已出现颅内高压征象者，或怀疑脑疝者禁忌腰穿。

（2）头颅 X 线平片：可显示颅骨骨折的部位、类型，有助于分析病情和预测颅内血肿发生的可能性。

（3）CT 扫描：可了解脑挫裂伤的具体部位和病变程度。

（4）头部 MRI：MRI 对脑挫伤敏感性优于 CT，表现为长 T_1、T_2，及不同期出血信号。

【治疗】

1．观察与急救

（1）保持呼吸道通畅，及时清除口腔及呼吸道内分泌物，长时间深昏迷的病人，应及时进行气管切开。

（2）严密观察瞳孔及生命体征的变化，动态复查头部 CT。

（3）尽早明确是否伴发其他内脏及躯体损伤，及时纠正由此所引起的呼吸、循环功能紊乱。

（4）控制躁动和癫痫，可肌注苯巴比妥钠，静注或静滴地西泮等。

2．防治脑水肿

（1）床头抬高 10°～15°，以利于脑部静脉回流。

（2）应用脱水药物：脑挫伤明显，合并脑水肿者，采用 20% 甘露醇，250ml 静脉滴注，每日 2～4 次，连续 3～5 天，脑水肿严重或肾功能差，不能耐受大剂量甘露醇者，可加用白蛋白 10～20g 静滴。利尿剂可选用呋塞米。

（3）应用激素类药物，如地塞米松，每日 20～40mg，静滴，连续 3～5 天。

（4）适当限制液体入量，成人每日输液量 1500～2000ml，持续 5～7 天。尿量维持每日 1000ml 以上，并监测电解质及酸碱平衡和肾功能。应用脱水疗法要注意补充液体和电解质。

（5）冬眠低温疗法：适用于广泛重度脑挫裂伤、脑干损伤、下丘脑损伤所致深度昏迷、去脑强直、中枢性高热的病例。一般应在伤后尽早使用。目前常用低温范围在34～26℃之间,称为亚低温疗法。冷却毯体表降温及冰帽可适当选用。

（6）吸氧疗法及高压氧舱疗法。

3. **手术干预** 脑挫伤严重,药物治疗无效,应积极手术干预,手术方式有开颅探查,去骨瓣减压,清除坏死脑组织等。

4. **对症处理**

（1）维持营养:昏迷者伤后3～5天,如肠蠕动恢复,可开始鼻饲流质食物。但合并脑脊液鼻漏,不宜插胃管鼻饲者,可经静脉补给营养。清醒者可以给易于消化、热量较高的流质或半流质。

（2）防治感染:对昏迷病例可使用抗生素预防感染。开放性颅脑损伤或伤口有明显感染者,给予抗生素治疗,但应以细菌培养药物敏感试验为依据,选用有效的药物为宜。

【预后】

脑挫裂伤根据伤情程度预后不同。

第五节 脑 干 损 伤

脑干损伤是指中脑、脑桥和延髓的损伤。根据发生机制不同,分为原发性脑干损伤和继发性脑干损伤。前者为暴力直接作用所致,后者为脑疝进行性发展所造成的病理结果。

【临床特点】

1. 伤后立即陷入深度而持久的意识障碍,可持续数天、数周乃至数月。

2. 生命体征紊乱出现早并且严重,重症者可因呼吸衰竭致死。

3. 早期出现去脑强直发作,表现为双上肢旋前伸直,双下肢直挺内收,双足过度跖屈,躯干呈角弓反张状态。开始可为间断性发作,轻微刺激即可诱发,以后渐转为持续性去脑强直状态。

4. 眼部体征

（1）瞳孔时大时小，也可为双瞳孔不等大，对光反应消失。

（2）出现眼球分离，双眼同向凝视及眼球运动障碍。

上述表现于伤后立即出现，多为原发性脑干损伤，但应与颅内血肿及脑疝所致的继发性脑干损害相鉴别。

【诊断要点】

1. 头部外伤史　暴力性质，严重程度，作用部位。

2. 症状与体征　伤后昏迷，交叉性瘫痪或去脑强直状态，双侧锥体束征阳性，瞳孔极度缩小或眼球向外侧分离，呼吸障碍。

3. 脑 CT 或脑 MRI 检查　显示脑干内挫伤或出血灶，脑干肿胀，四叠体池受压或闭塞。

【治疗】

治疗措施与重度脑挫裂伤相同。尽早气管切开，低温疗法，激素治疗脑干水肿，早期高压氧，积极防治并发症。

【预后】

原发性脑干损伤病情危重，死亡率高。损伤较轻的小儿及青年一般恢复较好。长期昏迷者，多出现并发症。

第六节　颅 内 血 肿

颅脑损伤后颅内出血，血液聚集于颅腔，达到一定体积（一般幕上在 20ml 以上，幕下在 10ml 以上），即可引起脑受压症状，称为颅内血肿。

根据血肿在颅腔内所处的位置不同可以分为：硬脑膜外血肿（图 11-6），硬脑膜下血肿（图 11-7），脑内血肿（图 11-8）和脑室内血肿。根据血肿与小脑幕的关系不同可分为幕上血肿和幕下血肿。按血肿出现症状的时间早晚可分为特急性血肿、急性血肿、亚急性血肿和慢性血肿。按血肿数目的多少可分为单发血肿和多发血肿。

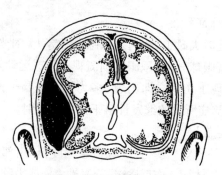

图 11-6　硬脑膜外血肿

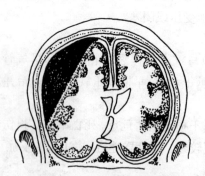

图 11-7　硬脑膜下血肿

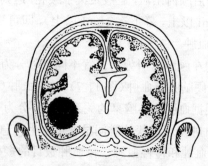

图 11-8　脑内血肿

【临床特点】

1. 意识障碍 伤后意识障碍进行性加重是颅内血肿最突出的表现,往往有以下几种形式:

(1) 清醒转入昏迷。

(2) 伤后昏迷数分钟至数小时后,逐渐清醒或昏迷程度转浅,再度昏迷或加深。伤后昏迷→中间清醒期→再昏迷,为颅内硬脑膜外血肿的特征。

(3) 伤后浅昏迷转为深昏迷。

2. 颅内压增高征象

(1) 剧烈头痛、频繁呕吐、躁动不安或继剧烈头痛后出现意识障碍。

(2) 呼吸变慢、脉搏变慢、血压升高,即所谓"两慢一高"。

(3) 亚急性或慢性血肿,眼底可呈现视神经乳头水肿。

3. 局灶症状 随出血及血肿形成,症状呈渐进性,这与脑挫裂伤后立即出现的局灶症状截然不同。其症状与体征因血肿压迫的部位不同而表现各异。当继发脑疝时,其局灶症状与脑组织疝出的部位有关,常表现为一侧瞳孔散大,对侧肢体偏瘫。

4. 不同类型血肿的临床特点

(1) 急性硬脑膜外血肿:①出现中间清醒期或中间好转期者较多,原发性昏迷的时间较短;②颅内高压症状明显,在中间清醒期内,常有剧烈头痛、恶心、呕吐、躁动及生命体征变化;③局灶症状,血肿多位于运动区和其邻近部位,可有血肿侧瞳孔散大,对侧中枢性面瘫或肢体偏瘫。

(2) 急性硬脑膜下血肿:①症状较严重,且迅速恶化,特急性血肿,伤后仅 1~2 小时即可出现濒危状态;②多数为持续昏迷,程度逐渐加重,有中间清醒期者少见;③颅内压增高症状明显;④局灶症状可出现偏瘫等;⑤脑疝症状出现早、发展快。

(3) 急性脑内血肿:①因对冲性损伤所致,多位于额、颞叶内,与硬脑膜下血肿常同时存在,临床表现与硬脑膜下血肿相似;②凹陷性骨折造成的局部脑挫裂伤所致脑内血肿,血肿位于伤灶局部,可有昏迷中间清醒期,有时与硬脑膜外血肿临床特点相似。

【诊断要点】

1. 颅脑外伤史。

2. 颅内压增高症状及局灶体征,意识障碍,中间清醒期及脑疝症状,瞳孔散大及对侧肢体偏瘫。

3. 头部 CT 扫描是诊断本病主要手段,血肿表现为高密度区,必要时可作增强扫描。常需动态观察,多次检查。

4. 颅骨 X 线平片可显示骨折、骨缝分离,硬脑膜下血肿约 50% 有骨折,硬脑膜外血肿约 95% 可见颅骨骨折,且常与线形骨折相伴发,骨折线常通过脑膜中动脉沟或静脉窦。

5. 脑血管造影可显示血肿区占位病变及邻近脑血管受压移位。

6. 颅脑 CT 检查显示颅内血肿及脑中线结构向血肿对侧移位。

【治疗】

1. 非手术治疗

(1)适应证:①无症状和体征的颅内小血肿;②颅内压增高轻微,血肿量少于 35ml 者;③年老体弱或有严重心脏、肝、肾、血液等疾病者。

(2)治疗方法:①脱水治疗,20% 甘露醇静滴,成人每次 125~250ml,每日 2~4 次;②止血药和对症治疗;③严密临床观察和 CT 动态检查,如血肿增大或病情加重,应尽早手术。

2. 手术治疗

(1)适应证:①颅内血肿有明显症状和体征者;②血肿量>35ml 或硬脑膜外血肿使中线结构移位大于 1cm 者。

(2)手术方法:①骨瓣成形开颅血肿清除术;②钻颅引流术,适宜于慢性硬脑膜下血肿或脑室内出血者。

3. 对症治疗和防治并发症

(1)躁动者应用水合氯醛或地西泮(安定)。

（2）高热者物理降温。

（3）抗生素治疗：防治肺炎、压疮、泌尿系统及伤口感染等并发症。

（4）促神经代谢药物，常用药物包括：①三磷腺苷（ATP）40mg及辅酶A 100 U静滴，每日1次；②胞磷胆碱（胞二磷胆碱）500～750mg静滴，每日1次，持续5～10天。

（5）防治癫痫及消化道出血并发症：①苯妥英钠100mg，每日3次，口服或鼻饲；②西咪替丁800mg静滴，每日1次，持续3～5天。

（6）维持能量和水电解质平衡。

第七节 开放性颅脑损伤

非火器性或火器性致伤物所造成的头皮、颅骨、硬脑膜和脑组织与外界相通的创伤统称为开放性颅脑损伤。与闭合性颅脑损伤相比，除损伤原因和机制不同外，诊断和治疗也有特点。

【诊断要点】

1. 既有入口，又有出口，即为贯通伤。

2. 应常规摄正、侧位颅骨X片，以了解骨折情况，明确异物的种类、数目、大小和位置。

3. CT对诊断十分有助，可了解伤道、脑挫裂伤部位和范围、颅骨骨折、骨碎片和异物的分布，以及有无颅内血肿、脑脓肿等。

【治疗】

1. 急救　火器性颅脑损伤发病急，病情重，变化快，应尽力抢救。

2. 保持呼吸道通畅，早期清创，及早控制大出血，清除颅内血肿和做好清创减压手术，防止脑水肿，颅内感染，预防癫痫发作，保护脑功能。

（刘兴炬）

第十二章

颅内压增高和脑疝

颅内压增高是指颅内压持续增高，压力超过 2.0kPa（200mmH$_2$O）的病理状态。颅内压增高是颅脑损伤、肿瘤、血肿或颅内炎症共有的征象。脑疝是指颅内压升高到一定程度，部分脑组织移位而挤入硬脑膜间隙或枕骨大孔内，从而压迫脑干、脑神经及血管而造成的一系列严重危及生命的症状和体征。

【病因】

1. 颅腔内容物体积的增加　如脑水肿，脑积水，颅内静脉回流受阻，脑血流量增加。

2. 颅内占位病变使颅内空间相对变小　如脑肿瘤，各种原因导致脑出血或其他占位性病变。

3. 先天性畸形　使颅腔容积变小，如狭颅症、颅底凹陷症等。

【常见疾病】

1. 颅脑外伤

2. 颅内肿瘤

3. 颅内感染

4. 脑血管疾病

5. 脑寄生虫

6. 颅脑先天性疾病

7. 良性颅内压增高

8. 脑缺氧

【临床特点】

1. 头痛、呕吐、视神经乳头水肿是颅内压增高三主征。

2. 意识障碍及生命体征变化精神烦躁,嗜睡,甚至昏迷。血压升高,脉搏缓慢,呼吸变慢或表浅,体温升高,是严重颅内压增高晚期表现。

3. 局灶性症状和体征偏瘫,癫痫或肢体强直性发作,展神经麻痹,病理征阳性等。

4. 脑疝颅内压升高到一定程度,部分脑组织移位而挤入小脑幕切迹或枕骨大孔内,压迫动眼神经、中脑或延髓等重要结构即称为脑疝。常见脑疝有两种:

(1)小脑幕切迹疝(即颞叶钩回疝):表现为病变同侧瞳孔散大、眼睑下垂、瞳孔对光反应迟钝或消失、对侧肢体瘫痪和病理反射阳性。

(2)枕骨大孔疝(即小脑扁桃体疝):表现为颈肌强直、枕颈疼痛、强迫头位、大小便失禁。病人病情变化突然,早期意识障碍多不明显,常突发瞳孔散大,呼吸、心搏骤停,抢救不及时,死亡率很高。

【诊断要点】

1. 病史　病人有发生颅内压增高病因的疾病。

2. 症状和体征　头痛、呕吐及视神经乳头水肿三主征,同时伴有局灶性体征。

3. 病因检查　进一步检查颅脑 CT、MRI、脑血管造影(DSA)等以查寻病因。

4. 腰穿测压　脑脊液压力持续大于 2.0kPa(200mmH$_2$O)即可诊断颅内压增高。但对颅内压明显较高者,不建议行腰穿,以防止诱发脑疝。疑诊脑疝者,则禁作腰穿。

【治疗】

1. 卧床休息,头部抬高 15°,吸氧并保持呼吸道通畅,必要时尽早行气管切开。控制静脉输液量,一般成人每日 1500～2000ml,以输入 10% 葡萄糖高渗液为主,同时注意补充电解质和保持酸碱平衡。颅脑外伤病人考虑颅内压增高时建议 24 小时颅内压监测。

2. 脱水降颅压治疗

(1) 20% 甘露醇 250ml 静滴,30 分钟滴完,每日 2~4 次。

(2) 呋塞米(速尿),成人 40mg 肌内注射或静注,每日 2~4 次。

(3) 20% 人血清白蛋白 20~40ml 静滴,每日 1 次。

3. 手术治疗

(1) 开颅手术去除病因:对急性脑疝病人,必须分秒必争,予以抢救。快速脱水治疗下,尽快去除病因,降低颅内压,解除脑疝。

(2) 开颅减压手术:如去骨瓣减压手术,必要时可进一步内减压术。

(3) 脑积水分流术:如脑室 - 腹腔分流术(VPS)。

(4) 脑室体外引流术及脑脓肿引流术等。

4. 其他

(1) 激素治疗有助于减轻脑水肿;抗生素防治感染。

(2) 辅助过度换气:在控制呼吸情况下使体内 CO_2 排出增加,降低脑血流量,以降低颅内压。

(3) 大剂量苯巴比妥治疗,初次剂量 3~5mg/kg 体重,静滴,每日 1 次,维持 3~4 天。

(4) 高压氧舱疗法:特别用于脑疝后昏迷病人或脑干受到损害的病例。

(5) 营养及支持疗法:20% 脂肪乳剂 500ml,复方氨基酸 250ml,早期静脉输入,每日 1 次。3 天后插胃管,给予鼻饲流质饮食。

(6) 促神经代谢及促醒药物:常用为胞磷胆碱 500~750mg 静滴,每日 1 次;盐酸纳洛酮及 GM-1 等亦可选择应用。

(7) 防治应激性溃疡及消化道出血:常用药物包括西咪替丁 400~800mg 静滴,每日 1 次;奥美拉唑(洛赛克)40mg,静注，每8～12小时1次。

（8）加强护理，必要时行气管切开，并对症治疗高热、尿崩及水电解质紊乱等。

【预后】

伤情较轻，脑疝形成时间较短，经及时抢救，预后良好。若脑疝形成时间长，脑功能损伤严重，呈去脑强直状态持续时间长，则预后不佳。

（刘兴炬）

第十三章
颅脑及脊髓先天性畸形

第一节　先天性脑积水

先天性脑积水又称为婴幼儿脑积水。脑积水是由于脑脊液循环受阻或产生和吸收平衡障碍，脑脊液在脑室系统内大量潴留，而引起的脑室系统扩张。病因多为先天畸形或蛛网膜下腔出血、颅内感染继发粘连所致脑脊液循环受阻。

【临床特点】

1. 大头，头围或前囟扩大，头皮静脉怒张，双眼出现"落日征"。

2. 颅缝分开，头型变圆，颅骨变薄，甚至透明，头部叩诊"破壶音"，重症者叩诊时有振动感。

3. 头痛，呕吐，视力障碍，眼内斜，并有喉鸣，吮吸或进食困难。

4. 患儿晚期头部下垂，四肢无力或痉挛性瘫痪，智力发育障碍，惊厥，嗜睡。

5. 较大儿童可出现颅内压增高或视神经乳头水肿等。

【诊断要点】

1. 头围测量（额枕周径，前后径和横径）。

2. 透光试验　重度脑积水，当脑皮层变薄，厚度小于 1cm 时，头皮透光试验呈阳性。

3. 颅骨 X 线平片　头颅增大，骨缝分离，颅面比例失调，颅骨变薄，囟门扩大、延迟闭合，蝶鞍扩大，后床突骨质吸收等颅内高压征象。

4. 颅脑 CT　若中脑导水管狭窄,仅有侧脑室和第三脑室扩大;交通性脑积水,整个脑室系统,包括第四脑室和枕大池均扩大。

5. 颅脑 MRI　除显示脑积水表现外,还可以直观显示中脑导水管狭窄部位和小脑扁桃体下疝畸形,有助于诊断 Dandy-Walker 畸形。

【治疗】

可分为药物治疗和手术治疗,手术治疗为目前主要治疗方式。

1. 手术治疗

(1)病因治疗:脑室系统梗阻者手术解除梗阻病因,如中脑水管成形术或扩张术,切除阻塞脑脊液流通的肿瘤等。

(2)脑脊液分流术:交通性脑积水行脑室 - 腹腔分流(VPS),脑室 - 心房分流术(VAS),脑室胸腔分流术。

(3)婴儿先天性脑积水,分流术后为防止颅缝早闭合,可选用高压阀门(0.93~1.23kPa 压力)分流管。

2. 非手术治疗　使用利尿或脱水药物。适用于手术禁忌证或不同意手术的病例。常用药物如氨苯蝶啶,乙酰唑胺(DIAMOX)等。

【预防】

孕妇保健,怀孕期间防止外伤、感冒及禁止应用致畸药品等。加强围生期保健,注意分娩时对婴儿的保护。

【预后】

根据脑积水病情及病因,预后差别较大。轻度脑积水,预后较好。

第二节　颅底凹陷

颅底凹陷属于先天性的颅颈交界处畸形之一,主要特点是枕骨大孔周围的颅底结构向颅内陷入,枢椎齿突高于正常水平。常见畸形还包括:寰枢椎脱位,扁平颅底及寰椎枕化等,常合并有 Dandy-Walker 畸形。

【临床特点】

1. 颈项粗短,枕部后发际低,面颊不对称。

2. 颈神经根、颈髓、延髓及小脑受压症状,如眩晕、眼球震颤、共济失调、行走不稳、痉挛步态等。

3. 部分病人表现颅内压增高,头痛,呕吐及视神经乳头水肿。

4. 后组脑神经障碍,声音嘶哑、吞咽发呛、舌肌萎缩、言语不清等及第 9～12 脑神经障碍。

【诊断要点】

1. 临床症状和体征 颈短、后发际低、眼球震颤、脑神经障碍、小脑症状、步态蹒跚及语言不清。

2. 颅颈部 X 线平片 侧位片可见枕骨大孔边缘内翻,枢椎齿突上移,高出腭枕连线 3mm 以上。

3. 颅脑 CT 及 MRI 检查 可以诊断颅底凹陷症及枕大孔区各种畸形。

【治疗】

1. 一般治疗 症状和体征轻微、病情无明显进展者,应防止外伤,应用促神经代谢药物治疗观察。

2. 手术治疗

(1) 手术适应证:出现明显临床症状如:①延髓及上颈髓受压;②颈神经根受累伴有脊髓空洞;③小脑症状及脑神经障碍进行性加重,严重影响生活和工作;④脑脊液循环障碍,颅内压增高者。

(2) 手术目的及要点:可酌情选择枕下减压术或经枕髁入路切除齿状突,降低颅后窝压力,缓解对延髓、上颈髓及脑神经、颈神经根的压迫。

第三节　先天性颅裂

颅裂是由于胚胎发育障碍所致的一种先天性颅脑畸形。根据膨出物的内容可分为脑膜膨出（图 13-1）、脑膨出、脑膜脑囊状膨出和脑囊状膨出。

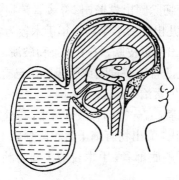

图 13-1　脑膜膨出

【临床特点】

1. 颅裂　多发于颅骨中线部位，呈囊性肿块，有搏动感，以枕部及鼻根部多见。有时囊状膨出物可以压缩，触之前囟可有波动感，婴儿哭泣吵闹时膨大。

2. 可扪及颅骨缺损，偶有局部皮肤缺如，脑组织外露。

3. 位于枕部的脑膜囊状膨出，其颅骨缺损直径可达数厘米，肿块有时巨大，实质感，不透光，不能压缩；若为脑膜膨出，一般颅骨缺损和肿块较小，呈囊性感，囊内仅有脑脊液者，透光试验阳性（脑膜脑膨出阴性）。

4. 颅底的囊性颅裂常在鼻根部，表现为眼距增宽，眼眶变小，有时可堵塞鼻腔或类似鼻息肉。

5. 位于颅底的颅裂往往伴相应的脑神经损害症状和体征。

6. 位于颅盖部的脑膜脑膨出者，有时合并脑发育不全和脑积水等其他脑部畸形。

【诊断要点】

1. 病人具有上述颅裂临床症状和体征。

2. X 线平片显示脑膨出部位的骨缺损。

3. CT、MRI 检查可显示膨出的囊内组织及是否合并其他脑部畸形或脑积水等。

【治疗】

1. 外科治疗切除膨出囊壁，修补颅骨缺损并尽量保存神经功能。一般在患儿出生后半年到一年手术较为安全。因故不能手术者应保护膨出部位皮肤，防止感染和破溃。

2. 若囊壁变薄有破裂危险或脑膜膨出已有破溃感染者，应尽早手术并用抗生素治疗。

3. 伴脑积水者，宜先行脑脊液分流术，再处理脑膜膨出。若有大块脑组织突出，膨出物有脑干组织应禁忌手术切除。

4. 颅裂位于颅底部者，手术目的主要为脑脊液漏修补，防止气颅和颅内感染。

【预后】

单纯性脑膜膨出颅裂患儿，膨出物较小，术后预后良好。脑膜脑膨出合并脑积水者，预后差。若脑膜膨出已破溃合并感染和脑积水者，预后不佳。

第四节　小脑扁桃体下疝畸形

小脑扁桃体下疝畸形又称 Arnold-Chiari 畸形。表现为延髓下端，四脑室下部移入椎管，小脑扁桃体延长，伸入枕骨大孔及以下颈椎椎管，导致后组脑神经被牵拉，同时可引起脑积水，可伴有脊髓脊膜膨出。

【临床特点】

1. 延髓上颈髓受压　表现为四肢运动与感觉障碍，腱反射亢进，膀胱括约肌障碍，呼吸困难。

2. 脑神经，神经根症状　面部麻木，复视，耳鸣，听力下降，发音和吞咽困难。

3. 小脑症状　眼球震颤,步态不稳。

4. 颅内压增高症状　如头痛、呕吐、视物模糊等。

【诊断要点】

一般 CT 及 MRI 明确诊断,对颅内压力增高,检查时注意突然呼吸停止可能。

【治疗】

1. 伴有脑积水,先行分流随访,如症状不缓解,可做后颅窝减压。

2. 后颅窝减压无效可进一步行脊髓空洞内引流术,伴有脊髓脊膜膨出者,需做修补术。

第五节　先天性脊柱裂

脊柱裂(spinal bifidum)最常表现为棘突及椎板缺如,好发于腰骶部,椎管向背侧开放。主要分为隐性脊柱裂和显性脊柱裂,显性脊柱裂包括脊膜膨出(图 13-2)、脊髓脊膜膨出,脊髓膨出和脊柱前裂。

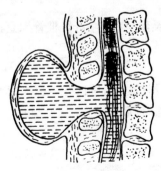

图 13-2　脊膜膨出

【临床特点】

1. 局部表现　出生后背部中线可见囊状肿物,有搏动感,表面皮肤可正常或有毛发及异常色素沉着。囊壁较薄囊腔较大者透光试验呈阳性。脊髓膨出则表面皮肤缺损,脊髓外露。

2．神经系统表现　为不同程度的下肢感觉和运动障碍。由于膀胱及肛门括约肌功能障碍而致大小便失禁。某些隐性脊柱裂由于终丝在脊柱裂处形成粘连牵拉脊髓,可表现为脊髓栓系综合征,在成长过程中进行性的排尿障碍。

【诊断要点】

1．上述脊柱裂临床表现。

2．脊柱 X 线平片可见棘突、椎板缺损;脊柱 CT 和 MRI 检查显示脊柱与脊髓的畸形改变。

3．穿刺囊腔可抽到脑脊液。

【治疗】

1．隐性脊柱裂　大多数无症状,仅 X 或 CT 片发现,可保守观察,有症状或者为脊髓脊膜膨出可行手术治疗。

2．显性脊柱裂　均需手术松解脊髓和神经根粘连,将其还纳入椎管内,切除多余的囊壁,修复软组织缺损。

3．单纯脊膜膨出　可在出生后 2～3 个月行手术治疗,如囊壁菲薄,有破裂可能者须提前急诊手术,脊髓脊膜膨出应在出生后尽早手术。

4．有脊髓栓系综合征者,可行椎管探查,松解粘连及切断终丝。

【预后】

轻度或较小脊柱裂,预后良好。巨大或开放性脊柱裂,合并感染和脑积水者,预后差。

（刘兴炬）

第十四章

颈 部 疾 病

第一节 甲状腺肿大或肿块的诊治

甲状腺的多种疾病可致甲状腺肿大或肿块形成。其临床特点有所不同,诊治原则也有不同,分述如下。

一、亚急性甲状腺炎

亚急性甲状腺炎常继发于上呼吸道感染,可能由病毒所致。

【临床特点】

1. 甲状腺弥漫性肿大,有压痛。

2. 体温升高,血沉加快。

【诊断要点】

1. 上呼吸道感染史。

2. 甲状腺肿大伴压痛。

3. 多有发热。

4. "分离现象",基础代谢率增高但^{131}I摄取率降低。

5. 试验性泼尼松治疗有速效。

【鉴别诊断】

1. 单纯性甲状腺肿 仅有甲状腺弥漫性肿大,无疼痛、发热等症状。

2. 慢性淋巴细胞性甲状腺炎 无发热及甲状腺压痛,血清促甲状腺素(TSH)正常或升高,血清抗甲状腺球蛋白抗体或抗微粒体抗体阳性,穿刺细胞学检查有鉴别意义。

【治疗】

1. 泼尼松 5mg,每日 4 次,2 周后减量,疗程为 1～2 个月。

2. 放射治疗主要用于激素治疗后复发者。

3. 应用抗生素无效。

【转归】

病程约为 3 个月,愈后不影响甲状腺功能。

二、慢性淋巴细胞性甲状腺炎

慢性淋巴细胞性甲状腺炎又称桥本甲状腺肿,属自身免疫性疾病。

【临床特点】

1. 甲状腺弥漫性肿大,少数为不对称肿大。

2. 早期可有轻度甲亢症状,后期多为甲状腺功能减退之症状。

【诊断要点】

1. 甲状腺肿大、质硬。

2. ^{131}I 吸收率下降。

3. 血清促甲状腺激素(TSH)升高。

4. 血清抗甲状腺球蛋白抗体或抗微粒体抗体阳性。

5. 穿刺细胞学检查可见大量淋巴细胞浸润。

【鉴别诊断】

1. 单纯性或结节性甲状腺肿　单纯性甲状腺肿无全身症状。结节性甲状腺肿虽可伴甲状腺功能亢进(甲亢),但甲状腺常呈多发结节表现,与本病不同。穿刺细胞学检查及抗体检查有助于鉴别。

2. 甲状腺癌肿块　为单发、硬、固定,可有声音嘶哑或颈淋巴结转移,穿刺细胞学可助鉴别诊断。

【治疗】

1. 左甲状腺素片 50～100μg/d,有疗效。

2. 仅在有气管受压或疑有癌变时才考虑手术。

【预后】

可使甲状腺功能减退,少数可有癌变。

三、单纯性甲状腺肿

甲状腺肿(goiter)有弥漫型与结节型两种。

【临床特点】

1. 弥漫型甲状腺　呈弥漫性肿大,无全身症状。

2. 结节型甲状腺　肿大伴单发或多发结节。肿大的腺体质软,随吞咽活动,无血管杂音及震颤。巨大的单纯性甲状腺肿或结节可压迫邻近组织而出现呼吸或吞咽困难、声音嘶哑等。

【诊断要点】

1. 甲状腺弥漫性肿大或伴单发、多发结节。除巨大肿块致邻近组织受压而产生的症状外,一般均无全身症状。

2. 肿块质软,边界清,随吞咽活动。

3. B超或 ^{131}I 扫描可发现结节、肿大。

4. T_3、T_4、TSH 可基本正常或偏低。

【鉴别诊断】

1. 甲亢　原发性甲亢常有突眼,情绪易激动、食欲亢进、消瘦、多汗等全身症状,甲状腺可闻及血管杂音,T_3、T_4 明显升高。

2. 甲状腺腺瘤或甲状腺癌　呈甲状腺单发结节,甲状腺癌者肿块硬、固定,有时可致声音嘶哑。但需注意结节性甲状腺肿本身亦可有腺瘤形成及癌变。

【治疗】

1. 青春期及妊娠期生理性甲状腺肿可通过增加摄碘量治疗。

2. 弥漫型肿大者一般无需手术,可左甲状腺素片 50~100μg/d,3~6 个月为一疗程。

3. 结节型有压迫症状,或疑有腺瘤形成或癌变、继发甲亢者,需行手术,酌情作次全甲状腺切除。

【预防】

进含碘食品及使用含碘盐,可有一定预防作用。

【转归】

结节型甲状腺肿可继发甲亢，可有腺瘤形成或癌变。

四、甲状腺腺瘤

甲状腺腺瘤是甲状腺最常见的良性肿瘤。

【临床特点】

1. 甲状腺单发肿块，边缘清楚、光滑，随吞咽活动，质地中等。

2. 少数可多发肿块，也可有囊性变。

【诊断要点】

1. 甲状腺单发结节，边缘清楚、质地稍硬，随吞咽上下移动。

2. 发展慢，无全身症状。

3. B 超、^{131}I 扫描可见甲状腺占位性病变。

【鉴别诊断】

1. 甲状腺癌　甲状腺癌的肿块质地硬、较固定、可伴颈淋巴结转移。ECT、肿块或颈淋巴结穿刺细胞学检查或术中冰冻切片检查可资鉴别。

2. 结节性甲状腺肿　肿块常呈多发性，质地中等，不伴颈淋巴结肿大，ECT、穿刺细胞学或术中冰冻切片可予鉴别。

【治疗】

需行甲状腺患侧腺叶部分或大部分切除。

【转归】

甲状腺腺瘤有引起甲亢及恶变的可能性。

五、甲状腺癌

甲状腺癌有乳头状腺癌（占 70%）、滤泡状腺癌、未分化癌及髓样癌四种类型。

【临床特点】

1. 甲状腺单发结节，质硬、高低不平、增大较快。

2. 后期可有声嘶、吞咽或呼吸困难。肿块大而不可推动，伴颈淋巴结肿大，硬而固定。

3. 可有远处转移（骨、肺等）。

【诊断要点】

1. 甲状腺肿块，质硬、固定。可有邻近组织受压症状。

2. ECT 检查 ^{131}I、^{99m}Tc 扫描为冷结节。

3. 肿块或颈淋巴结穿刺细胞学检查，发现恶性细胞则可确诊。

4. 术中取甲状腺肿块组织作快速冰冻切片检查。

【鉴别诊断】

1. 慢性淋巴细胞性甲状腺炎弥漫性肿大，血清 TSH 升高，有关抗体检查阳性，细胞学检查有助鉴别。

2. 甲状腺腺瘤单发结节，质地中等，生长缓慢，无颈淋巴结转移，穿刺细胞学及术中冰冻切片检查有助鉴别。

【治疗】

1. 手术治疗　患侧甲状腺腺叶连同峡部切除，对侧腺叶大部切除，并常规作中央区淋巴结清扫。伴淋巴结转移者加作颈淋巴结清扫（或改良）术。

2. 内分泌治疗　术后口服甲状腺素片，预防甲状腺功能减退及抑制 TSH。

3. 放射性核素治疗　放射性核素治疗：甲状腺组织和分化型甲状腺癌细胞具有摄 ^{131}I 的功能，利用 ^{131}I 发射出的 β 射线的电离辐射生物效应的作用可破坏残余甲状腺组织和癌细胞，从而达到治疗目的。

4. 未分化癌以放射治疗为宜。

【转归】

乳头状腺癌术后 5 年生存率可达 90% 以上。未分化癌发展迅速，预后很差。

第二节　甲状腺功能亢进

甲状腺功能亢进（甲亢）分为原发性、继发性及高功能腺瘤三类。其临床表现大同小异。

【临床特点】

1. 发病年龄 原发性甲亢发病年龄在 20～40 岁,继发性甲亢者常 >40 岁。

2. 甲状腺肿大 原发性呈弥漫性肿大,继发性可伴有多发结节,高功能腺瘤者为甲状腺单发结节。局部可闻及血管杂音。

3. 突眼 仅原发性甲亢有不同程度突眼。

4. 精神兴奋、不稳定、易激动、失眠、手震颤、多汗。食欲亢进、消瘦、乏力。心悸、脉压增大。

【诊断】

1. 上述临床表现。

2. 基础代谢率高 基础代谢率=(脉率＋脉压)−111。基础代谢率增高至 +20%～+30% 为轻度甲亢,+30%～+60% 为中度,+60% 以上为重度。

3. ^{131}I 吸收率 2 小时内摄取碘量超过人体总量的 25%,或 24 小时内超过人体总量的 50%,提示甲亢。

4. 血清 T_3、T_4 测定 甲亢者 T_3 增高 4 倍,T_4 增高 2.5 倍,均有诊断价值。

5. ^{99m}Tc 扫描 示甲状腺有核素浓聚。

【鉴别诊断】

1. 甲状腺肿 青春期或妊娠妇女可有甲状腺肿,无突眼,无全身代谢亢进症状,T_3、T_4 正常,^{131}I 吸收率正常。

2. 慢性淋巴细胞性甲状腺炎 虽早期也有甲亢症状,但很快消失。T_3、T_4 正常,TSH 升高,有关抗体阳性。

【治疗】

1. 手术指征

(1) 继发性甲亢,高功能腺瘤。

(2) 中度以上原发性甲亢。

(3) 甲状腺肿大致压迫症状或胸骨后甲状腺。

(4) 药物治疗或 ^{131}I 治疗后复发。

2．术前准备

（1）药物控制甲亢症状：甲硫氧嘧啶 300～600mg/d，分 3～4 次服；卡比马唑（甲亢平）30～60mg/d，分 3～4 次服。

（2）术前 2 周起服用复方碘化钾溶液（Lugol 液），每日 3 次，每次 3～5 滴开始逐加至 16 滴。

（3）普萘洛尔：对于常规应用碘剂或合并应用硫氧嘧啶类药物不能耐受或无效者，有主张单用普萘洛尔或与碘剂合用作术前准备。此外，术前不用阿托品，以免引起心动过速。

3．手术方式 主张采用甲状腺全切除术或近全切除术。

【预防】

诊断明确的、病史较长的结节性甲状腺肿及甲状腺瘤应及时手术，以防继发甲亢。

【转归】

甲亢若不及时治疗，可使其劳动力丧失，甚至发生心衰等严重并发症。手术治疗可使 90%～95% 病人获得痊愈。术后复发率 4%～5%，与残留甲状腺组织较多有关。

第三节　颈部肿块的鉴别诊断和处理

颈部各种常见肿块见表 14-1。

表 14-1　颈部各区常见肿块

部位	单发性肿块	多发性肿块
颌下、颏下区	颌下腺炎、颏下皮样囊肿	急、慢性淋巴结炎
颈前正中区	甲状腺舌管囊肿，甲状腺疾病	
颈侧区	胸腺咽管囊肿、囊状淋巴管瘤、颈动脉体瘤、血管瘤	急、慢性淋巴结炎，淋巴结结核，转移性肿瘤，恶性淋巴瘤
锁骨上窝		转移性肿瘤、淋巴结结核
颈后区	纤维瘤、脂肪瘤	急、慢性淋巴结炎
腮腺区	腮腺炎、腮腺混合瘤或癌	

一、甲状腺舌骨囊肿

甲状腺舌骨囊肿属先天性畸形。

【临床特点及诊断要点】

1. 多见于 15 岁以下儿童。

2. 颈前区中线、舌骨下方圆形肿块。边界清楚、光滑、囊性。随伸缩舌而上下活动。

3. 可继发感染,破溃后可形成瘘。

【治疗】

手术切除,需切除囊肿连同一段舌骨,直至舌根。

二、颈部急、慢性淋巴结炎

颈部淋巴结炎有急性与慢性两种表现。

【临床特点及诊断要点】

1. 常继发于头、面、颈部炎症病灶。急性期可有发热。

2. 肿大淋巴结散在颈两侧或颌下、颏下区。绿豆、蚕豆大小。急性炎症时边界不清,有红肿,伴压痛。慢性炎症时边界清楚,活动,质中等硬度,无压痛。

3. 穿刺细胞学检查或切取活组织病理检查(切取活检)可获诊断。

【治疗】

1. 原发灶的治疗。

2. 急性淋巴结炎可用抗生素治疗,若脓肿形成需作切开引流术。

3. 慢性淋巴结炎无需特殊治疗。

三、颈淋巴结结核

淋巴结结核在颈部属好发部位。

【临床特点及诊断要点】

1. 颈侧单个或多个肿大淋巴结,质中等硬度,可融合成团,无压痛。后期可破溃,窦道形成,经久不愈。

2. 低热、盗汗、食欲缺乏、消瘦等全身症状。

3. 必要时作穿刺细胞学检查或切取活检。

【治疗】

1. 全身抗结核治疗异烟肼 100mg,每日 3 次,持续 6～12 个月。

2. 少数、可推动的淋巴结可予切除。

3. 已有冷脓肿形成者,可穿刺抽脓、注入 5% 异烟肼冲洗治疗。

4. 冷脓肿已破者,充分引流后作窦道刮除术。

四、恶性淋巴瘤

恶性淋巴瘤常可表现为颈部肿块。

【临床特点】

1. 壮年男性较多。

2. 颈侧散在肿大淋巴结,也可粘连成团,稍硬,无压痛,生长迅速。

3. 可伴肝、脾大。腋窝、腹股沟淋巴结亦可肿大。

4. 不规则发热。

【诊断要点】

1. 上述病史、体征。

2. 淋巴结活组织病理检查。

【治疗】

内科行化疗或(和)放疗。

五、转移性肿瘤

颈部肿块中有相当数量为转移性肿瘤所致。

【临床特点】

1. 颈侧区及锁骨上区肿大淋巴结,坚硬、固定。初为单发,后期可成团,甚至溃破,出血。

2. 有原发灶之临床表现，如鼻咽癌致鼻出血；甲状腺癌致声嘶；肺癌致咯血；胃癌致呕血等。

3. 有食欲减退、消瘦等全身症状。

【诊断要点】

1. 鼻咽部检查，了解有无鼻咽癌。

2. 甲状腺、乳房检查有无原发癌灶。

3. 胃镜检查有无胃癌、食管癌。

4. B超检查有无肝、胆、胰肿瘤。

5. X线胸片或CT检查有无肺癌、胰腺癌等。

6. 必要时颈部肿块穿刺或切取活检。

【治疗】

按原发病之治疗原则。

（韦 伟）

第十五章

乳 房 疾 病

第一节　乳房肿块的鉴别诊断和处理

良性及恶性乳房疾病多以乳房肿块为主要病症。乳房肿块的病史采集、临床检查和辅助检查方法的正确选择及操作是鉴别诊断的重要环节。

一、病史采集

1．所有病人应询问月经初潮年龄，妊娠次数与分娩次数，首次分娩年龄与哺乳状况；家族史中包括乳癌史及发病年龄、是否双侧发病，有无乳房手术和活检史及病理诊断。

2．绝经期前的病人应询问末次月经日期，月经周期规律性和时间，避孕药物使用状况。

3．绝经期后的病人应询问绝经日期与激素替代治疗的应用状况。

二、临床检查

病人端坐双臂松弛下垂，脱去上衣。视诊与触诊均应注意双侧对比。坐位视诊检查应注意有无乳头内陷、皮肤红肿及"橘皮样"变，乳头及乳晕有无糜烂。触诊腋窝时取坐位，使触诊手较易到达腋顶部。乳房内肿块触诊时应取坐位与卧位相结合。卧位时将上臂充分外展，使乳房变平坦。

三、辅助检查

1. B超检查 可区别实性与囊性肿块。但对良性与恶性肿块，超声检查包括彩色Doppler探测均不能作出可靠的鉴别。

2. 乳房X线影像检查 主要用于高危及>40岁人群的普查，以及乳房过大不易触诊的病人。必须行双侧对比。此项检查可以发现早期不能触到肿块的乳癌。其影像特点为点状、小棒状集簇成团的钙化点，及边界不规则的毛刺状肿块影。但无异常X线影像不能排除恶性病变之可能。

3. 细针针吸细胞学检查技术（FNAB） 使用6.5号针头，不用局麻，必须吸得细胞成分，并要求有经验的细胞病理学家作出判断。此法简便易行，但对临床可疑病变，针吸细胞学不能确定时，仍应行术中冰冻切片活检。

4. 切除活检 是在麻醉下全部切除肿块。若疑为恶性病变时，还应包括少量肿块周围组织。乳房中央区良性病变可取乳晕边缘切口。其他部位宜取与皮纹一致的切口。手术医生应检查切除标本中确认包含病变组织，且手术区内无病变或可疑病变遗留，方可缝合切口，尽量恢复乳房外观。

四、几种常见乳房肿块的特点

1. 纤维腺瘤 触诊为界限清晰、表面光滑、实体、质坚韧、易推动的圆形肿块。多见于青春期及青年妇女。一般发展缓慢，直径一般不大于3.0cm。

2. 乳房导管扩张和导管周围乳腺炎 可出现乳房痛，乳头溢液和回缩，及乳房肿块。有时可发生脓肿或窦道。其肿块常与乳癌难以鉴别，但迁延与反复的病史在鉴别诊断中最为重要。

3. 乳腺囊性增生病 突出表现是乳房胀痛和肿块。胀痛常呈周期性。肿块常为多发性，结节状，质韧而不硬。于月经后肿块可能缩小。本病的治疗主要是对症治疗。

第二节 乳 腺 癌

乳腺癌是女性常见恶性肿瘤,多发于40～60岁。近30年来,国内外乳腺癌发病率普遍呈上升趋势。早期确诊,及时合理的治疗是提高本病治愈率的关键。

【临床特点】

1. 乳腺癌无特异性症状,不易早期发现。

2. 以无痛性乳房肿块为主要表现,多数病程较长,又与乳房内多见的结节及肿块性病变不易鉴别。

3. 治疗后复发与转移的发生期限不一(长者可达35年),晚期可发生肺、骨等转移,致使本病治疗标准较难确定。

【诊断要点】

1. 乳房内无痛性肿块,边缘不规则,质地较硬,肿块与皮肤粘连或引起相应皮肤凹陷。

2. 不明原因的乳头回缩或内陷常标志其深部有病变。

3. 乳房X线片可见毛刺状肿块影,或无肿块影而出现短棒状或团簇状点状钙化。临床无肿块时也应对钙化区行定位活检。

4. 乳头乳晕区非外伤及感染因素所致的浅表溃疡或糜烂,应考虑乳头 Paget 病。

5. 乳房区域出现大片红或暗红斑与水肿,触之发热,整个乳房实变或深部可及肿块,应考虑为炎性乳癌。

6. 腋窝出现可疑为恶性的肿大淋巴结也是乳腺癌的首发体征,对乳房应行进一步检查。

【鉴别诊断】

1. 导管扩张或导管周围乳腺炎 又称浆细胞性乳腺炎。此病多位于中央区,病程迁延并反复发作,肿块有触痛均可资鉴别。

2. 乳房囊性增生症或小叶增生 常出现大小不一的肿块,伴胀痛,且常具有月经前期发生或加重的周期性。B超可判定其中有实性及囊性,或该肿块随月经周期出现大小改变。但遇有坚实的结节仍应行病理活检。

【临床分期】

分期:

T_0: 原发癌瘤未查出。

Tis: 原位癌(非浸润性癌及未查到肿块的乳头湿疹样癌)。

T_1: 癌瘤长径≤2cm

T_2: 癌瘤长径>2cm,≤5cm

T_3: 癌瘤长径>5cm。

T_4: 癌瘤大小不计,但侵及皮肤或胸壁(肋骨、肋间肌、前锯肌)。炎性乳癌亦属之。

N_0: 同侧腋窝无肿大淋巴结。

N_1: 同侧腋窝有肿大淋巴结,尚可推动。

N_2: 同侧腋窝肿大淋巴结彼此融合,或与周围组织粘连。

N_3: 有同侧胸骨旁淋巴结转移或患侧锁骨上淋巴结转移。

M_0: 无远处转移。

M_1: 有远处转移。

根据以上情况进行组合,可把乳腺癌分为:

0 期: $TisN_0M_0$。

Ⅰ期: $T_1N_0M_0$。

Ⅱ期: $T_{0\sim1}N_1M_0$, $T_2N_{0\sim1}M_0$, $T_3N_0M_0$。

Ⅲ期: $T_{0\sim2}N_2M_0$, $T_3N_{1\sim2}M_0$, T_4 任何 NM_0;任何 TN_3M_0。

Ⅳ期: 包括 M_1 的任何 TN。

【治疗】

手术治疗仍为主要方法,应尽早施行,并辅以化疗、放疗、内分泌及生物治疗等综合治疗。乳腺癌自发病开始即是一个全身性疾病,因而力主缩小手术范围,加强术后综合辅助治疗。

1. 手术治疗 常用手术方式有保留胸肌的乳腺癌改良根治术、乳癌根治术、乳房单纯切除术、保留乳房乳腺癌根治术,还有扩大根治术。Ⅰ、Ⅱ期乳腺癌常采用乳腺癌改良根治术或保留乳房乳腺癌根治术。在综合辅助治疗条件差的情况下,乳腺癌根治术仍较适合。采用保留乳房的乳腺癌切除术后,必须辅以放疗、化疗。

2. 化学药物治疗　常用方案如:常用的有 CAF 方案(环磷酰胺、阿霉素、氟尿嘧啶)。根据病情可在术后尽早开始用药。剂量为环磷酰胺(C): $400mg/m^2$,静注,第 1、8 天;阿霉素: $40mg/m^2$,静注,第 1 天;氟尿嘧啶: $500mg/m^2$,静注,第 1、8 天。因有资料表明蒽环类联合紫杉类化疗药物效果更佳,所以对肿瘤分化差、分期晚的病例可应用 TAC 方案(多西紫杉醇、阿霉素、环磷酰胺)。另外还有 CMF 方案(环磷酰胺、甲氨蝶呤、氟尿嘧啶)现已很少使用。化疗前病人应无明显骨髓抑制。化疗期间应定期检查肝、肾功能。应用阿霉素者要注意心脏毒性。

术前化疗又称新辅助化疗,多用于局部晚期的病例,目的在于缩小肿瘤,提高手术成功机会以及探测肿瘤对药物的敏感性。药物可采用蒽环类联合紫杉类方案,一般用 4～6 疗程。

3. 放射治疗　适用于手术时已有淋巴结转移的乳腺癌。放疗对孤立性的局部复发病灶及骨转移有一定姑息性疗效。

4. 内分泌治疗　三苯氧胺(tamoxifen)可降低术后复发及转移。口服,20mg,每日 1 次,常规使用 3～5 年,作为辅助治疗。新近发展的芳香化酶抑制剂如阿那曲唑、来曲唑、依西美坦等,有资料证明对绝经后病人其效果优于三苯氧胺。

5. 生物治疗　HER2 阳性的乳腺癌可应用曲妥珠单抗注射液。

【预防】

1. 提倡低脂肪、高纤维含量饮食。

2. 对生育年龄妇女推广预防性普查。

【预后及转归】

Ⅰ期:5～10 年生存率 90%。

Ⅱ期:5 年生存率 70%,10 年生存率 60%。

Ⅲ期:5 年生存率 50%。

第三节 急性乳腺炎

急性乳腺炎多发于产褥期哺乳的女性,常续发于乳管阻塞,乳汁淤滞,呈急性炎症并有全身感染中毒症状,治疗不当或不及时可发生脓毒血症。

【临床特点】

1. 全乳或乳房部分出现红、肿、热、痛。

2. 可合并全身感染中毒症状,寒战、高热、白细胞计数显著升高等。

3. 同侧腋窝淋巴结肿大并有触痛。

【诊断要点】

1. 乳房皮肤红、肿,局部触痛明显,可触及边界不清的肿块。

2. 体温升高,白细胞及中性粒细胞比例增高。

3. 患侧腋下淋巴结显著肿大,触痛明显。

4. 皮肤红肿外若出现明显之炎症水肿,表明深层乳房组织内脓肿形成。

5. 脓肿形成时,可查出局部波动感。疑有深层脓肿形成时可行 B 超检查。

【鉴别诊断】

1. 炎性乳腺癌 本病较少见,乳房内肿块质地硬实,可有轻触痛,不伴有高热及白细胞计数升高。同侧腋窝淋巴结肿大、质硬、无触痛等可资区别。

2. 乳腺导管扩张症 又名浆细胞性乳腺炎,起病较缓慢,不伴有全身感染中毒症状。炎症多限局于乳晕区。

3. 乳汁淤滞 可出现乳房胀痛、红肿及发热,与早期急性乳腺炎不易区别。经哺乳或乳汁吸吮后胀痛消失。

【治疗】

1. 早期可行局部热敷或理疗。

2. 选用广谱抗生素如头孢菌素类。

3.早期不必停止哺乳，或应用吸奶器尽力帮助乳汁排出。

4.若脓肿形成，行脓肿切开引流。手术时为避免损伤乳管应行放射状切口。应将所有脓腔内的间隔分开，保持引流通畅。

【预防】

1.哺乳期保持乳头、乳晕区皮肤卫生，防止发生乳头擦伤。

2.产后保持产妇摄入充分水分，使初乳中脱落之细胞碎屑不致阻塞乳管。

（王海波）

第十六章

胸 部 损 伤

第一节 肋 骨 骨 折

肋骨骨折多因胸部受钝器撞击或重物挤压而发生，是临床上最常见的胸部损伤。第 4~7 肋较长且固定，最易折断。导致肋骨骨折的原因可分为两种，即直接暴力和间接暴力。在现代社会中，以交通意外所致的肋骨骨折最为多见。

【临床特点】

1. 伤侧胸局部疼痛，深呼吸、咳嗽或变换体位时疼痛加重。

2. 因胸痛、咳嗽无力、呼吸道分泌物增多、潴留，易致肺不张和肺内感染。

3. 合并有肺损伤时可产生气胸、血胸或咯血等征象。

4. 多根多处肋骨骨折可因局部胸壁软化而出现反常呼吸及其相应征象。

5. 检查时局部胸壁损伤处可有肿胀、畸形，按之有压痛，甚至可有骨摩擦音。

6. 用手挤压前后胸部正中处可使局部疼痛加重甚至产生骨摩擦音。

【诊断要点】

1. 胸部外伤史及其临床表现。

2. 胸部 X 线照片可见有肋骨骨折线或断端有错位，但肋软骨骨折不能显示 X 线征象。

【治疗】

（一）闭合性单根肋骨骨折

1. 单根肋骨骨折　可局部外敷骨伤膏药（如伤湿膏等），口服吲哚美辛（消炎痛）、布洛芬、可待因等药物或中药三七片、云南白药，对症治疗。

2. 单根肋骨骨折　有明显移位或单根多处肋骨骨折可用叠瓦式胶布或胸带固定胸壁。

（二）闭合性多根多处肋骨骨折

1. 如多根多处肋骨骨折胸壁软化范围较小，对呼吸影响不大者可用厚敷料压盖于胸壁软化区，并以胶布或胸带固定胸壁。

2. 如胸壁软化范围较大，已出现明显反常呼吸时，应作肋骨牵引，牵引钳固定在牵引支架上，牵引固定时间1～2周。

3. 如骨折错位明显、引起并发症严重的病人，可采用不锈钢丝固定手术治疗。

（三）开放性肋骨骨折

1. 单根肋骨骨折伤口需彻底清创，对好骨折断端后分层缝合伤口，固定包扎。如胸膜已穿破，尚需作胸膜腔引流术。口服或静脉滴注抗生素。

2. 多根多处肋骨骨折伤口要彻底清创，尽量对好骨折断端并用钢丝固定；如有游离骨折片，应予取出。有胸膜损伤者应行闭式胸腔引流术，同时静脉给予抗生素。

第二节　气　　胸

气胸的发生率仅次于肋骨骨折，常因胸壁伤口穿破胸膜或肺、支气管破裂，空气进入胸膜腔所致。一般分为闭合性、开放性和张力性气胸三类。

【临床特点】

1. 闭合性气胸　可根据肺萎陷程度的不同，出现胸闷、胸痛、气促症状。气管向健侧移位，伤侧胸部叩诊鼓音，听诊呼吸音减弱或消失,有时可有皮下气肿或少量胸腔积液。

2. 开放性气胸　可出现气促、呼吸困难和口唇发绀,颈静脉怒张以致休克,并能听到空气从伤口出入的吸吮样声音。

3. 张力性气胸　可出现极度呼吸困难,端坐呼吸,重度发绀、烦躁不安、昏迷甚至窒息。体格检查(简称体检)见伤侧胸部饱胀,肋间隙增宽,呼吸幅度减低,并可见颈、面、胸部明显皮下气肿。叩诊呈高度鼓音。听诊呼吸音消失。

【诊断要点】

1. 胸部外伤史及其气胸的临床表现。

2. 胸部 X 线照片可显示不同程度的肺萎陷和胸膜腔积气,气管、心脏、纵隔向健侧移位。

3. 伤侧胸腔穿刺抽出气体。

4. 开放性气胸胸壁有伤口,且有气体血沫随呼吸出入。

5. 张力性气胸时胸膜腔穿刺有高压气体向外冲出。

【治疗】

(一) 闭合性气胸

1. 小量气胸,肺萎陷在 30% 以下者可以观察并对症治疗,一般多能自愈。

2. 大量气胸,需行胸穿抽气,通常在伤侧锁骨中线第 2 肋间穿刺,尽量抽尽气体,促使肺尽早膨胀,同时全身应用抗生素。

3. 如胸腔积气较多,反复穿刺抽不尽时可作闭式胸膜腔引流术。

(二) 开放性气胸

1. 急救时,可用无菌敷料封盖伤口,再用胶布或绷带包扎固定,使开放性气胸转为闭合性气胸。然后穿刺抽气或行闭式胸膜腔引流术。

2 伤后应吸氧,有休克时应输血、补液、纠正休克,清创、缝合伤口,作闭式胸膜腔引流术。

3. 对同时合并有胸壁血管或胸内脏器损伤者,经对症治疗无效,需剖胸探查术,予以止血,修复损伤或摘除异物,同时行闭式胸膜腔引流术,并应用抗生素。

(三)张力性气胸

1.急救时,可用一粗针头在伤侧锁骨中线第 2 肋间刺入胸膜腔排气减压。在病人转送过程中,可在针的接头处缚扎一橡皮手指套,并将指套顶端剪一 1cm 的开口,可起活瓣作用,防止空气进入胸膜腔。

2.有条件时应在伤侧行闭式胸膜腔引流术,同时应用抗生素。

3.经闭式引流后,一般肺裂口多在 3～7 日闭合。经 X 线检查,若肺已膨胀,待漏气停止 24 小时后可拔除引流管。如长时间持续漏气肺不能膨胀,应剖胸手术修补肺或支气管裂口,或作肺段、肺叶切除。

第三节 血　　胸

血胸即胸膜腔内积血,可与气胸同时存在。外伤性血胸其积血常来自:肺组织、胸壁的肋间血管、心脏大血管。胸膜腔短期内大量积血凝固成块变为凝固性血胸,也可因为胸膜腔积血感染而形成感染性血胸。

【临床特点】

1.成人小量血胸(500ml 以下)可无明显症状,而出血量在 500ml 以上的血胸,可出现气促和脉搏快而弱、血压下降等休克症状。

2.体检可见伤侧肋间隙饱满,气管向健侧移位,叩诊呈浊音,心界移向健侧,呼吸音减弱或消失。

3.血胸并发感染时,出现高热、寒战、疲乏、出汗等症状。

【诊断要点】

1.胸部外伤史及临床特点。

2.胸部 X 线检查小量血胸时仅示肋膈窦消失。中量以上血胸时伤侧胸膜腔有大片积液阴影,纵隔可向健侧移位;合并气胸时则显示液平面。

3. 胸腔穿刺抽出血液。

4. 有下列征象提示为进行性血胸：①脉搏逐渐增快，血压持续下降；经输血补液后，血压不回升或升高后又迅速下降；②闭式胸膜腔引流血量每小时超过 200ml，连续 3 小时；③血红蛋白、红细胞计数和红细胞比积等重复测定，持续降低；胸膜腔穿刺因血凝固抽不出血液，但连续 X 线检查胸膜腔阴影继续增大。

5. 胸膜腔穿刺抽出的血液作涂片检查，红细胞与白细胞计数的比例达到 100∶1，或涂片检出或培养出致病菌，可诊断血胸并发感染。

【治疗】

1. 非进行性小量血胸（<500ml） 可自行吸收，仅需观察、对症处理。

2. 中量血胸（500～1000ml） 应行胸穿或闭式胸膜腔引流术，抽出胸内积血，使伤侧肺尽早膨胀，同时应用抗生素。如有贫血症状应予输血补液，维持正常血容量，并密切观察有无进行性出血。

3. 大量血胸（>1000ml）或进行性血胸 应快速输血，边纠正休克边作剖胸探查术准备，及时开胸止血。

4. 凝固性血胸 应开胸取出凝血块，尽早促进肺膨胀，同时应用抗生素。

5. 血胸并发感染 应按脓胸处理行闭式胸腔引流术，静脉给予有效的抗生素及给予支持疗法。若效果不佳或肺复张不良，应尽早手术清除感染性积血、剥离脓性纤维膜。

第四节 胸腹联合伤

胸腹联合伤通常是由锐器、子弹穿通或因挤压、坠落、碾轧所致的下胸部开放或闭合性损伤，同时合并腹腔脏器损伤。受伤的胸部器官多为肺、心脏、血管、食管，腹部器官常为肝、脾、胃、结肠、小肠等，介于胸腹部之间的膈肌也常受损伤。

【临床特点】

1．胸痛、气短、咯血和腹痛、恶心、呕吐等症状。

2．胸、腹部有开放性伤口或无伤口而局部有皮下瘀血、皮下气肿、压痛、血胸、血气胸或血心包等体征。

3．脉搏增快、血压下降、口唇发绀、四肢发凉等休克征象。

4．腹部压痛、腹肌紧张或腹部膨胀，肝浊音上界升高，腹部移动性浊音等征象。

【诊断要点】

1．外伤史及临床特点。

2．X线检查可明确有无肋骨骨折、金属异物、血气胸，如膈下有游离气体提示腹部空腔脏器损伤；如膈上见胃泡、肠管或肝、脾致密影，提示为膈疝。

3．B超检查可确定有无胸腔腹腔积液，并可为胸穿确定穿刺部位。

4．胸、腹腔穿刺抽出血液可明确血胸和腹部实质脏器损伤。

【治疗】

1．有开放性胸部伤口者应先封闭伤口。胸膜腔有积气、积血，需作闭式胸腔引流术。如为进行性血胸或疑有支气管损伤者应作剖胸探查术。

2．有开放性腹部伤口或腹部贯通伤，应施行剖腹探查术。

3．病人有失血性休克时需输血补液，在纠正休克的同时迅速行剖胸或剖腹手术。

4．无论手术与否，都应给予广谱抗生素以控制和预防感染。

附：闭式胸腔引流术（图 16-1）

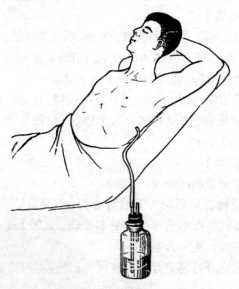

图 16-1 闭式胸腔引流术

【适应证】

1. 气胸、血胸或脓胸需要持续排气、排血或排脓者。

2. 需切开胸膜腔者。

3. 拔除胸腔引流管后气胸或血胸复发者。

【方法】

1. 根据体征和胸部 X 线检查，确定胸腔内气体、液体的部位，选择插管的肋间隙。如为液体则选择低位，一般选在腋中线与腋后线之间的第 6～7 肋间插管引流。如为气体则选择高位，一般选择锁骨中线第 2 肋间插管引流。

2. 病人取半卧位，胸部消毒后，在选定插管的肋间用 1% 普鲁卡因溶液 3～5ml 浸润胸壁全层，作一长约 2cm 小切口，插入血管钳分开肌层，沿肋骨上缘分离入胸膜腔，再用另一止血钳夹持有侧孔的硅胶管，经切口插入胸膜腔内，引流管侧孔应深入胸腔内 2~3cm。

3. 引流管外端接于引流装置或无菌水封瓶，缝合切口一针，并用缝线固定引流管。引流装置可为一次性塑料胸腔引流瓶或引流袋，标准引流瓶为一数升容量大口瓶，橡皮塞上打两个洞孔，分别插入长、短两个玻璃管。长管的下端插至水面下 3~4cm，短管远离水面，使瓶内空间与大气相通。使用时，将引流管连接水封瓶长玻璃管。接通后长玻璃管内水柱上升高出水面 8~10cm，并随呼吸上下移动。

4. 记录每小时或每日引流液量，注意水柱有无波动。如水柱无波动，提示引流管不通，或肺已膨胀，应经常挤压引流管，防止管腔阻塞。

5. 胸腔引流经过 24 小时或更长时间水柱停止波动，且不再有气体、液体排出，经 X 线检查肺膨胀良好者即可拔除引流管。拔管时，嘱病人深吸气后屏气，剪掉固定缝线，迅速拔除引流管，并用无菌凡士林纱布与敷料紧密盖住引流口，再用胶布固定。

（刘伦旭）

第十七章

胸 部 疾 病

第一节　胸壁肿块的鉴别诊断与治疗

　　胸壁肿块常见于非特异性肋软骨炎即（Tietze 病）、胸壁结核、胸壁肿瘤，由于疾病的性质不同，其治疗方法也不一样，应该在明确诊断后再予以相应治疗。表 17-1 列举了上述胸壁肿块的鉴别要点。

表 17-1　常见胸壁肿块的鉴别诊断与治疗要点

肿块类型	临床特点	诊断要点	治疗方法
肋软骨炎	1. 发病可能与劳损、慢性损伤、病毒感染有关 2. 局部肋软骨轻度隆起，但皮肤无红肿，局部有压痛，咳嗽、上肢活动时疼痛加重，反复发作	1. 临床特点 2. X 线检查目的是除外其他病变 3. 部分病人可触及肿块	1. 局部理疗或封闭治疗 2. 口服镇痛剂或布洛芬，外敷止痛膏 3. 长期治疗无效且症状加重或不能排除肿瘤时，可手术切除肋软骨
胸壁结核	1. 继发于肺或胸膜结核 2. 可有疲倦、盗汗、低热、虚弱等症状 3. 胸壁局部肿块，皮肤不红不热，无压痛，触之可有波动或实体感，亦可有窦道	1. 临床特点 2. 肿块穿刺抽出脓汁及查到抗酸杆菌 3. X 线检查有时可发现肺、胸膜或肋骨结核病变	1. 给抗结核药物或穿刺抽脓，穿刺部位应在脓肿上方 2. 无活动性结核，可手术彻底切除病变 3. 寒性脓肿合并化脓性感染时可先切开引流，待感染控制后再手术

续表

肿块类型	临床特点	诊断要点	治疗方法
胸壁肿瘤	1.可来源于骨、软骨及胸壁软组织 2.胸壁肿块,皮肤色正常,良性无痛,生长慢;恶性多有疼痛且生长较快,肿块处皮肤可有血管扩张	1.临床特点 2.肿块穿刺活检 3.X线可明确骨实质和骨膜改变	1.良性肿瘤可切除肿瘤 2.恶性肿瘤应作彻底的胸壁整块切除,缺损面积大时作胸壁成形术

第二节　脓　胸

脓胸是指胸膜腔化脓性感染积脓。常见的致病菌是肺炎球菌、链球菌、金黄色葡萄球菌,较少见的是大肠杆菌、铜绿假单胞菌、真菌及厌氧菌。致病菌进入胸膜腔的途径有:①化脓病灶侵入或破入胸膜腔,或因外伤,手术污染;②经淋巴途径,如膈下脓肿、肝脓肿、纵隔脓肿等;③血源性播散,如脓毒症。根据病理发展过程可分为急性和慢性脓胸;按致病菌可分为化脓性、结核性和特异病原性脓胸;按波及的范围可分为全脓胸和局限性或包裹性脓胸。

一、急性脓胸

【临床特点】

1.病人高热、脉快、呼吸急促、食欲缺乏、胸痛、全身无力。严重者可伴有发绀和休克。

2.胸腔积脓较多时有胸闷、咳嗽、咳痰症状。

3.患侧语颤减弱,叩诊呈浊音,听诊呼吸音减弱或消失。

4.有气管食管瘘时可咳出脓样物。

【诊断要点】

1.常继发于肺部感染、外伤或手术后及邻近器官感染。

2.本病的临床表现。

3.白细胞计数增高,并有明显中性粒细胞增多。

4.X线胸部检查,患侧有胸腔积液,大量积液使患侧胸部呈大片浓密阴影,纵隔向健侧移位。如脓液局限在某一处时,可呈包裹状。合并有气胸时可见液平面。

5.胸腔穿刺抽出脓液可确定诊断。

【鉴别诊断】

1.包裹性脓胸　需与肺脓肿鉴别,CT检查可明确诊断。

2.全脓胸　需与肺不张鉴别,前者纵隔向健侧移位,而后者向患侧移位。B超检查有助于鉴别。

【治疗】

1.抗生素治疗　根据发病原因及致病菌选用敏感有效的抗生素。如脓液培养阴性,一般根据原发病多选用青霉素、头孢菌素、氨基糖苷类等。

2.全身支持疗法　输液、输血并注意水电解质、酸碱平衡。

3.疾病早期可行胸腔穿刺抽液,每日1次或数次,抽液后可向胸腔内注入抗生素。

4.如经反复穿刺脓量不减或合并有气胸,疑有食管、气管瘘者应作闭式胸膜腔引流术。

【预防】

1.积极治疗原发性化脓性感染病灶。

2.正确处理胸外伤,防止开胸手术感染。

【预后及转归】

1.急性脓胸及时正确处理,一般预后较佳。

2.如延误诊断和治疗不当,重者可导致死亡,亦可转为慢性脓胸。

二、慢性脓胸

常因急性脓胸治疗不及时和处理不当,或因异物残留、合并气管或食管瘘、特殊病原菌感染等所致。一般可表现为胸膜脏层、壁层纤维性增厚,肺膨胀不全或有慢性窦道等征象。

【临床特点】

1. 长期低热,食欲减退,消瘦,或有咳嗽、气短、咯脓痰、贫血等症状。患侧胸廓塌陷、肋间隙变窄、纵隔向患侧移位。

2. 部分病人有杵状指。

3. 胸壁可有引流口瘢痕或瘘管。

【诊断要点】

1. 病史及临床表现。

2. 未作过胸穿者需胸穿抽液作细菌培养,明确致病菌。

3. X线检查可显示胸膜肥厚,肺膨胀受限。脓腔及瘘管造影可明确诊断及病变范围。疑有支气管胸膜瘘时,可自瘘口内注入少量亚甲蓝,如经口咳出则可确定。

【治疗】

1. 全身支持疗法并积极治疗原发病。

2. 引流不畅者,行改进引流手术,保持引流通畅。

3. 如胸膜增厚明显,有明显脓腔或合并支气管扩张、肺结核空洞、支气管胸膜瘘等,应行手术治疗。主要手术方法有胸膜纤维板剥除术、胸廓成形术和胸膜肺切除术。

【预防】

1. 积极治疗原发性化脓感染。

2. 正确及时治疗急性脓胸。

【预后及转归】

1. 及时正确处理,一般预后较好。

2. 若能将胸膜纤维板剥除术获得成功,肺功能可有改善;施行胸廓成形或胸膜肺切除术者,由于出血多,创伤重,有一定手术死亡率。

第三节　肺部肿瘤

肺部肿瘤可分为原发性和转移性肿瘤。在原发性恶性肿瘤中以肺癌最常见;良性肿瘤以错构瘤、炎性假瘤多见。转移性肿瘤可见于胃癌、肝癌、乳腺癌、肾癌等。

肺癌大多起源于支气管黏膜上皮。近年来发病率明显升高，男性多于女性，发病年龄大多在 40 岁以上。但随着吸烟人群的年轻化和人数的增加，年轻人发病率亦有增加趋势。肺癌常见病理类型为鳞癌，其次为腺癌和小细胞癌，大细胞癌少见。细支气管肺泡癌是腺癌的一种类型。此外尚有少数肺癌病例同时存在不同类型的癌组织，这一类癌肿称为混合型肺癌。

【临床特点】

1. 早期周围型肺癌常无症状，多在 X 线检查时发现肺内块影。CT 检查分辨率高。

2. 典型症状为咳嗽，呈刺激性干咳，咳痰带血丝或血点；合并阻塞性炎症或肺不张时有发热、胸闷、气短、胸痛等症状。

3. 晚期因侵犯邻近器官或转移时可有下列征象：声音嘶哑，面部、颈部、上肢和上胸部静脉怒张，皮下组织水肿，胸痛，胸腔积液，吞咽困难；同侧上眼睑下垂，瞳孔缩小，眼球内陷，面部无汗等颈交感神经综合征；以及同侧膈肌麻痹等。

4. 肺外征象可引起骨关节病综合征（杵状指、趾，骨关节痛，骨膜增生等）、库欣（Cushing）综合征、重症肌无力、男性乳腺增大、多发性肌肉神经痛等。此等症状在切除肺癌病变后可能消失。

【诊断要点】

1. 本病上述临床表现。

2. 胸部 X 线检查

（1）中心型肺癌：一侧肺门类圆形阴影或因癌肿阻塞支气管、主支气管呈肺段、肺叶、一侧全肺不张或阻塞性肺炎。肺门或纵隔淋巴结转移显示肺门影增大或纵隔影增宽。X 线断层片显示支气管内肿块影。

（2）周围型肺癌：肺野周围呈现孤立性结节或圆形、类圆形肿块阴影，可伴厚壁偏心性空洞改变。有肺门或纵隔淋巴结转移时可见肺门增大或纵隔影增宽。

3. CT 检查　可明确肿块部位、形态、密度、与周围脏器的关系,对肺门、纵隔有无淋巴结转移的判定优于 X 线检查。

4. 纤维支气管镜检查　中心型肺癌可直接看到肿瘤,诊断阳性率较高。通过细胞毛刷刷检和活检可定性并区分不同组织类型。

5. 痰细胞学检查　可确定有无癌细胞及判别病理类型。

6. 其他检查　如纵隔镜检、放射性核素肺扫描检查、经胸壁肺穿刺活检、转移灶活组织检查、胸水癌细胞检查等可能有助于某些肺癌的诊断。

7. 肺癌的分期和 TNM 分类　T 为肿瘤大小,N 为淋巴结转移情况,M 为有无远处转移。

【鉴别诊断】

1. 肺结核

(1)肺结核球多见于青年人,一般病程较长,病变常位于上叶尖后段或下叶背段。胸部 X 线检查有助于鉴别诊断。

(2)粟粒性肺结核多见于年轻人,全身中毒症状明显,病变可散布全肺野,抗结核治疗有效。

(3)肺门淋巴结结核常见于青、少年,多有结核感染症状,很少有咳痰带血。

2. 肺部炎症

(1)支气管肺炎:需与肺癌伴阻塞性肺炎相鉴别,本病发病较急,感染症状重。X 线检查肺内片状或斑点状阴影较广泛。抗炎后病变可吸收消失。

(2)肺脓肿:急性期有明显感染症状。X 线片上空洞壁较薄而光滑,常有液平面,脓肿周围肺组织或胸膜常有炎性病变。可有咳大量脓性痰症状。

3. 肺良性肿瘤　临床上一般无症状。胸部 X 线检查呈现接近圆形的块影,密度均匀、可有钙化点,轮廓整齐,多无分叶状。

4. 支气管腺瘤　为低度恶性肿瘤,女性多见。纤维支气管镜活组织检查可确诊。

5. **纵隔淋巴肉瘤** 生长迅速,常有发热或其他部位表浅淋巴结肿大。X线检查可见肺门、气管旁淋巴结肿大。对放疗、化疗敏感。纵隔镜检有助于确诊。

6. **肺转移性肿瘤** 常继发于胃癌、肾癌、肝癌、乳腺癌和软组织肉瘤等恶性肿瘤。X线检查多呈大小不一的多发性结节样改变,少数呈单个转移结节。主要应从病史和X线加以区别。

【治疗】

肺癌的治疗主要有外科手术疗法、放射疗法、化学药物疗法、免疫疗法。

1. **手术疗法** 适用于Ⅰ、Ⅱ、Ⅲ期肺癌,但后两者应加作术前后化疗、放疗等综合治疗。中心型肺癌一般施行肺叶、肺支气管袖状或全肺切除术,周围型肺癌一般行肺叶切除术。肺功能不好或高龄病人也可作单纯病灶切除。已有胸外淋巴结转移、广泛肺门淋巴结转移、胸膜转移和心、肺、肝、肾功能不全及全身情况差者禁忌手术。

2. **放射疗法** 可单独应用,亦可于术前或术后作为手术的辅助治疗。小细胞肺癌对放疗敏感性最高,其次为鳞癌。腺癌和细支气管肺泡癌敏感性差。临床常用的放疗设备有钴60和加速器等。

3. **药物疗法**

(1) 化学疗法对小细胞肺癌效果较明显,可与手术和放疗等综合应用。常用的化疗药物为:环磷酰胺、氟尿嘧啶、长春新碱、阿霉素、丝裂霉素、甲氨蝶呤、顺铂、卡铂、洛莫司汀(环己亚硝脲)、紫杉醇、吉西他滨等。

(2) 中药治疗根据病人症状、脉象、舌苔等表现,辨证论治。

4. **免疫治疗** 特异性免疫疗法可用瘤苗、白介素、肿瘤坏死因子;而非特异免疫疗法可用短小棒状杆菌、转移因子和干扰素、胸腺肽等。

5. **靶向治疗** 针对肿瘤特有的基因异常进行的治疗称为靶向治疗。它具有针对性强、对该肿瘤具有较好的疗效且副作用轻的特点。目前,在肺癌领域的得到应用的靶点主要有表皮生长因子受体(EGFR)、血管内皮生长因子(VEGF)和间变淋巴瘤激酶(ALK)。

【预防】

1. 控制吸烟及被动吸烟。

2. 控制环境污染。

3. 加强自身锻炼,保持良好的心理卫生。

【预后及转归】

关键在于早期发现、早期诊断、早期治疗。Ⅰ、Ⅱ期肺癌手术后5年生存率可达40%以上;Ⅲ期肺癌预后不佳,常在术后1~3年内转移或复发。

第四节 食 管 癌

食管癌是临床上常见的恶性肿瘤,多发生在食管黏膜上皮。发病年龄多在40岁以上,男性多于女性。食管癌病理多为鳞癌,腺癌和未分化癌较少见。发病部位胸中段多见,下段次之,上段较少。

【临床特点】

1. 早期可有咽下食物哽噎感、胸骨后针刺样痛或烧灼感、食管内异物感。

2. 典型的症状为进行性咽下困难。吐黏液样痰、消瘦、脱水、无力。

3. 晚期可因癌侵犯食管外而引起胸背痛、声音嘶哑、气管食管瘘和大呕血等症状。

4. 有转移时可有胸水、腹水或锁骨上淋巴结肿大。

【诊断要点】

1. 早期症状不明显,但可有进食后哽噎感、胸骨后烧灼样、针刺样或牵拉摩擦样疼痛,并可有停滞感、异物感。中晚期食管癌典型的症状为进行性咽下困难。

2. 食管吞钡 X 线检查　早期改变呈现出局限性黏膜皱襞紊乱增粗、断裂、管壁僵硬、蠕动中断、小的充盈缺损或小龛影。晚期改变则显示充盈缺损、管腔狭窄和梗阻狭窄上方食管不同程度扩张。

3. 纤维食管镜检查　可作黏膜染色诊断,若直接见到肿物,可行活组织检查。

4. 脱落细胞学检查　用带网气囊食管拉网检查瘤细胞,早期病例尤其适用,阳性率较高。

5. CT 检查和超声内镜检查(EUS)　有助于食管癌向腔外侵犯和有无纵隔淋巴结和腹腔内脏器转移的判断。

【鉴别诊断】

(一)早期食管癌需与下列疾病鉴别

1. 食管炎进食后有胸骨后刺痛或灼痛感,有时鉴别困难,需作脱落细胞与食管镜检查确定诊断。

2. 食管中段牵引型憩室有胸闷和胸骨后灼痛,X 线检查或食管镜检查可确诊。

3. 食管静脉曲张有门脉高压症的症状与体征。吞钡 X 线检查显示食管黏膜呈串珠样改变,无黏膜破坏。

(二)中晚期食管癌需与下列疾病鉴别

1. 贲门失弛症或称贲门痉挛青壮年女性多见,吞咽困难时轻时重。吞钡 X 线检查可见食管下端呈鸟嘴样狭窄,上方食管扩张。食管镜检可予鉴别。

2. 腐蚀性食管灼伤多有化学性灼伤史。吞钡 X 线检查可见食管呈不规则的线样狭窄,食管镜不能通过。

3. 食管良性肿瘤病史长,症状轻,吞钡 X 线检查显示食管腔呈局限性外压改变,黏膜无破坏。食管镜检可予鉴别。

【治疗】

食管癌治疗应采用手术、放射、药物及综合治疗。

(一)手术治疗

术前应根据影像学等辅助检查对食管癌进行 TNM 分期,

以便于制订全面、合理和个体化的治疗方案。手术原则是肿瘤完全性切除（切除的长度应在距癌瘤上、下 5～8cm 以上）和淋巴结清扫（包括肿瘤周围的纤维组织及颈部、胸顶上纵隔、食管气管旁和隆凸周围、腹内胃小弯、胃左动脉及腹主动脉周围等处淋巴结）。

1. 适应证　①早期食管癌；②中期Ⅱ期胸上段癌长度在 4cm 内，胸下段食管癌病变在 5cm 内，颈段在 3cm 内，全身情况好者；③中期Ⅲ期，病变在 5cm 以上，无明显远处转移和主动脉受侵，全身情况允许，可术前放疗后再手术切除。

2. 禁忌证　①临床及吞钡 X 线检查、CT 检查显示病变广泛累及邻近器官；②已有锁骨上淋巴结等远处转移者；③有严重心、肺或肝功能不全者或严重恶病质者。

3. 手术方法

（1）贲门癌和下段食管癌可行胃、食管部分切除，食管、胃吻合术，切除范围应在距肿瘤 5～8cm 以上。贲门癌吻合口可在主动脉弓下。下段癌吻合口应在主动脉弓上或颈部，常用胃代食管，亦可用结肠、空肠替代。

（2）食管上、中段癌根治切除后多采用食管胃颈部吻合术。

（3）食管内翻拔脱术可用于心肺功能差、患早期癌而不宜开胸手术者。

（4）肿瘤晚期不能根治切除或放射治疗，又不能进食者可作腔内置管术或胃造瘘术、食管胃转流术，亦可采用激光，电化学治疗。

（二）放射治疗

术前或术后照射可提高切除率和减少肿瘤复发率；单纯放射治疗，用于不适合手术且一般状况较好的病人。三维适形放疗技术（3DCRT）是目前较先进的放疗技术。如条件允许可用于食管癌病人。

（三）药物治疗

食管癌化疗分为姑息性化疗、新辅助化疗（术前）、辅助化疗（术后）。化学治疗必须强调治疗方案的规范化和个体化。抗癌药物治疗可与手术、放疗相结合，常用抗癌药物有氟尿嘧啶、丝裂霉素、紫杉醇、顺铂、环磷酰胺等。有时用中药治疗辅助。

【预防】

1. 控制和减少饮水及食物中的亚硝胺含量，防止真菌污染，注意饮食卫生，少或不饮烈性酒。

2. 改变喜食硬与过热食物等不良饮食习惯，提高营养水平，增加饮食中维生素、微量元素硒的含量。

3. 积极治疗癌前疾病，如食管上皮增生、食管炎、息肉、憩室等。

4. 加强锻炼，增强体质，提高机体免疫力，节制烟、酒。

5. 健全抗癌组织，加强现场宣传和防治工作。

【预后及转归】

早期发现、早期诊断、早期治疗效果好，国内外统计切除术后 5 年和 10 年生存率分别为 8%～30% 和 5.2%～24%。晚期预后不良。

第五节　纵隔肿瘤

纵隔肿瘤起源于纵隔内的多种组织与器官。可分布于纵隔的不同部位，以前纵隔、后纵隔肿瘤多见。常见的有神经源性肿瘤、畸胎瘤及皮样囊肿、胸腺瘤、纵隔囊肿、胸骨后甲状腺、淋巴源肿瘤。

【临床特点】

1. 肿瘤较小时一般无明显症状，多在体检行 X 线检查时发现。

2. 多数纵隔肿瘤为良性，病程较长，恶性瘤较少。

3. 肿瘤较大，压迫邻近组织可出现胸闷、胸痛、气短等症状。

【诊断要点】

1. 本病临床表现。

2. 某些肿瘤的特异性症状,如有肌无力症状时提示胸腺瘤,咳出毛发样物提示畸胎瘤。

3. 胸部 X 线检查、超声扫描、同位素扫描、内镜、CT 和磁共振检查有助于鉴别诊断。

【鉴别诊断】

1. 胸骨后甲状腺肿　位于前上纵隔。胸部 CT 和放射性核素碘 131 扫描有助于诊断。

2. 畸胎瘤与皮样囊肿　多位于前纵隔靠近心脏大血管的前方。X 线和 CT 可见有钙化影,CT 和超声扫描有助于与囊肿鉴别。

3. 胸腺瘤　多位于前上纵隔,少数可位于前下纵隔,常合并有重症肌无力。CT 检查可显示肿瘤与邻近器官的关系。

4. 神经源性肿瘤　多位于后纵隔。瘤体过大可压迫神经而出现 Horner 综合征、声音嘶哑、上臂麻木、截瘫等。

5. 淋巴源性肿瘤　位于中纵隔。多为恶性,有时伴发热,放、化疗可使肿瘤缩小或消失。

6. 纵隔囊肿　常见的有支气管囊肿、食管囊肿和心包囊肿,多呈圆形或椭圆形,壁薄,边缘界限清楚。

【治疗】

1. 良性肿瘤　应作肿瘤切除术,胸腺瘤合并肌无力者应同时作纵隔脂肪清扫术。手术方式根据术中肿瘤部位和大小可采用传统开胸手术或微创胸腔镜手术。

2. 恶性肿瘤　应行化疗和放射治疗。能手术切除者可行手术治疗,如恶性胸腺瘤。

【预后及转归】

良性肿瘤预后较好,但需切除彻底。神经源肿瘤有残留时可复发。恶性胸腺瘤切除术后可复发或转移。淋巴源性肿瘤预后不良。

第六节 心 脏 疾 病

分为三大类：①无分流型，如主动脉缩窄、先天性主动脉瓣或二尖瓣狭窄等，病人一般无发绀。②左向右分流型，如房间隔缺损、室间隔缺损、动脉导管未闭、主动脉窦瘤破裂等。③右向左分流型，如法洛四联症、右室双出口、大动脉转位、永存动脉干等。由于心脏解剖结构异常，大量右心系统的静脉血进入到左心系统，导致病人出现持续性发绀。

随着外科、麻醉、围术期监护和体外循环技术的发展，小儿先心病外科治疗已取得显著进步：①外科矫治的年龄越来越小；②手术疗效越来越好；③矫正更加符合解剖和生理需求。减状手术、生理学矫治的术式越来越少，而难度更大的解剖学矫治逐渐普及。

一、动脉导管未闭

动脉导管未闭是先天性心脏发育畸形，约占先天性心脏病的 12%～15%。未闭的动脉导管位于左锁骨下动脉开口远端的降主动脉峡部与左肺动脉根部之间，粗细长短不等，大多外径为 10mm 左右，长约 6～10mm。外形可呈管状、漏斗状，粗短者可呈窗状。

【临床特点】

1. 导管细、分流量少者可无症状或仅觉剧烈活动后疲乏。

2. 导管粗、分流量大者易患感冒或上呼吸道感染、发育不良，甚至出现左心衰竭。

3. 胸骨左缘第 2 肋间听到响亮粗糙连续性机器样杂音，向左锁骨下窝或颈部传导，局部可扪及震颤；肺动脉明显高压者则仅可听到收缩期杂音，肺动脉瓣第二音亢进。分流量较大者，心尖部还可听到柔和的舒张期杂音。

4. 周围血管体征　脉压增宽、宏大，颈部血管搏动增强，四肢动脉可扪及水冲脉和听诊闻及枪击音。

【诊断要点】

1. 病史及临床征象。

2. X线检查　心脏中度增大,左心缘向下向外延长;纵隔增宽;主动脉结突出可呈漏斗状;肺动脉圆锥平直或隆出,肺门血管阴影增粗,肺纹增多。

3. 心电图检查　分流量大者示左心室高电压或左室肥大。肺动脉明显高压者示左、右心室肥大或右室肥大。

4. 超声心动图　左心房、左心室内径增大。二维切面可显示沟通主动脉的动脉导管,并可测出其内径和长度。多普勒示有湍流对判断分流的大小有很大诊断价值。

【鉴别诊断】

有些不典型病例需与高位室间隔缺损合并主动脉瓣关闭不全、主动脉窦瘤破裂、冠状动静脉瘘相鉴别。超声心动图及右心导管检查和逆行主动脉造影检查有助于鉴别。

【治疗】

确诊后除有禁忌证外,均应手术治疗。无症状者最适宜的年龄是学龄前择期手术。婴幼儿有心衰者应提前手术,合并肺动脉高压者更应及早手术。成年后手术危险性增大。手术方法可采用结扎法、切断法、内口缝合法及导管封堵法。

【预后】

动脉导管未闭的手术死亡率低于 0.5%。经手术治疗后病人可恢复健康;少数术前合并有严重肺动脉高压和肺血管病变者,术后仍有残余症状。

二、房间隔缺损

房间隔缺损是最常见的先天性心脏病之一。可分为原发孔缺损和继发孔缺损两类,以后者居多。

【临床特点】

1. 继发孔缺损　早年多无症状,青年后常在劳累后气促、心悸,可有右心衰竭或呼吸道感染。原发孔缺损者症状出现较早,可早期出现明显肺动脉高压和右心衰竭。

2. 右心室明显肥大,病人左侧前胸廓略膨隆,可扪到心搏动增强。

3. 胸骨左缘第2~3肋间肺动脉瓣区可听到Ⅱ~Ⅲ级吹风样收缩期杂音,伴第二音亢进、分裂。分流量大者心尖区可听到柔和舒张期杂音。

【诊断要点】

1. 根据临床特点。

2. X线检查　右房、右室增大,肺动脉圆锥突出,主动脉结缩小,肺门影增大,肺纹理增多。原发孔缺损示左室大,肺门阴影明显增大。

3. 心电图检查　继发孔缺损电轴右偏,不完全性或完全性右束支传导阻滞,右室肥大,P波高大。原发孔缺损电轴左偏,P-R间期延长,可有左室高电压与肥大,晚期出现心房纤颤。

4. 超声心动图　右房、右室增大,室间隔与左心室后壁同向运动。剑突下四心腔切面,继发孔型在心房间隔中部连续中断,原发孔型则在心内膜垫处。多普勒可证实左右心房间有分流。

5. 右心导管检查　右房血氧含量高于上、下腔静脉;心导管可通过缺损进入左房。

【治疗】

外科治疗是本病的有效治疗方法,但近年来也有用心脏介入疗法治疗本病。

1. 手术适应证　①继发孔缺损病人,X线显示心影增大、肺动脉干突出、肺充血明显,即使无症状者;②心电图检查提示电轴右偏或右室肥大,右束支传导阻滞者;③心导管检查肺循环血流量为体循环的1.5倍以上者。

2. 手术方法　多主张在体外循环下行房间隔缺损修补术。近年开展导管伞封堵术,适用于有选择的病例。

三、室间隔缺损

室间隔缺损是左、右室之间存在的异常交通。其原因为胎儿期先天性发育异常所致。

【临床特点】

1．缺损小无症状，缺损大者可在生后 2～3 个月时出现反复呼吸道感染，症状加重可导致左心衰竭。

2．婴儿期如能度过心衰，2 岁以后症状减轻，但劳累后有气促、心悸、发育不良。活动耐力较同龄人差。

3．有进行性肺动脉高压病例，幼年期可出现发绀和右心衰竭。

【诊断要点】

1．根据临床表现。

2．心前区常有轻度隆起。胸骨左缘第 2～4 肋间可扪及收缩期震颤，并听到Ⅲ～Ⅳ级全收缩期杂音，肺动脉瓣区第二心音亢进。分流量大者，心尖部可听到柔和的功能性舒张中期杂音。

3．心电图检查　缺损小时正常或电轴左偏。缺损较大，可有左心室高电压、肥大或左右心室肥大。严重肺动脉高压者显示右心肥大、劳损。

4．X 线检查　缺损较大时心影轻度到中度增大，左心缘向左向下延长，肺动脉圆锥增大，主动脉结变小，肺血增多。

5．超声心动图　左心房、左心室内径增大。二维切面可示缺损部位和大小。多普勒超声能证实有左心室向右心室分流。

6．右心导管检查　右心室血氧含量比右心房高出 0.5Vol%以上有诊断意义，并可计算出肺动脉压力。

【治疗】

小缺损有时可自行闭合，一般不需手术，但并发细菌性心内膜炎者除外。较大的缺损分流量大者或伴有肺动脉压增高的婴幼儿应早日手术。手术需在全麻下建立体外循环，然后行缺损修补术。

【预后】

巨大的室间隔缺损 50% 在 1 岁内因合并症死亡。早期手术如成功，疗效良好，症状可逐渐改善和消失。但室间隔缺损合并肺动脉高压者手术死亡率较高。

四、风湿性二尖瓣狭窄

风湿性二尖瓣狭窄是风湿性心脏瓣膜病中最常见的一种。发病女性较多。

【临床特点】

1. 瓣口面积 $<1.5cm^2$ 时出现气促、咳嗽、咯血、发绀、心悸、心前区闷痛、乏力等症状。

2. 重症者可有阵发性气促、端坐呼吸或急性肺水肿症状。

3. 体格检查可见面颊、口唇轻度发绀（二尖瓣面容）。

4. 并发心房颤动者有脉律不齐。右室大者心前区可扪及收缩期抬举性搏动。多数在心尖区扪及舒张期震颤。

5. 心尖区可听到第一心音亢进和舒张中期隆隆样杂音，胸骨左缘第 3、4 肋间可听到二尖瓣开瓣音。

【诊断要点】

1. 有风湿病病史及临床征象。

2. 心电图 中度以上狭窄电轴右偏、P 波增宽，呈双峰或电压增高。肺动脉高压病例可示右束支传导阻滞，或右室肥大。病程长时可有心房颤动。

3. X 线检查 中度或重度狭窄，常见左心房扩大。食管吞钡检查可发现左心房向后压迫食管，心影右缘呈现左、右心房重叠的双心房阴影。主动脉结缩小、肺动脉段膨出、左心房隆起、肺门血管影增粗。

4. 超声心动图检查 M 型超声心动图显示瓣叶活动受限，大瓣正常活动波形消失，代之以城墙垛样长方波，大瓣与小瓣呈同向活动。左心房前后径增大。二维或切面超声心动图可直接显现二尖瓣瓣叶增厚和变形、活动异常、瓣口狭小、左房增大。并可检查左房内有无血栓、瓣膜有无钙化及估算肺动脉压增高的程度。

【治疗】

心功能Ⅱ级以上者均需手术治疗。手术方法有闭式二尖瓣交界扩张分离术和体外循环直视下行二尖瓣交界切开分离术或瓣膜成形术。病变严重已挛缩、钙化者则需行人工瓣膜二尖瓣替换术。

五、风湿性二尖瓣关闭不全

风湿性二尖瓣关闭不全较为多见,半数以上病例同时合并狭窄。

【临床特点】

1. 轻者无症状,病变较重时有乏力、心悸、劳累后气促等症状。

2. 心尖搏动增强并向下向左移位。心尖区可听到全收缩期杂音,常向左侧腋中线传导。肺动脉瓣第二音亢进,第一音减弱或消失。

3. 晚期病例可出现肝大、腹水等右心衰竭体征。

【诊断要点】

1. 病史与临床表现。

2. 心电图检查　重者则显示电轴左偏,二尖瓣型 P 波、左心室肥大和劳损。

3. X 线检查　左房、左室明显扩大。侧位吞钡食管受压向后移位。

4. 左心室造影　心脏收缩时可以见到造影剂返流入左心房。关闭不全程度重者造影返流量多,但左室排血分数降低。

5. 超声心动图检查　二维或切面超声心动图可直接显示心脏收缩时二尖瓣瓣口未能完全闭合。M 型检查可见二尖瓣大瓣曲线呈双峰或单峰型,上升及下降速率均增快。左室、左房前后径明显增大。左房后壁出现明显凹陷波。

6. 心导管检查 右心导管检查可见肺动脉和肺毛细血管压力升高,心排血指数降低。

【治疗】

二尖瓣关闭不全临床症状明显者,心功能受影响,心脏扩大时即应及时在体外循环直视下作二尖瓣修复成形术或二尖瓣替换术。

六、风湿性主动脉瓣狭窄

风湿热累及主动脉瓣导致瓣口狭窄称为风湿性主动脉瓣狭窄。

【临床特点】

1. 中度以上狭窄可有乏力、眩晕或昏厥、心绞痛、劳累后气促、端坐呼吸、急性肺水肿等症状,并可并发细菌性心内膜炎或猝死。

2. 胸骨右缘第 2 肋间可扪及收缩期震颤。主动脉瓣区有粗糙喷射性收缩期杂音,向颈部传导,主动脉瓣区第二音延迟并减弱。重度狭窄者呈现脉搏细小、血压偏低和脉压小。

【诊断要点】

1. 病史及临床表现。

2. 心电图检查 电轴左偏、左室肥大伴劳损、T 波倒置。部分病例有左束支传导阻滞、房室传导阻滞或心房颤动。

3. X 线检查 重度狭窄示左室增大,心脏左缘向左向下延长,升主动脉显示狭窄后扩大。

4. 超声心动图检查 M 型检查示主动脉瓣叶开放振幅减小,瓣叶曲线增宽,舒张期可呈多线。二维或切面超声图像可见主动脉瓣叶增厚、变型或钙化、活动度减小、瓣口缩小等征象。

5. 心导管检查 左心导管检查可测定左心室与主动脉间的收缩压力阶差,明确狭窄程度。左心室造影可显示狭窄的瓣口、左心室腔大小以及是否伴有二尖瓣关闭不全。

【治疗】

确定诊断后应尽早采取手术治疗,作人造瓣膜替换术。

【预后】

病情重者可迅速恶化、死亡。手术有一定死亡率。早期治疗,预后较好。

七、风湿性主动脉瓣关闭不全

风湿性主动脉瓣关闭不全常伴有主动脉瓣狭窄。

【临床特点】

1.早期常有心悸、心前区不适、头部强烈搏动感。关闭不全严重者常有心绞痛发作、气促,并可出现阵发性呼吸困难、端坐呼吸或急性肺水肿症状。

2.心界向左下方增大,心尖处有抬举性搏动。胸骨左缘第3、4肋间及主动脉瓣区有叹息样舒张早、中期和全舒张期杂音,并向心尖区传导。重症者有水冲脉、动脉枪击音和毛细血管搏动等征象。

【诊断要点】

1.病史与临床表现。

2.心电图检查 电轴左偏,左室肥大、劳损。

3.X线检查 左心室明显增大,向左下方延长。主动脉结隆起,升主动脉和弓部增宽。左室和主动脉搏动幅度增大。逆行升主动脉造影可见造影剂从主动脉返流入左室。

4.超声心动图检查 主动脉瓣开放与关闭速度增快,舒张期呈多线。可见二尖瓣大瓣高速颤动。左室内径增大,流出道增宽。二维或切面超声心动图显示主动脉瓣叶在舒张期未能完全闭合。超声多普勒可估计返流程度。

【治疗】

症状轻者可暂时观察,对症治疗,症状明显者应争取尽早施行人造瓣膜替换术。

【预后】

如有心绞痛、左心衰或心脏逐渐扩大,则预后不佳,可在数年内死亡。手术治疗,预后较好。

(刘伦旭)

第十八章

腹部外科急诊

第一节 急 腹 症

急腹症是以急性腹痛为主要表现，需要早期诊断和紧急处理的腹部疾病的总称。它包括内科、外科、妇科及儿科等科的各类胸腹部病，涉及范围广，内容多。而外科急腹症是急需以手术治疗为主要手段的腹部疾病，其特点是起病急、病情重、变化快，如延误诊断及治疗，会失去抢救机会，可给病人带来严重后果，甚至危及生命。

【临床特点】

（一）症状

1. 腹痛的特点

（1）腹痛发生的诱因：剧烈活动后腹痛，多考虑为肠扭转或尿路结石；进油腻食物后腹痛，应考虑胆囊结石、胆囊炎；暴饮暴食及饮酒后腹痛，应考虑为急性胰腺炎；饱食或饥饿后腹痛，应考虑为胃十二指肠溃疡穿孔；腹部外伤后腹痛，应考虑为腹腔内出血或胃肠道破裂；驱虫后腹痛，应考虑为胆道蛔虫。

（2）腹痛发生的缓急：开始腹痛轻，以后逐渐加重，多为炎性病变；腹痛突然发生、且十分剧烈，病情迅速恶化者，多为空腔器官穿孔，实质器官破裂出血，空腔器官梗阻、扭转、绞窄或重症胰腺炎等。

（3）腹痛的性质：一般可分为三种。①持续性疼痛多为炎症病变，或空腔器官内容物和血液刺激腹膜所致；②阵发性绞痛，发生于空腔器官梗阻或痉挛；③持续性腹痛阵发性加剧，多为空腔器官炎症与梗阻并存。

（4）腹痛的程度：一般可反映腹内病变的轻重。如急性炎症初起的腹痛程度一般较轻，而管腔梗阻的绞痛一般较重。又如重症胰腺炎、胃十二指肠溃疡穿孔，腹痛剧烈难忍，有时可休克。

（5）腹痛的部位：一般可确定病变所在部位。如胃十二指肠溃疡穿孔，疼痛开始在上腹部，以后波及全腹；急性阑尾炎，虽开始腹痛在上腹部或脐周，但数小时后，腹痛最显著部位固定在右下腹部；痛在腹部某处开始者，多为肠梗阻或肠穿孔；如为炎性病变，痛在右上腹者，为胆囊炎，痛在左中上腹者，多为胰腺炎。

（6）腹痛的放射：腹腔炎症、出血的刺激，通过腹腔神经和相应的脊髓段反射在距病变器官有一定距离的体表部位。如胆囊炎、肝脓肿可刺激膈，疼痛放射到右肩胛下或右肩部；胰腺炎的疼痛可放射到腰背部或左肩部；肾输尿管结石的疼痛可放射到同侧下腹部、大腿内侧及会阴部。

腹腔以外的疾病如肺炎、胸膜炎亦可引起上腹痛，易误诊为胆囊炎或胃、十二指肠疾病。

2. 消化道症状

（1）恶心、呕吐：急腹症病人在腹痛之后常发生恶心、呕吐。如呕吐物有蛔虫又伴有上腹部钻顶样阵发性绞痛，应考虑为胆道蛔虫症；如呕吐物为咖啡样物或暗红色血，多为急性胃黏膜病变等上消化道出血；呕吐物为粪样便，多为低位肠梗阻或麻痹性肠梗阻。

（2）大便情况：急腹症病人应注意观察大便颜色、性状及次数。果酱色大便多为小儿肠套叠或急性坏死性小肠炎的特征。柏油样大便多为上消化道出血所致。

3. 其他伴随症状　腹部绞痛伴有畏寒、发热、黄疸者，应考虑为急性梗阻性化脓性胆管炎；伴有尿频、尿痛、血尿，应考虑为肾输尿管结石或泌尿系感染；女病人伴有月经周期变化、阴道流血者，应想到妇科病如宫外孕破裂，或卵泡或黄体破裂等。

（二）体征

1. 一般情况　除病人的体温、脉搏、呼吸、血压、神志外，应注意病人的姿态、体位及表情。腹腔内出血病人面色苍白、表情淡漠；胃、十二指肠溃疡穿孔腹膜炎病人常屈膝弯腰、静卧不动；胆道蛔虫病人在发作时辗转不安、满床翻滚；胆道疾病应注意皮肤、巩膜有无黄染。

2. 腹部体征　视诊腹部形状、轮廓，有无手术瘢痕、隆起、静脉曲张、肠型及蠕动波等，腹式呼吸有无限制，腹股沟区有无包块。触诊诊腹部有无压痛、肌紧张和反跳痛，有无包块及其位置、形态、大小、活动度、光滑度、硬软度等。还应触诊肝、脾、肾。叩诊肝浊音界及有无移动性浊音，叩痛最明显的部位往往是病变所在的部位。听诊注意肠鸣音有无亢进、减弱或消失，有无气过水音、金属音。直肠指诊应列为常规检查，疑有妇科疾病应作腹壁阴道双合诊检查。

（三）辅助检查

1. 常规化验　血尿常规、血生化、血尿淀粉酶等对诊断有帮助。此外，将腹腔液、引流液送涂片、培养，有助于进一步确诊。

2. X线检查　摄胸腹部立位片，可了解有无肺炎、胸膜炎，膈下有无游离气体，腹腔内有无积液、结石或钙化影，等等。

3. 内镜检查　对原因不明的消化道出血及胆、胰疾病的诊断有一定意义，还可用于胃肠道息肉切除及止血治疗。

4. B型超声检查　对肝、胆、胰、肾及腹腔、盆腔内肿块及占位病变有较大诊断价值，尤其对结石、脓肿、积液的诊断和定位有决定性意义。

5. CT检查　对实质性器官的病变有重要的诊断价值。

6. 诊断性腹腔穿刺　对诊断不明的急腹症均可采用此法协助诊断。腹胀明显或有肠梗阻者应慎重。

【诊断及鉴别诊断】

1. 首先确定是否是急腹症。

2. 是否为外科性急腹症。

3. 确定急腹症病因和性质

（1）急性炎症：临床上最多见，如急性阑尾炎、急性胆囊炎、急性胰腺炎等。其特点是起病慢，腹痛由轻转重，为持续性钝痛。病变部位有固定压痛，且随炎症的发展，可出现腹膜刺激征。病人常伴体温升高，白细胞计数及中性粒细胞比例增多、核左移等。

（2）急性穿孔：如胃十二指肠溃疡穿孔、外伤性及病理性（伤寒、结核、痢疾、癌等）肠穿孔等。其特点是起病急，腹痛多突然发生，为持续性剧痛，常伴休克，腹膜刺激征很明显。

（3）急性梗阻：如急性机械性肠梗阻、胆道梗阻、肾输尿管结石等。其特点是起病急剧，腹痛为阵发性绞痛，间隙期有隐痛，常伴有呕吐、腹胀，早期无腹膜刺激征。机械性肠梗阻可有气过水音、金属音。胆道梗阻可出现黄疸。肾输尿管梗阻可有腰痛、血尿。

（4）急性扭转：如肠扭转、卵巢囊肿扭转、胆囊扭转等。其特点是起病急骤、腹痛剧烈，呈持续性伴阵发性加重。早期可无腹膜刺激征，但随病情加重，腹膜刺激征逐渐明显，常伴中毒性休克。腹内可扪及痛性包块。

（5）急性出血：可在腹内器官原有病变的基础上发生，亦可由损伤所致。其特点是起病突然、腹痛及腹膜刺激征较炎症性轻，常伴面色苍白、冷汗、手足发凉、脉速、血压下降等失血性休克征象。腹穿可抽出不凝集血液，血红蛋白及红细胞计数有进行性下降。

（6）急性血管栓塞：如肠系膜动脉栓塞。其特点是起病突然、绞痛剧烈，易致中毒性休克。早期无腹膜刺激征，晚期可有明显腹胀、肠鸣音减弱或消失。腹部一般无肿块。

以上各型急腹症，可两类以上同时存在，亦可相互转化。

4. 常见外科急腹症的鉴别（表18-1）。

表18-1 常见外科急腹症的鉴别诊断

	临床症状	体格检查	辅助检查
急性阑尾炎	转移性腹痛；胃肠反应；全身症状可有可无	麦氏点固定压痛；严重时可有局限性或弥漫性腹膜炎体征	白细胞计数及中性粒细胞比例增高；B超有助于阑尾周围脓肿及积液的诊断
急性胆囊炎	发病与饮食、精神等因素有关；右上腹痛、常牵涉至右肩背部；伴有消化道症状；严重时可发热等全身症状	右上腹压痛，Murphy征阳性；严重时可有肌紧张	白细胞计数及中性粒细胞比例增高；B超可见胆囊增大、壁厚、内常有结石、周围有渗出
胆囊结石（胆绞痛）	右上腹阵发性剧烈绞痛，可向右肩背部放射，伴恶心、呕吐。继发感染时，表现如急性胆囊炎	右上腹压痛，Murphy征阳性，或可扪及肿大胆囊。继发感染时右上腹压痛、肌紧张等体征加重	B超可见胆囊内结石或胆囊肿大。继发感染时白细胞计数及中性粒细胞比例增高
急性肠梗阻	腹痛、呈阵发性；腹胀；呕吐，尤其在高位梗阻时；肛门停止排气、排便；严重时有全身中毒症状，甚至休克	腹部膨隆，可见肠型；腹部压痛，严重时有腹膜刺激征；肠鸣音亢进，可闻气过水声或金属声	立卧位腹部平片可见肠腔扩张、积气、有气液平面；白细胞计数及中性粒细胞比例增高提示有感染存在；诊断性腹腔穿刺为血性液体时提示为绞窄性梗阻
急性胰腺炎	上腹痛为持续性剧痛，常发生于暴饮暴食或饮酒以后，有时放射至左肩或左腰背部；有消化道症状；重症胰腺炎时常合并其他器官功能障碍	剑突下或上腹部压痛，严重时表现为弥漫性腹膜炎体征，且腹胀很明显	血淀粉酶和脂肪酶升高，腹腔穿刺液淀粉酶显著增加；合并感染时有白细胞总数及中性粒细胞比例增高；B超或CT可见胰腺肿胀、坏死或胰腺周围积液

续表

	临床症状	体格检查	辅助检查
急性消化性溃疡穿孔	常有消化性溃疡病史；急骤发作性全腹痛；伴有消化道症状；数小时后出现全身感染中毒症状	全腹压痛、肌紧张，腹肌呈板样；肠鸣音减弱或消失	白细胞计数及中性粒细胞比例增高；立位腹平片常有膈下游离气体；腹腔穿刺为脓性分泌物或胃内容物
急性化脓性胆管炎	常有胆道疾病史，Charcot 三联征，严重时合并神志障碍和休克	右上腹压痛，常伴有肝区叩痛；皮肤、巩膜明显黄染；脉速、血压下降	白细胞总数及中性粒细胞比例增高；B 超、CT 可见胆囊增大、肝内外胆管扩张，常合并胆囊、胆管结石或胰头部肿物

对诊断暂时难以确定者，应留诊观察，待症状、体征典型时，常可确诊。

【治疗】

（一）非手术治疗

1. 适应证 发病已超过 72 小时，病情稳定无恶化者；症状、体征已局限或好转，病人全身情况好者；腹膜刺激征明显减轻或已不明显者。

2. 治疗方法

（1）禁食、胃肠减压、营养支持、补液，纠正水、电解质及酸碱平衡失调。

（2）使用有效抗生素。

（3）对症处理如解痉、镇静等。诊断不明者，禁用吗啡、哌替啶类止痛剂，以免掩盖病情，如疑有胃肠道穿孔者，禁用泻药和灌肠。

在非手术治疗中一定要严密观察病人病情、生命体征及腹部体征的变化，若病情加重，应及时手术治疗。

（二）手术治疗

1. 适应证 ①经非手术治疗，腹痛或腹部体征未减轻者；②炎性疾病，发病在 24～48 小时以内，腹痛未减轻或出现腹膜炎体征者；③穿孔性病变，腹痛加重、腹膜炎体征在发展者；④梗阻性疾病疑有绞窄或扭转者；⑤腹腔内出血，经姑息治疗无效或出血量大、经输血治疗血压不能维持在正常者。

2. 治疗方法　应根据不同的病理类型和病人的情况来决定。如为炎性病变，原则上应去除病灶和（或）引流脓液。如为梗阻性病变，若肠管壁无绞窄、坏死，仅去除梗阻的因素，使肠腔恢复通畅；若肠管壁已绞窄坏死，应将坏死肠段切除，行肠吻合术。如为出血性病变，原则上是清除腹腔内积血，缝合出血灶或切除出血脏器以达到止血目的。伴休克者，应边抗休克边止血。

第二节　急性阑尾炎

急性阑尾炎是外科最多见的急腹症。若能早期诊断和手术，可获得较好的效果。阑尾管腔阻塞及细菌入侵是阑尾炎发病的重要原因。根据其病理变化，可分为单纯性、化脓性、坏疽性及穿孔性阑尾炎和阑尾周围脓肿等类型。

【临床特点】

1. 有 70%～80% 的病人，腹痛先起于上腹部或脐周部，为阵发性。数小时至 10 余小时后，腹痛转移至右下腹，并固定不变，为持续性加重。转移时间长短与阑尾位置和病变程度有关。

2. 胃肠症状轻，早期仅有厌食或恶心、呕吐。后期可出现麻痹性肠梗阻。

3. 全身症状在早期多不明显，后期可有发热、脉速、口渴等。合并门静脉炎时，可出现寒战、高热、肝大及轻度黄疸等。

4. 右下腹阑尾区或麦氏点有固定压痛。阑尾坏疽、穿孔时，出现腹肌紧张、反跳痛和肠鸣音减弱或消失等。被大网膜包裹时，右下腹可扪及压痛性包块。

5. 其他体征结肠充气试验（Rovsing 征）阳性；腰大肌试验（psoas 征）阳性，提示为盲肠后位阑尾炎；闭孔内肌试验（obturator

征)阳性,提示为靠近闭孔内肌的低位阑尾炎;直肠指诊:阑尾位于盆腔或炎症波及盆腔时,于直肠右前壁有触痛。

6. 白细胞计数和中性粒细胞比例多增高,阑尾化脓、坏疽、穿孔时尤为明显。如阑尾在盲肠后位,刺激右输尿管时,尿中有少许红、白细胞。

【诊断要点】

若阑尾在正常位置,凭以下几点即可诊断。

1. 转移性右下腹痛。

2. 右下腹阑尾区有固定压痛。

3. 体温、白细胞计数升高。

【鉴别诊断】

急性阑尾炎早期,腹痛未转移到右下腹时,应与急性胃炎区别。急性胃炎多有饮食不洁或饮酒史,腹痛在上腹或剑下,为持续性灼痛,恶心、呕吐较明显。检查上腹部有轻压痛,肌张力不高,无反跳痛。

阑尾炎腹痛转移至右下腹时,应与以下疾病区别:

1. 胃十二指肠溃疡穿孔　常有溃疡病史,穿孔前腹痛加重。腹部体征除右下腹压痛外,有上腹部压痛,腹壁板样强直等腹膜刺激征较明显。肝浊音界缩小或消失。肠鸣音减弱或消失。摄胸腹部立位片,发现膈下游离气体可帮助诊断。如诊断困难,可行诊断性腹腔穿刺即可确诊。

2. 急性胆囊炎　有反复发作右上腹痛史,可有右肩胛部牵涉痛。可伴高热、黄疸,右上腹有压痛、Murphy 征阳性。B 型超声检查见胆囊壁水肿、增厚,周围渗出及胆囊内结石,可助诊断。

3. 梅克尔(Meckel)憩室炎　腹痛与阑尾炎相似,但腹部压痛常在脐附近或脐右下方。

4. 急性肠系膜淋巴结炎　以儿童多见。常先有咽痛、发热等上呼吸道感染史。咽部明显充血,腹部压痛以脐为中心,可随体位而变更,肌张力不高。

5. 右肾、输尿管结石　突然发生右腰或右下腹绞痛,可有反复发作史。疼痛可向会阴部、外生殖器放射。尿中有多量红细胞。X线平片、B超检查示右肾或右输尿管走行部位可见结石影。

6. 妇产科疾病　尤其年轻女性更要注意鉴别。

(1) 宫外孕:常有停经史,腹痛突然发作,由一侧盆腔发展到全腹,病人有急性失血表现。检查下腹部压痛、反跳痛,但肌紧张不明显。查血清 β-HCG 为阳性。宫颈有举痛,附件可触及肿块,经阴道后穹隆穿刺有鲜血可确诊。

(2) 卵巢滤泡或黄体囊肿破裂:其临床表现与宫外孕相似,但病情较轻,多发生于排卵期。

(3) 卵巢囊肿扭转:其腹痛突然,疼痛剧烈,腹部可扪及有压痛肿块,B超检查有助于诊断。

(4) 急性输卵管炎和急性盆腔炎:腹痛逐渐发生,伴发热及白细胞计数升高。有脓性白带或白带增多史。压痛以盆腔为主,双侧对称。阴道后穹隆穿刺可抽出脓液。

【治疗】

急性阑尾炎一旦确立,原则上应早期行手术治疗。

1. 急性单纯性阑尾炎　应行阑尾切除术。

2. 急性化脓性或坏疽性阑尾炎　腹腔常有脓液,切除阑尾的同时清除腹腔内脓液,必要时放置腹腔引流。

3. 阑尾周围脓肿　如脓肿已局限,病情稳定,不强求行阑尾切除术,可给予足量、有效抗生素,加强支持等非手术治疗。脓肿无局限趋势,应行脓肿切开引流。如阑尾已坏疽、脱落,应将其取出,妥善缝合残端或盲肠壁,以防肠瘘。

【预后及转归】

急性阑尾炎如能早期诊断、及时手术治疗,可在短期内康复。阑尾已坏疽、穿孔,病人年老抵抗力弱者,如未能及时有效的治疗,可有腹腔脓肿、内外瘘等并发症的发生。

第三节 急性化脓性腹膜炎

急性化脓性腹膜炎是由细菌感染和胃肠液化学性刺激所致的腹膜急性化脓性感染。根据发病机制,可分为原发性和继发性两类;按炎症范围可分为弥漫性和局限性两类。

原发性腹膜炎少见,其病原菌多为溶血性链球菌或肺炎双球菌。继发性腹膜炎最常见,其病原菌多为革兰阴性杆菌,一般为混合性感染。

【临床特点】

1. 腹痛 为持续性剧痛,随深呼吸、咳嗽而加重。腹痛从原发病灶开始,随炎症加重向全腹扩散。

2. 恶心、呕吐 早期为反射性,呕吐物为胃内容物;后期为炎症、毒血症或肠麻痹所致,呕吐物为胆汁或肠内容物。

3. 全身症状 与病情变化有关。开始体温不高,以后逐渐升高;感染性病变如急性阑尾炎,发生腹膜炎后则体温在原病变基础上更升高。脉搏一般随病程发展与体温成比例加速,当腹膜炎进入严重阶段时,可出现寒战、高热、脉速、呼吸浅快。如脉搏加快,体温反下降,提示病情恶化。

4. 腹胀明显,腹式呼吸减弱或消失。腹部压痛、反跳痛、肌紧张或呈板状腹,尤以原发病灶部位为最明显。肠鸣音减弱或消失。空腔器官穿孔者肝浊音界缩小或消失。

5. 直肠指检,直肠前窝饱满、触痛。

【诊断要点】

1. 病史及典型体征。

2. 化验 白细胞计数增高,中性粒细胞比例增高或核左移。如白细胞计数不高,而中性粒细胞比例增高或出现中毒颗粒,提示病情危重或机体反应能力低下。

3. B超或CT检查 可帮助判断腹内液体量及部位。腹部X线检查,如膈下有游离气体,提示为胃肠穿孔;肠腔内有多个气液平面,提示为肠麻痹或肠梗阻。

4. 腹腔穿刺　根据抽出液颜色、混浊度、气味可辅助诊断。抽出液可作涂片及细菌培养。必要时,可行腹腔灌洗以助诊断。

【鉴别诊断】

1. 原发性腹膜炎　腹腔无原发病灶,由血行或淋巴途径感染所致。多见于10岁以下儿童,常在并发肾病、猩红热或营养不良等情况下发生。

2. 继发性腹膜炎　多由腹腔器官感染、穿孔、损伤或手术污染、吻合口瘘所致。腹腔内有原发灶可寻。

3. 上呼吸道感染、急性心包炎、急性心肌梗死等均可出现上腹痛;带状疱疹,脊髓、椎体病变,刺激相应的神经根,亦可出现腹痛,但均无腹膜刺激征。

【治疗】

1. 非手术治疗　适于原发性腹膜炎或继发性腹膜炎病灶局限,病情较轻、有好转者,或腹膜炎晚期、病情严重,不能耐受手术者。治疗方法为病人半卧位、禁食、胃肠减压、输液,纠正水电解质及酸碱失衡,选用足量、有效抗生素及加强营养支持治疗。

2. 病人在观察期,禁用镇痛剂,对原因不明,症状、体征明显者,宜及早剖腹探查,以免延误病情。

3. 手术治疗　凡继发性腹膜炎病情严重或经非手术治疗无效者,宜尽早手术治疗。其目的在于去除病灶、修补穿孔、吸尽或引流腹腔渗出液。

【预后及转归】

1. 病情较轻,能及时正确处理,一般预后较佳,或局限形成腹腔脓肿。部分病人腹膜炎治愈后,腹腔内形成粘连,易发生粘连性肠梗阻。

2. 年老体弱,病情严重或治疗不当者可并发 DIC、休克而死亡。

第四节 急性肠梗阻

肠内容物的正常运行发生障碍，不能顺利通过肠道时，称为肠梗阻。按梗阻发生的原因分为机械性、动力性和血运性三类；按肠壁有无血运障碍，分为单纯性和绞窄性两类；按梗阻部位分为高位和低位；按梗阻的程度分为完全性和不完全性；按梗阻发展的快慢分为急性和慢性肠梗阻。

【临床特点】

1. 腹痛 机械性肠梗阻的腹痛为阵发性绞痛，腹痛时伴肠鸣音亢进，可见肠型及肠蠕动波。麻痹性肠梗阻，为持续性胀痛，伴肠鸣音减弱或消失，无肠型及蠕动波型。

2. 腹胀 高位肠梗阻腹胀不明显，但有时可见胃型；低位肠梗阻及麻痹性肠梗阻腹胀明显，遍及全腹；结肠梗阻常为闭袢型梗阻，腹胀以腹周明显，且呈不对称性。

3. 呕吐 早期呕吐呈反射性，吐出物可为胃液或食物。高位小肠梗阻，呕吐早且频繁，呕吐物为胃及十二指肠内容；低位肠梗阻，呕吐出现迟而且少，吐出物可为粪样。绞窄性肠梗阻，呕吐物为棕褐色或血性；麻痹性肠梗阻，呕吐为溢出性。

4. 肛门停止排气、排便 在梗阻早期，高位肠梗阻或不完全肠梗阻，肛门仍有少量气、便排出。完全性肠梗阻，肛门完全停止排气、排便。肠绞窄时，可排出血性黏液样粪便。

5. 全身变化 肠梗阻早期，病人全身无明显改变，随病情发展，可出现唇舌干燥、皮肤弹性差、眼眶凹陷、尿少等水、电解质紊乱和酸碱平衡失调表现。肠绞窄时，可出现脉细速、血压下降等中毒、休克的表现。

6. 腹部体征 肠扭转时腹胀不对称。单纯性肠梗阻，腹部有轻压痛、无腹膜刺激征。绞窄性肠梗阻，腹部有固定压痛和腹膜刺激征，并可扪及绞窄肠袢。肠套叠、蛔虫性肠梗阻可扪及长圆形或条索状团块。机械性肠梗阻，可见肠型和蠕动波，肠鸣音亢进,有气过水声或金属音。麻痹性肠梗阻,腹胀均匀,肠鸣音减弱或消失。各种类型的粘连性肠梗阻见图18-1。

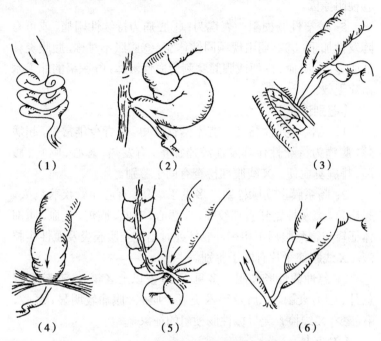

图 18-1 各种类型的粘连性肠梗阻
(1)肠袢粘连成团 (2)腹壁黏着扭折 (3)系膜黏着扭折
(4)粘连系带 (5)粘连内疝 (6)粘连成角,扭转

【诊断要点】

1. 临床特点 腹痛、腹胀、呕吐,肛门停止排便、排气。

2. 化验检查 肠梗阻早期,血象、电解质无明显变化,晚期可出现白细胞、血红蛋白、血细胞比容升高,尿比重增加,血清Na^+、K^+、Cl^-下降,CO_2CP下降。

3. X 线检查 示肠腔内积气及多个气液平面。结肠梗阻作造影剂灌肠或CT检查有助于诊断。

4. 在肠梗阻诊断过程中,不能只满足于肠梗阻的诊断,必须明确：①是机械性还是麻痹性梗阻；②是高位还是低位梗阻；③是完全性还是不完全性梗阻；④是单纯性还是绞窄性梗阻；⑤梗阻原因。

5. 绞窄性肠梗阻　表现为：①腹痛为持续性剧痛，或可有阵发性加重；②早期出现顽固性休克；③腹胀不对称，腹膜炎体征明显；④呕血、黑便或腹腔穿刺为血性液体；⑤积极的非手术治疗无效。

【鉴别诊断】

1. 急性坏死性肠炎　有不洁饮食史，以青少年常见，起病急，腹痛为持续性伴阵发性绞痛加重，有发热、恶心、呕吐、腹泻、排腥臭血便。X线腹部检查有助于鉴别。

2. 肠系膜上动脉栓塞　多见于老年、有心血管疾病病人。起病急，突发性剧烈腹部绞痛，伴恶心、呕吐、腹泻、便血，腹部体征轻与剧烈腹痛不相称。肠坏死时出现全腹膜炎及血性腹腔液。X线腹部平片有助于鉴别。

3. 急性假性肠梗阻　多见于50岁以上老年人，有脑血管意外、心力衰竭、产后及手术史者。腹胀、腹痛较明显，恶心、呕吐少，X线检查无机械性肠梗阻的征象。

【治疗】

1. 非手术治疗　适于单纯性、粘连性肠梗阻，动力性肠梗阻，粪块、蛔虫堵塞及肠结核等所致的不全性肠梗阻。

非手术治疗方法包括禁饮、禁食、胃肠减压、解痉止痛、中医中药，补液纠正水、电解质紊乱和酸碱失衡，应用抗生素防治感染，并密切观察病情变化。

2. 手术治疗　适于各类型绞窄性肠梗阻，肿瘤及先天性肠畸形所致的肠梗阻，以及非手术治疗无效者。

手术目的是在最短的手术时间内，以最简单的方法解除梗阻，恢复肠道的通畅。手术方法应根据梗阻的部位、病因及性质而定。具体方法有肠粘连松解，肠套叠或肠扭转复位，肠切除肠吻合术，肠短路及肠造口或肠外置术。

【预后及转归】

早期、正确的治疗,一般预后较佳。发生肠绞窄、肠坏死、腹膜炎,尤其是年老体弱或并发休克者,其死亡率仍较高。

第五节　急性胆道感染

急性胆道感染是指胆囊和胆道的急性炎症,常与胆石病互为因果。急性梗阻性化脓性胆管炎(AOSC)又称急性重症型胆管炎,易并发脓毒症、感染性休克及多器官功能衰竭而死亡。感染细菌多为革兰阴性杆菌如大肠杆菌、铜绿假单胞菌、肠球菌及厌氧菌亦常见。

【临床特点】

(一)急性胆囊炎

1. 发病与进油腻食物、精神因素有关。

2. 右上腹剧痛,阵发性加重,可放射至右肩背部,伴恶心、呕吐、呃气。

3. 病情重时可寒战、发热(38~39℃)。

4. 右上腹有压痛、肌紧张,可触及肿大胆囊,Murphy 征阳性。胆囊坏疽、穿孔者,可出现腹膜炎体征。

(二)急性梗阻性化脓性胆管炎

1. 多数病人曾有胆道疾病反复发作和胆道手术史。

2. 剑突下或右上腹突发性绞痛,伴寒战、高热(39~40℃),黄疸(Charcot 三联征),病情重者可出现神志淡漠、昏迷、休克等(Reynolds 五联征)。

3. 皮肤、巩膜出现黄染,剑突下有明显压痛和肌紧张、肝大、肝区叩击痛,部分病人可扪及肿大胆囊。

4. 病情严重者,脉搏增快达 120~140 次/分,血压下降,呼吸浅快。

【诊断要点】

1. 根据病史及临床特点。

2. 化验检查白细胞计数明显升高,出现核左移。

3. B 型超声波检查,可见肿大胆囊、胆道扩张、结石或蛔虫影,确诊率较高。

4. 必要时行 ERCP、CT 有助于诊断。

【鉴别诊断】

急性胆道感染应注意与以下疾病鉴别。

1. 与胃十二指肠溃疡穿孔,急性肠梗阻,急性胰腺炎的鉴别点详见有关章节。

2. 肝内型胆管炎因病变在肝内,故腹痛轻、黄疸轻、无腹膜刺激征,但全身感染症状如寒战、发热较明显。

3. 重症病毒性肝炎有肝炎传染接触史,发病突然,以肝区痛为主,有发热但无畏寒,肝大、有压痛,血清转氨酶升高,碱性磷酸酶正常。肝功能指标有严重改变。

【治疗】

1. 急性胆囊炎诊断确立后,原则上应行外科手术治疗。

(1)病情轻者,先行非手术治疗,控制感染,待病情缓解后再行择期手术。

(2)病情危重,并发胆囊穿孔、急性化脓性胆管炎,应积极短期术前准备,尽早手术治疗。手术方法为胆囊切除术。有少数病情危急,胆囊炎症严重,不能耐受胆囊切除术者,可行胆囊造口术。

2. 急性梗阻性化脓性胆管炎诊断明确,原则是紧急手术解除胆道梗阻,及时有效降低胆管内压,以挽救病人的生命为首要目的。

(1)手术方法力求简单有效,行胆总管切开探查、取石、T 管引流。

(2)胆囊为继发改变,一般不作急诊切除,可二期手术治疗。胆囊造口术难以达到减低胆管压力的目的,一般不宜采用。

3. 胆道感染的非手术治疗,一般作为手术前的准备。治疗方法包括禁饮、禁食、持续胃肠减压、补液纠正水电解质和酸碱平衡紊乱,给予足量有效的抗生素,维生素 K,解痉止痛及全身营养支持治疗等。还可采用 PTCD 或 ENBD 治疗。

【预防】

积极治疗胆囊或胆道结石,防止发生胆囊管或胆总管的梗阻。

【预后及转归】

1. 及时正确的治疗,一般预后较好。

2. 胆囊化脓、穿孔,可酿成急性化脓性腹膜炎,预后较差。

3. 急性梗阻性化脓性胆管炎可并发肝内急性化脓性感染、胆源性肝脓肿、胆源性脓毒症、感染性休克及多器官功能衰竭而导致死亡。

第六节　急性胰腺炎

急性胰腺炎是常见的外科急腹症之一。病因较复杂,主要与胆道下端梗阻、酒精中毒、暴饮暴食、十二指肠液反流、创伤及胰腺缺血等因素有关。急性胰腺炎可分为水肿性、出血坏死性。按临床类型可分为轻型和重症胰腺炎。重症胰腺炎病情凶险,并发症多,死亡率高达 30% 左右。

【临床特点】

1. 腹痛是主要症状,为持续性剧痛伴阵发性加重。可向腰背部放射。

2. 恶心、呕吐、腹胀、发热。合并胆管炎者可伴寒战、高热。

3. 腹部体征主要为全腹膜炎,以左上腹为明显。移动性浊音可呈阳性,腹胀、肠鸣音减弱或消失。

4. 后期可并发胰周脓肿、革兰阴性杆菌脓毒症、急性呼吸窘迫综合征、胰性脑病、DIC,急性肾衰竭等。

【诊断要点】

1. 病史及临床特点。

2. B 型超声检查、CT 检查及腹部 X 线平片有助于诊断。

3. 白细胞计数增高。血清淀粉酶在发病 3～12 小时后即升高，>300U（Somogyi 法）；尿淀粉酶在发病 12～24 小时后开始升高，>500U（Somogyi 法），或血清脂肪酶 >300U/L 即有诊断价值。但病情严重者，淀粉酶反而下降。重症胰腺炎：白细胞计数 >16×10^9/L，血糖 >11mmol/L，血钙 <1.87mmol/L。

4. 腹腔穿刺出血、坏死性胰腺炎，腹腔穿刺液为血性，送查淀粉酶和脂肪酶升高有诊断价值。

【鉴别诊断】

急性胰腺炎应与急性胆囊炎、胆囊结石、急性肠梗阻、胃十二指肠溃疡急性穿孔、急性肾绞痛、急性胃肠炎及冠心病急性发作等区别。

【治疗】

1. 非手术治疗　适于水肿性胰腺炎。

（1）禁饮禁食、持续胃肠减压。

（2）补液，纠正水、电解质及酸碱平衡失调，防治休克。

（3）早期使用抗生素，以防止肠道细菌移位感染和真菌感染。

（4）重症病人，给 H$_2$ 受体拮抗剂以减少胃酸分泌，如雷尼替丁、奥美拉唑等；或用生长抑素如奥曲肽 0.1mg，皮下注射，每 6～8 小时 1 次，3～7 天，或用施他宁（stilamin），能有效地抑制胰腺的分泌。

（5）中医中药。以通为用，促进排气排便，减轻腹胀。

2. 手术治疗　适于急性出血性坏死性胰腺炎合并胆道疾病或继发感染者。

手术方法：①坏死组织清除术；②继发肠瘘，可将瘘口外置或近端造瘘术；③胆源性胰腺炎应行胆道探查，T 管引流术。

3. EST 同时取石，适用于合并胆总管下端结石者。

4. 营养支持　急性胰腺炎早期行完全胃肠外营养，后期、恢复期行胃肠道营养。病情痊愈后，恢复正常饮食。

【预防】

及时治疗胆道结石、胰管结石，以防胰、胆管开口梗阻；勿暴饮暴食，忌嗜酒；行胃、胆道手术时，防止胰管损伤等。

【预后及转归】

1. 急性水肿性胰腺炎如能及时、正确治疗，效果较好。

2. 重症胰腺炎并发胰周脓肿或多器官功能衰竭者，死亡率高，预后较差。

（施宝民）

第十九章
胃十二指肠疾病

第一节　胃十二指肠溃疡

胃和十二指肠溃疡因其发病与胃酸有关而统称消化性溃疡,常合并幽门螺杆菌感染。其发病率虽日趋降低,但因发病年龄趋向老化,并发症(出血、穿孔等)引起的病死率并未显著降低,仍为常见外科急症之一。

【临床特点】

1. 胃十二指肠溃疡　多见于幽门螺杆菌感染阳性的病人,溃疡好发于幽门前、胃窦区或十二指肠球部。

2. 溃疡　经内科治疗愈合后有易于复发的倾向。

3. 疾病过程中可以引起出血、急性穿孔和幽门梗阻等并发症,胃溃疡可以发生恶变。

4. 反复复发的溃疡病,应考虑胃泌素瘤的可能。

【诊断要点】

1. 上腹部疼痛伴反酸,有明显周期性、节律性,餐后延迟痛、饥饿痛和夜间痛。进食可使疼痛缓解。

2. 上腹部剑突下或偏右侧局限性压痛。

3. X线钡餐检查可见胃部有突向壁外的龛影,或十二指肠球部变形。

4. 纤维胃镜检查发现溃疡病变。对胃溃疡必须取活检除外癌变。

【鉴别诊断】

1．慢性胆囊炎、胆石症右上腹痛多为餐后发作可伴发热，B超可以确诊。

2．慢性胰腺炎反复腹痛发作、呈持续性，伴消瘦与营养不良。

【治疗】

胃十二指肠溃疡病以内科治疗为主，发生如下并发症时，可考虑外科手术治疗：

1．胃十二指肠溃疡穿孔。

2．胃十二指肠溃疡出血。

3．胃十二指肠溃疡瘢痕性幽门梗阻。

4．内科治疗无效的良性溃疡。

5．胃溃疡疑有恶变。

【预后与转归】

对已有并发症的溃疡病行手术治疗的疗效均较好，复发率较低。

第二节　胃十二指肠溃疡穿孔

急性穿孔是溃疡病常见的并发症。十二指肠溃疡前壁穿孔较为多见。穿孔后早期为化学性腹膜炎，6～8小时后转为化脓性腹膜炎。

【诊断要点】

1．有溃疡病史。

2．突发性剧烈腹痛，由上腹部起始向全腹蔓延。

3．全腹有压痛和反跳痛，腹肌紧张如木板样。

4．站立位X线透视或腹部平片检查，80%病人有膈下游离气体影。

5．可伴有发热、脉速及白细胞计数增高。

【鉴别诊断】

1．急性胰腺炎　除剧烈腹痛外，多伴有呕吐，压痛区偏左上腹,无气腹征,血清淀粉酶升高。

2. 急性胆囊炎 右上腹剧烈绞痛,伴阵发加剧。腹痛限于右上腹,墨菲征阳性。

3. 急性阑尾炎 穿孔腹痛与腹膜炎症状较溃疡病穿孔轻,压痛仍以右下腹为著,罕见有气腹征。

【治疗】

1. 非手术治疗 适用于症状较轻,一般状况良好,循环稳定,发病时间较短的空腹穿孔病人。应禁食,安置胃肠减压管并保持通畅。维持水与电解质平衡及营养支持。使用广谱抗菌药物。穿孔愈合后,对 HP 感染阳性者,应予治疗。

2. 手术治疗 应用于饱食后穿孔,顽固性溃疡穿孔,伴幽门梗阻的穿孔,并发出血及高龄病人、疑有癌变者。根据病情及手术探查所见采用不同的手术治疗方式。

(1) 穿孔缝合术:适用于穿孔时间超过 8 小时,腹腔内污染及炎症较重,病人状况不能耐受较长时间手术者,及溃疡病史短的年轻病人。

(2) 彻底性手术:若病人一般情况较好,腹腔炎症较轻,或已有不全梗阻或出血史者可行彻底性手术。包括:胃大部切除术,对十二指肠溃疡穿孔也可行迷走神经切断加幽门成形术或迷走神经切断加胃窦切除术,或缝合穿孔后高选择性迷走神经切断术。

(3) 胃溃疡穿孔病人,术时必须首先确定非胃癌穿孔,必要时,术中取活检以确定。条件许可时尽量采用彻底性手术。

第三节 胃十二指肠溃疡大出血

侵蚀溃疡基底部血管破裂而致的大出血需要外科手术治疗,病变多位于胃小弯或十二指肠后壁。

【诊断要点】

1. 多数病人有溃疡病史。

2. 主要症状为柏油样黑便,出血量大时可有呕血。

3. 可有血容量减少,休克的内出血的全身表现,如面色苍白,口渴,脉速,出冷汗,血压下降等。

4. 胃镜可发现出血病灶。

【鉴别诊断】

应与下列疾病鉴别:

1. 门脉高压症　食管曲张静脉破裂出血多为呕血,量大,有肝病史,多有脾大,脾功能亢进。

2. 应激性溃疡　多发生于内科重症病人和创伤与手术后的病人。胃镜可识别。

3. 肝内胆道出血　常以右上腹痛为前驱症状,可伴有寒战、发热及黄疸。

【治疗】

1. 非手术治疗　包括安置胃管吸引以观出血及治疗效果。输液、输血,应用止血药物和 H_2 受体拮抗剂或质子泵抑制剂,必要时行胃镜在溃疡部位局部注射肾上腺素或硬化剂以控制出血,并判断再出血的可能性。

2. 手术治疗　于下列情况应考虑:①出血量大,输血 800ml(6~8 小时内)后血压、脉搏仍不稳定者;②既往有溃疡病出血病史或年龄 >60 岁;③合并穿孔或幽门梗阻若全身情况允许,应行包括溃疡在内的胃大部切除术。病情危重及切除溃疡有困难而予以旷置时,可行缝扎溃疡底部出血的动脉或结扎相应的动脉分支以止血。

第四节　胃十二指肠溃疡瘢痕性幽门梗阻

溃疡愈合过程中瘢痕收缩所致的胃出口梗阻(幽门梗阻)是永久性的,常因大量呕吐引起脱水而发生低氯低钾性碱中毒。

【诊断要点】

1. 长期溃疡病史,进食后易饱、腹胀。常定时发生呕吐,呕吐物不含胆汁,含宿食有酸臭味。

2. 上腹膨隆,有时可见胃型、蠕动波或闻上腹部振水音。

3. X线钡餐检查胃高度扩大,幽门狭窄,若6小时后胃内仍有25%钡剂存留,提示有胃潴留。梗阻时,24小时后胃内仍有钡剂。

【鉴别诊断】

瘢痕性幽门梗阻应与下列疾病鉴别:

1. 活动性溃疡病变所致幽门痉挛和水肿经胃肠减压、制酸、解痉药物治疗可以缓解。

2. 胃窦或幽门前区胃癌所致胃出口狭窄可经胃肠钡餐或内镜检查确诊。

【治疗】

1. 持续胃肠减压,每晚温盐水洗胃,减轻胃扩张与胃壁水肿。

2. 纠正水、电解质紊乱,给予肠外营养支持。

3. 经过充分准备一般状况改善后作胃大部切除术,病情重的老年人行胃空肠吻合术。

第五节 胃 癌

胃癌是常见癌症之一,多在40~60岁发病,男多于女(3∶1)。

【临床特点】

1. 早期多无明显症状,以上腹不适、隐痛、食欲减退最常见。

2. 以慢性胃炎、消化不良、体重下降或溃疡病为主要症状者比例甚高。

3. 胃底病变可出现与食管下段或贲门通过受阻的症状;胃窦部病变可出现幽门梗阻症状。胃体部病变更不易早期发现。

【诊断要点】

1. 早期症状为上腹不适,食欲减退,消瘦乏力。

2. 上腹部可出现压痛,少数病人可触到肿块,应注意检查左锁骨上淋巴结有无肿大及直肠前凹有无肿块。

3. 部分病人可出现贫血，粪便潜血阳性。

4. 双重对比钡餐检查可明确病变部位及范围。

5. 纤维胃镜检查可发现早期（黏膜及黏膜下癌）胃癌，并获取活体病理检查标本。内镜超声可探明病变浸润深度及邻近器官受侵状况。

6. 超声及 CT 检查可查明腹腔内淋巴结转移及播散状况，有助于分期及决定治疗方案。

【鉴别诊断】

应注意与下列胃疾病鉴别：

1. 胃溃疡 有长期反复发作上腹痛病史。最终要依靠胃镜病理确诊。

2. 胃的胃肠间质瘤 可向胃腔内或腔外生长，可并发溃疡而出现上消化道出血或黑便。钡餐造影与 CT 检查以及病理与免疫组化检测有助于鉴别。

3. 胃淋巴瘤与胃癌 鉴别困难，常需病理确诊。

【治疗】

1. 除确定已有远位转移或恶病质外，应争取及早探查，行根治性切除。

2. 早期（黏膜及黏膜下层）胃癌，可行局部切除或包括第一站淋巴结清扫的根治性切除术。

3. 病变侵及浆膜以外者，应行包括第二站淋巴结清扫的根治性切除术，术后使用联合化疗。

4. 胃体部癌，病变大于 1/3 胃区者，适于全胃切除术，并清扫第二站淋巴结，术后使用联合化疗。

5. 对已不能根治但有幽门梗阻的晚期病人，可行胃空肠吻合术。

6. 胃癌的化疗可用于根治性手术的术前、术中和术后，延长生存期。常用化疗（FAM）方案：氟尿嘧啶 $600mg/m^2$，静注，第 1、2、5、6 周；阿霉素 $20\sim30mg/m^2$，静注，第 1、5 周，每周 1 次；丝裂霉素 $10mg/m^2$，静注，第 1 周。6 周为一疗程。也可采用氟尿嘧啶,四氢叶酸以及草酸铂的联合化疗方案。

7. 胃癌的其他治疗包括放疗、免疫治疗、靶向治疗、中医中药治疗等。

【预后及转归】

除早期胃癌可取得较好疗效(5 年生存率为 80%～90%)外,一般病例术后 5 年生存率仍在 20%～30%。

第六节 胃淋巴瘤

原发性恶性淋巴瘤约占胃恶性肿瘤的 5%,次于胃癌而居第二位。发病年龄以 45～60 岁居多。男性发病率较高。低度恶性胃黏膜相关淋巴瘤 90% 以上合并幽门螺杆菌感染。

【临床特点】

1. 早期症状类似一般胃病,有上腹不适、胃纳下降、恶心等。

2. 可有上消化道出血、体重下降、贫血等表现。部分病人上腹部可触及包块,少数病人可有不规则发热。

【诊断要点】

1. 钡餐检查　可见黏膜有卵石样的不规则充盈缺损、胃黏膜皱襞肥厚,肿块虽大仍可见蠕动通过病变处是其特征。

2. 内镜　见大而浅表的溃疡,胃体后壁和小弯侧多见,可呈多灶性分布。多部位较深取材活检查有助于确诊。

3. CT 检查　可了解肝、脾、纵隔有无侵犯与腹腔淋巴结情况,以排除继发性胃淋巴瘤。

【治疗】

1. 早期低度恶性胃黏膜相关淋巴瘤可采用抗幽门螺杆菌治疗。

2. 抗生素治疗　无效或侵及肌层以下的病例可以选择放、化疗。

3. 手术治疗　病变局限的早期病人可获根治机会。姑息性切除也可减瘤,结合术后化疗而提高疗效、改善预后。

第七节　胃肠道间质瘤

胃肠道间质瘤（GIST）是消化道最常见的间叶源性肿瘤。胃的 GIST 约占胃肿瘤的 3%，发病高峰年龄为 50 岁和 70 岁，男女性发病率相近。

【临床特点】

1. 黏膜下或浆膜下球形或分叶状肿块。常见症状为上腹部不适与疼痛。

2. 瘤体小者症状不明显，瘤体较大时可在黏膜表面形成溃疡，导致黑便、呕血、贫血。体积较大可扪及腹部肿块，瘤体可内出血、坏死及囊性变。

【诊断要点】

1. 钡餐造影　胃局部黏膜隆起，呈凸向腔内的类圆形充盈缺损，胃镜下可见黏膜下肿块，顶端可有中心溃疡。黏膜活检检出率低。

2. CT、MRI 扫描　可发现胃腔外生长的结节状肿块以及肿瘤转移。

3. 标本免疫组化检测　显示 CD117 和 CD34 过度表达，有助于确诊。

【治疗】

1. 手术治疗　争取彻底切除，不必广泛清扫淋巴结。完全切除的存活期明显高于不完全切除的病例。

2. 姑息性切除或切缘阳性者可给予甲磺酸伊马替尼，以控制术后复发改善预后，也可用于术前辅助治疗。

（吴国豪）

第二十章

肠 疾 病

第一节 炎症性肠病

一、克罗恩病

克罗恩病又称末端回肠炎,病因不明,是可侵犯胃肠任何部位的慢性非特异性炎症,最多见于末段回肠。受累肠壁水肿增厚,肠腔变窄,系膜淋巴结呈炎性肿大。病变呈节段分布,病变肠袢可发生溃疡,可形成内瘘和外瘘。本病以内科治疗为主,有并发症时需要外科处理。

【临床特点】

起病常较缓慢,病史较长。主要症状为腹痛、腹泻、低热和体重下降等。部分病人出现肠梗阻症状,多为不完全性。

【诊断要点】

1. 痉挛性腹痛,多在脐周或右下腹,可伴有腹泻及粪便隐血。

2. 全身症状可有食欲缺乏、无力及低热。部分病人可出现不完全性肠梗阻。

3. X线钡剂肠造影可见肠壁增厚,肠腔狭窄,管壁僵硬及溃疡形成。

4. 纤维结肠镜检查有助于确诊。

【鉴别诊断】

1. 急性期应与急性阑尾炎鉴别,后者一般腹泻、便血少见,伴白细胞计数显著升高。

2. 慢性期与肠结核不易鉴别,必要时需剖腹探查。

【治疗】

1. 非手术治疗　解痉止泻可用复方地芬诺酯(苯乙哌啶)。抗炎药物可用柳氮磺吡啶(水杨酰偶氮磺胺吡啶)。肾上腺皮质激素有助于控制病情。肠外营养支持和改善一般状况。

2. 手术治疗　主要适用于肠梗阻、肠穿孔、肠道出血、慢性穿孔脓肿形成或肠内瘘、外瘘、癌肿形成,肛周病变,内科治疗无效,儿童发育迟缓亦应考虑手术干预。手术方式有切除病变肠段,行侧侧吻合。

【预后】

急性发作经内科治疗可以缓解。因并发症致死者不多见,但手术后复发率较高,可达 50% 以上,部位多在吻合口附近,可因多次肠切除而致短肠综合征。

二、溃疡性结肠炎

溃疡性结肠炎是以首先侵犯直肠、乙状结肠为主,多数局限于黏膜及黏膜下层,呈慢性、间歇性发作,以血便、腹泻为主要症状的非特异性炎症。少数呈急性病程。

【临床特点】

多数起病缓慢,病程长,可出现间歇缓解。主要症状为腹泻、脓血便、腹痛,少数累及直肠引起里急后重。病情严重者可伴发热、贫血、营养不良等。

【诊断要点】

1. 下腹部或左下腹痉挛性疼痛,伴有腹泻及黏液血便。急性期可有便血,有时量大。

2. 病程长及重症病人可出现发热,贫血,营养不良等全身中毒症状。

3. X 线钡灌肠可见结肠袋消失,肠管僵直,均匀变窄。内镜可见黏膜广泛充血水肿,散在出血点及溃疡,及假息肉形成。

急性期时上述两项检查均应谨慎从事,以防导致结肠穿孔。

【鉴别诊断】

1. 细菌性痢疾或阿米巴痢疾主要依靠粪便镜检及细菌培养。

2. 克罗恩病多侵犯回肠末段,且病变呈节段性。

3. 肠结核较少侵犯乙状结肠与直肠。

【治疗】

1. 非手术治疗 适用于内科及手术前病人。休息及少渣饮食,重症病人可给予胃肠外营养支持及口服柳氮磺吡啶或灭滴灵。重症者可加用激素。

2. 手术治疗 外科手术指征包括:中毒性巨结肠、穿孔、出血、癌变、难以忍受症状而内科治疗无效。手术方式有3种:①全结直肠切除及回肠造口术,缺点是永久性回肠造口;②结肠切除、回直肠吻合术,缺点是残留直肠有复发癌变风险;③结直肠切除、回肠储袋肛管吻合术(IPAA),现已为标准术式。

【预后及转归】

轻症者预后好,治疗缓解率可达80%,但病情也多迁延反复。全结肠切除可治愈多数有并发症的广泛病变的病人。

第二节 肠息肉和肠息肉病

凡由黏膜表面突向肠腔的隆起性病变,大小不一,有蒂或无蒂,均称为肠息肉(polyp)。病理上可分为肿瘤性,如管状腺瘤、绒毛状腺瘤;非肿瘤性,如增生性息肉、幼年型和继发于溃疡性结肠炎的炎性假性息肉。在肠腔内广泛生长与分布的息肉,多有家族史与遗传倾向者称肠息肉病,如家族性肠息肉病(FAP)、色素沉着息肉综合征(Peutz-Jeghers syndrome)及肠息肉病合并多发性骨瘤和多发性软组织瘤(Gardner syndrome)。

【临床特点】

大肠息肉多见于乙状结肠和直肠,大多是腺瘤。直径大于2cm者,约半数癌变。色素沉着息肉综合征可癌变。家族性息肉病癌变倾向很大。息肉及息肉病的临床表现主要是间断性便血。

【诊断要点】

1. 临床多以间断性鲜血便,偶见腹痛为主诉。也可发生肠套叠、肠梗阻症状,但甚少见。

2. 息肉多见于直肠与乙状结肠,直肠指检可扪及直肠中、下段息肉,乙状结肠镜检可发现突向肠腔的息肉状病变,并可行病理活检及电灼治疗。

3. 纤维结肠镜或气钡双重对比结肠造影可发现全结肠分布的多发息肉病。

4. 肠息肉病需进行 APC、MUTYH 和错配修复基因等基因检测,做出遗传性诊断。

【鉴别诊断】

1. 溃疡性结肠炎 除便血外,多伴有全身症状。

2. 下消化道黏膜下动静脉畸形或发育异常 可发生鲜血便,量较大,但内镜与钡灌肠可无异常发现。出血期选择性动脉造影有助于诊断。

【治疗】

1. 炎性息肉与增生性息肉一般无恶变倾向,可用内镜随诊,必要时内镜切除并活检。

2. 单发或多发的有蒂腺瘤样息肉及绒毛状息肉,可经内镜行圈套器切除或电灼治疗。标本应行病理检查。无蒂,直径>2cm,疑为癌变者宜作部分肠切除。

3. 家族性息肉病几乎都发展为肠癌,癌变年龄约 39 岁,可行全结肠切除、末端回肠造口或回肠直肠吻合术。

【预后及转归】

炎性息肉的预后与原发病疗效有关。腺瘤性息肉切除后一般无复发。家族性息肉残留直肠者应终身随诊,监视直肠内病变有无恶变。

第三节　肠　结　核

肠结核是好发于末段回肠和回盲部的继发性肠道结核性肉芽肿性病变。主要侵犯肠壁集合淋巴结。病理上可分为溃疡型与增生型两型，也可混合存在。呈慢性病程，发生肠腔狭窄和梗阻时则需外科治疗。

【临床特点】

本病多见于 20～40 岁青年。多有体弱、消瘦、低热等结核病全身症状。起病缓慢，以脐周隐痛，便秘与腹泻交替发生为特点。

【诊断要点】

1. 临床主要症状为脐周或右下腹隐痛，腹泻与便秘交替发生，伴有低热、纳差、消瘦等结核病全身症状。

2. 右下腹、脐周压痛，右下腹可见隆起的肠型或可扪及肿块及可出现慢性部分肠梗阻。慢性穿孔时，可形成局限性脓肿。

3. X 线钡餐造影可见病变肠段痉挛收缩、肠管僵直狭窄、黏膜紊乱影像。

4. 纤维结肠镜可观察结肠及末段回肠，可活检。

5. 血沉增快，粪便浓聚法找到结核菌有重要诊断意义。

【鉴别诊断】

1. 克罗恩病　与肠结核较难区别，前者病情可自发缓解，呈间歇发作。

2. 升结肠癌　极少累及回肠末段，行钡灌肠可以鉴别。

【治疗】

1. 以内科治疗为主，当伴有外科并发症时才考虑手术，术前应进行 2 周以上的抗结核治疗。合并排菌的肺结核病人，药物治疗至痰菌检查阴性。

2. 手术适应证为：病变穿孔致局限脓肿或肠瘘、肠梗阻、不可控的肠道出血、病变穿孔合并急性腹膜炎。回盲部结核行右半结肠切除术。局限性回肠病变行病变肠段切除、肠端端吻合。

3. 术后仍应继续抗结核药物治疗半年。

【预后及转归】

肠结核经药物及手术切除治疗后,极少复发。本病的预防在于预防原发肺结核病。

第四节　结　肠　癌

结肠癌是胃肠道中常见的恶性肿瘤。多数结肠癌是由腺瘤恶变所致。家族性息肉病已被认为是癌前病变。溃疡性结肠炎与其发病关系密切。结肠癌中腺癌最多见,黏液癌次之,但预后较差;未分化癌最少见,预后最差。结肠癌主要经淋巴转移;血行转移多见于肝,其次为肺、骨。大肠癌是一个多步骤、多阶段及多基因参与的细胞遗传性疾病。从腺瘤到癌约 $10\sim15$ 年,遗传突变包括癌基因激活、抑癌基因失活、错配修复基因突变及基因过度表达。错配修复基因突变致基因不稳定,可出现遗传性非息肉病结肠癌(林奇综合征,Lynch syndrome)。

【临床病理分期】

国际抗癌联盟(UICC)结直肠癌 2017 年第八版 TNM 分期:

T 为原发肿瘤,T_x 为原发肿瘤无法评价;T_0 为无原发肿瘤;Tis 为原位癌;T_1 为肿瘤侵及黏膜下层;T_2 为侵及固有肌层;T_3 为穿透固有肌层至浆膜下或侵犯无腹膜覆盖的结直肠旁组织;T_{4a} 为穿透脏腹膜,T_{4b} 为侵犯或粘连于其他器官或结构。

N 为区域淋巴结,N_x 为无法评价;N_0 为无区域淋巴结转移;N_1 为 $1\sim3$ 个区域淋巴结转移;N_2 为 4 个及 4 个以上区域的淋巴结转移。

M 为远处转移,M_x 为无法估计;M_0 为无远处转移;凡有远处转移为 M_1。

【临床特点】

1. 最早出现的症状多为排便习惯改变,或粪便中带血、脓或黏液。

2. 腹痛、腹胀也是早期症状之一。初起多为定位不确切的隐痛,阵发性绞痛多出现于肠梗阻时。

3. 各段结肠病变晚期均可以出现腹部肿块,可以发生慢性不完全肠梗阻。

4. 溃疡型病变因失血及毒素吸收而发生贫血与发热等全身症状。

【诊断要点】

1. 结肠癌早期症状不明显易被忽视。凡有排便习惯改变,腹部隐痛,消瘦乏力,便潜血,便中带血或黏液、脓液者均应进一步检查。

2. 气钡双重对比结肠造影检查 可发现结肠内直径 1.0cm 的病变。纤维结肠镜可以辨明结肠造影不能明确的病变,并可取活体组织行病理检查。

3. 腹部 B 超和 CT 扫描检查 有助于对肝及腹腔内淋巴结转移病变的定位及病变分期。

【鉴别诊断】

1. 结肠良性肿瘤可出现便血及腹痛症状。经气钡结肠造影或内镜检查可以确诊。肿瘤直径 >2.0cm 或广基者恶变潜能较大。

2. 结肠憩室可出现便血,腹痛及排便改变。并发炎症时出现局限性腹膜炎症状。

3. 溃疡性结肠炎以脓血便及较重的腹泻和全身中毒症状可资鉴别。

【治疗】

以争取根治性手术切除为主,辅以化疗。

1. 根治性手术切除的适应证为原发病变无邻近器官的直接侵犯,引流区域淋巴结可完全切除,无远位器官转移者。要求整块切除,肿瘤及远近端 10cm 以上肠管,包括系膜和区域淋巴结。

2. 对已有梗阻，肿瘤已不能切除者，可行姑息性结肠造口或旁路吻合手术以解除梗阻。

3. 化疗应用以氟尿嘧啶为主的方案。根据肿瘤分期情况选择辅助化疗、新辅助化疗、姑息化疗及局部化疗，结直肠癌常用方案为 FOLFOX、CAPEOX。

【预后及预防】

结肠癌的预后较好，经根治手术后，TNM 分期 I 期、II～III 期及 IV 期的 5 年生存率分别为 90%、70%、30%，姑息治疗为 8%。对中年人定期行粪便潜血检查及肠镜检查有助于发现早期病人。低脂与富含纤维的饮食有助于降低其发病率。

第五节 直 肠 癌

自齿状线起至乙状结肠间由黏膜上皮发生的恶性肿瘤为直肠癌，其手术治疗方式取决于病变位置的高低及病变侵袭的广度。其早期诊断不仅提高治愈率，也可避免永久性人工肛门。

【临床特点】

早期病变限于黏膜，无明显症状。随病变发展逐渐出现便血，便意频繁，及里急后重感。直肠癌多发生在直肠中、下段，70% 的病变经直肠指诊可触到。组织学分类和临床病理分期与结肠癌相同。

【诊断要点】

1. 症状 直肠刺激症状，如便频、排便习惯改变、里急后重及下腹痛；癌肿破溃出血症状，如黏液血便或脓血便；肠腔狭窄症状，如大便变细、腹胀、肠鸣音亢进；癌肿侵犯周围器官的症状。

2. 体征 直肠指诊触及癌性肿物。腹股沟淋巴结肿大。晚期体征如肠梗阻、肝转移、恶病质的表现。

3. 实验室检查 大便潜血阳性、肿瘤标志物 CEA、CA19-9 等升高。

4. 内镜检查 肠镜检查可见隆起性及溃疡型病变,并可取活体组织行病理检查。

5. 影像学检查 直肠内超声可更清晰地明确肿瘤 T 分期;盆腔增强 MRI 明确软组织情况;胸腹盆增强 CT 明确肝肺转移等情况;此外选择性使用 PET-CT。

【鉴别诊断】

1. 痔、肛裂均有便血症状,但肛裂特点为排便时剧痛,内痔出血常与粪便不相混。

2. 直肠息肉,较多见,但触诊有蒂或柔软,直径 >2cm 之息肉应切除作活检。

3. 慢性菌痢因有里急后重与脓血便,易与直肠癌相混。

【治疗】

主要治疗手段包括手术、放疗和化疗。高位直肠癌的治疗与结肠癌基本相同。手术是主要治愈方法,术前新辅助和术后辅助放化疗可一定程度上提高治愈机会。肿瘤分期指导治疗方案:Ⅰ期不建议新辅助或辅助治疗;Ⅱ～Ⅲ期中低位建议行新辅助治疗;Ⅲ～Ⅳ期建议辅助化疗,高危Ⅱ期也可以获益;无法行治愈性手术的晚期直肠癌行姑息性治疗。

1. 手术

(1) 局部切除术,适用于 T_1 以内的直肠癌,并保证至少 3mm 切缘。

(2) 根治性切除术:主要包括 Miles 手术、Dixon 手术及衍生式、Hartmann 手术。腹会阴切除术(Miles 手术)需挖除肛门行永久性乙状结肠造口。低位前切除术(Dixon)为保肛手术,要求远端距切缘至少 2cm,低位直肠癌至少 1cm,手术方式有结肠-直肠低位吻合(Dixon)或结肠-肛管超低位吻合(如 Parks 手术或括约肌间切除术 ISR 手术)。Hartmann 手术适合于一般情况差,不宜行 Miles 手术或一期切除吻合者,可于切除后,远端直肠关闭,近端造瘘。手术原则有全直肠系膜切除(TME)、环周切缘(CRM)阴性。

（3）姑息性手术，以解除痛苦和处理并发症为主要目的。

2．放疗 属于局部治疗，可根据临床分期选择术前、术后或姑息放疗。

3．化疗 以氟尿嘧啶为主的方案。根据肿瘤分期情况选择辅助化疗、新辅助化疗、姑息化疗及局部化疗，常用方案为FOLFOX、CAPEOX。

4．根治切除术配合放化疗可提高疗效。较晚期直肠癌，术前放化疗可使部分病人获得根治性切除的可能。新辅助放化疗可使肿瘤降期，提高手术切除率。

【预后】

直肠癌的 5 年生存率约 65%，Ⅰ期为 90% 以上，Ⅱ期为 76%，Ⅲ期为 58%，Ⅳ期为 15%。

第六节 肛 裂

因便秘、损伤伴继发感染而形成的肛管皮肤溃疡称为肛裂。大多数位于后正中线上，多因排便时剧烈肛门痛而就诊。

【诊断要点】

1．排便时及排便后肛门口剧痛，便秘，伴小量出血是肛裂特有的症状。

2．局部检查，可见肛门口皮肤有放射状皮肤缺损及炎性渗出。

【治疗】

急性或初发可用坐浴、润便治疗；慢性可加用扩肛治疗；经久不愈、非手术无效且症状较重者可用手术治疗。

1．非手术治疗 使用 1∶5000 高锰酸钾温水坐浴，保持局部清洁，口服缓泻剂软便。

2．手术治疗 包括肛裂切除术和肛管内括约肌切断术。

【预防】

增加膳食纤维，防止便秘，保持局部清洁卫生。

第七节 肛周感染及肛瘘

肛周感染灶主要来自肛腺。急性期可形成肛门周围脓肿、坐骨肛管间隙脓肿，若感染穿过肛提肌则形成骨盆直肠间隙脓肿。脓肿破溃或经引流术后即形成肛瘘。

【诊断要点】

1. 肛周持续性疼痛，跳动性痛，排便时加重。坐骨肛管间隙的脓肿可有发热、寒战、乏力、厌食等全身中毒症状。

2. 肛旁皮肤局限性红肿，硬结，明显触痛，脓肿形成后可有波动感，穿刺可抽出脓液。

3. 肛门直肠指诊可触及患侧肛腔或直肠壁隆起触痛的包块，甚至可有波动感。

4. 肛周脓肿破溃或经手术引流术后，于肛周皮肤可见皮肤窦口有小量炎性渗出。

【鉴别诊断】

肛周感染初期排便时疼痛症状加剧，应与栓塞性外痔及肛裂区别。

【治疗】

1. 非手术治疗　适宜于发病早期(炎症浸润硬结)。选用对革兰阴性菌有效抗菌药物；温水坐浴；局部理疗；口服缓泻药物缓解排便疼痛。

2. 手术治疗　肛周脓肿一旦形成，应手术切开引流。浅表者局麻后，于波动感明显部位行肛周放射状皮肤切口，术后约70% 会形成肛瘘。可采用脓肿切开引流 + 一期挂线术，避免肛瘘形成。

3. 肛瘘　可根据不同病情行瘘管切开术、挂线疗法或肛瘘切除术治疗。

第八节 痔

痔是最常见的肛肠疾病。肛垫的支持结构、静脉丛及动静脉吻合支发生病理改变或移位为内痔。齿状线远侧皮下静脉丛的病理性扩张或血栓形成为外痔。内痔通过丰富的静脉丛吻合支和相应部位的外痔相互融合为混合痔。

【诊断要点】

1. 间歇的无痛性便鲜血是内痔的初期症状。常因便秘、排便费力而加重,通便后症状缓解。久病者,痔可脱出至肛口外。

2. 外痔无便血,无症状。外痔静脉血栓形成,继发炎症时可引起肛口剧烈疼痛,皮肤水肿,呈暗紫色肿块,触痛明显。

3. 只有肛镜检查才可发现不脱出的内痔,其表现为黏膜下怒张的痔静脉。

【鉴别诊断】

1. 便血之内痔需与直肠癌、直肠息肉相鉴别。凡有便血主诉的病人,必须行直肠指诊检查以排除直肠癌、直肠息肉之诊断。

2. 内痔、混合痔脱出须与直肠脱垂相鉴别。

【治疗】

1. 一般治疗　应遵循三个原则:①无症状的痔无需治疗;②有症状的痔重在减轻、消除症状,而非根治;③以保守治疗为主。早期内痔出血及比较小的外痔静脉栓塞病人,可给予软便通便药物,高锰酸钾温热水坐浴,肛管内使用消炎止痛栓剂。

2. 硬化剂内痔注射治疗　适于经一般治疗仍有便血的内痔或轻度痔脱垂。

3. 手术治疗　包括痔单纯切除术、血栓外痔剥离术及吻合器痔上黏膜环切术(PPH)。

〔王 磊〕

第二十一章

肝　疾　病

第一节　肝　脓　肿

一、细菌性肝脓肿

细菌性肝脓肿是肝因细菌感染而发展成脓肿。最常见是继发于胆道感染，其次是细菌经肝动脉、门静脉或淋巴系统侵入肝内，也可因开放性肝损伤细菌直接侵入而引起。

最常见的致病菌多为大肠杆菌、金黄色葡萄球菌、厌氧链球菌、类杆菌属等。

【临床特点】

1. 多起病较急，发热或寒战、高热（39～40℃），伴大量出汗、恶心、呕吐、食欲缺乏和乏力等。

2. 肝区持续性钝痛或胀痛，可伴有右肩牵涉痛。

3. 肝大并有触痛，右下胸及肝区叩击痛。肝边缘表浅部位脓肿，可伴有上腹肌紧张与明显压痛。巨大肝脓肿可显示右季肋部呈饱满或隆起。

【诊断要点】

1. 病史及临床表现。

2. 化验检查　白细胞计数和中性粒细胞比例增高。

3. B超及CT检查　确诊率高，可判定脓肿部位、大小和数目。B超引导下诊断性穿刺抽得脓液可确诊。

4. X线胸腹部透视　右叶肝脓肿可见右膈升高或局限性隆

起,运动受限。有时可见右侧轻微胸膜反应或少量胸腔积液。

【鉴别诊断】

1.阿米巴性肝脓肿 见本节"二、阿米巴性肝脓肿"。

2.右膈下脓肿 多继发于化脓性腹膜炎和腹部手术后。B型超声检查有助于鉴别。

3.肝癌 一般无发热等急性感染表现,肝大、质地坚硬,血清甲胎蛋白(AFP)测定多呈阳性。B型超声波或CT检查有助于鉴别。

【治疗】

1.抗生素治疗 在明确病原菌之前,应选用广谱抗生素,如三代头孢联合甲硝唑,或氨苄西林、氨基糖苷类抗生素联合甲硝唑应用等。然后根据细菌培养和药敏试验结果选用更有效的抗生素。抗生素应用应大剂量、足疗程。

2.全身支持疗法。

3.B超引导下经皮穿刺置管引流 适用于直径较大者(>4～5cm),尤其是肝右叶单个脓肿。

4.手术引流 适用于原发病灶(如肝内结石并发化脓性胆管炎)需要手术治疗;或脓肿较大、分隔较多,穿刺置管难以充分引流;脓肿已穿破胸腔或腹腔者。

5.肝部分或肝叶切除术 适用于慢性局限性厚壁脓肿。

【预防】

1.积极治疗原发化脓性感染病灶。

2.正确处理肝损伤,防治合并感染。

【预后及转归】

1.及时正确处理,一般预后较佳。

2.严重的原发病如重症化脓性胆管炎等,严重的并发症如肝脓肿向胸腔或心包穿破,难以控制的肝多发性脓肿,以及病人一般情况极差者也可导致死亡。

二、阿米巴性肝脓肿

阿米巴性肝脓肿是肠道阿米巴感染常见的并发症。绝大多数是单发的,多见于肝右叶。

【临床特点】

1. 有阿米巴痢疾史。但与肝脓肿发病可相距甚久,也可追溯不到病史。

2. 发热、出汗、肝大、肝区痛、恶心、呕吐、体重下降等。但较一般细菌性肝脓肿表现为轻,发病较缓慢、病程较长,有的发展较隐匿,甚至仅表现为不规则发热、出汗等。

【诊断要点】

1. 病史及临床表现。

2. 化验检查 白细胞计数可增加,血清阿米巴抗体检测阳性。

3. B超及CT检查和X线胸腹部透视有助于诊断。

【鉴别诊断】

下述几点有助于与细菌性肝脓肿鉴别:

1. 有阿米巴痢疾病史。

2. 新鲜粪便检查可发现阿米巴滋养体或阿米巴包囊。

3. 脓肿穿刺获得典型棕褐色脓液,如无合并感染,细菌培养阴性。

4. 行抗阿米巴药物治疗数日内可获明显疗效。

【治疗】

1. 药物治疗 是主要治疗方法。首选为甲硝唑。

2. B超引导下穿刺抽脓或置管密封式引流 主要用于:①直径>10cm的巨大或浅表位脓肿,或有破溃危险者;②经抗阿米巴药物治疗或配合穿刺抽脓2~3次无效者;③继发细菌感染者。

3. 脓肿向胸腹腔等穿破或肝左外叶脓肿因穿刺抽脓易污染腹腔或误伤腹腔器官时,应手术切开引流。适用于:①经抗阿米巴治疗及穿刺吸脓,而脓肿未见缩小,高热不退者;②脓肿伴继发细菌感染，经综合治疗不能控制者；③脓肿已穿破入胸腹腔或邻近器官。切开排脓后采用持续负压闭式引流。

【预防】

预防和及时、正确治疗阿米巴痢疾。

【预后及转归】

1. 一般治疗效果好。

2. 脓肿向心包或胸腔穿破可致生命危险。

第二节　原发性肝癌

原发性肝癌是我国常见的恶性肿瘤之一，以肝细胞癌最多见（占 90%），其次为胆管细胞癌或二者同时存在的混合型。大体病理以结节型最多见，巨块型次之，弥漫型最少见，但后者预后最差。肝细胞癌易侵犯肝内血管，尤其是门静脉分支。目前认为原发性肝癌的发病与肝硬化、病毒性肝炎和黄曲霉毒素等某些化学致癌物质和水土因素有关。

【临床特点】

早期缺乏典型症状，其主要临床表现为：

1. 肝区疼痛　常为首发症状。多为持续性隐痛、胀痛。

2. 进行性肝大　如可扪及肿块，则质地坚硬，呈表面不平的大小结节或巨块状。

3. 消瘦、乏力、食欲减退、腹胀等全身和消化道症状，晚期则可出现贫血、黄疸、腹水及恶病质等。

【诊断要点】

其临床表现常与肝硬化及慢性肝炎无显著区别，而一旦典型症状出现，往往已非早期。故对中年以上，特别是有肝病病史，不明原因的消瘦、肝区疼痛及进行性肝大者，即应作进一步详细检查。

1. 血清甲胎蛋白（AFP）测定　定量测定持续升高，并能排除妊娠、活动性肝病及生殖腺胚胎源性肿瘤，即可考虑诊断为肝癌。血清 AFP 与 γ-谷氨酰转肽酶同工酶、AFP 异质体、异常凝血酶原等联合检测,有助于提高肝癌检出率和 AFP 阴性肝癌的诊断率。

2. 超声检查 可检出直径 2cm 或更小的病变,其诊断符合率可达 90% 左右,可显示肿瘤大小、形态、部位、与胆管及血管的关系,以及有无癌栓等。是普查发现无症状早期肝癌的主要影像学手段。

3. CT 检查 可检出直径约 1cm 的病变,增强扫描可提高分辨率。其诊断符合率可达 90%。

4. MRI 检查 可获横、冠状、矢状断面图像,与 CT 互补长短,对小肝癌的诊断有较高价值。

5. 选择性肝动脉造影 可分辨直径约 1cm 的病变,对直径 <2cm 的小肝癌其诊断阳性率可达 90%。

6. 核素肝扫描 采用核素发射计算机体层扫描(ECT)能分辨直径 1～2cm 的病变。

7. 对诊断有困难的病人,可在 B 超导引下细针穿刺细胞学检查,但可出现假阴性,甚至穿刺针道出血、肿瘤沿针道扩散的可能。必要时可行腹腔镜探查。

【鉴别诊断】

1. 肝硬化 病程较长,多有肝炎等疾病史,尚可有肝硬化的其他体征表现,AFP 为阴性或低浓度阳性,B 型超声、CT 等检查有助于鉴别。必要时应作 AFP 测定及影像学检查的动态观察。

2. 继发性肝癌 血清 AFP 多为阴性。应仔细检查胃肠道、肺、乳腺、泌尿生殖系统等,寻找原发灶。

3. 肝血管瘤 多见为海绵状血管瘤,血清 AFP 阴性。B 超、彩色多普勒血流成像、CT 增强扫描、选择性肝动脉造影有助于鉴别。

4. 肝包虫病 多见于牧区,病史较长,Casoni 试验阳性,AFP 阴性,B 超检查有助于鉴别。

【治疗】

1. 手术切除 早期施行手术切除是首选的、最有效的方法。

（1）适用于癌局限，肝功能正常，或仅有轻度损害，无明显心、肺、肾等重要器官器质性病变，无远处转移等手术禁忌者。

（2）手术切除范围根据肿瘤大小、部位、有无门静脉癌栓，以及肝硬化和肝功能状况而定。伴有肝硬化的小肝癌（直径＜5cm）可行切缘距肿瘤＞2cm 的根治性局部肝切除术。

（3）部分不能一期切除的大的或巨大肝癌，经肝动脉化疗栓塞，待肿瘤缩小后可获得手术切除的机会。

（4）部分根治性切除术后复发性肝癌可行再切除手术。

2．肝动脉化疗栓塞　主要适应于不能切除的肝癌或作为肝癌肝切除术后的辅助治疗。常用为经皮穿刺股动脉的介入治疗方法，栓塞可反复多次进行。

3．肝动脉插管化疗　常用于手术不能切除或姑息性肝切除后的病人，可在手术中经胃网膜右动脉等直接向肝动脉插管或经门静脉插管，采用皮下全埋藏式药物输注装置，行区域灌注化疗。常用化疗药物为氟尿嘧啶、丝裂霉素、阿霉素、表阿霉素、顺铂等。

4．肿瘤消融　通常在 B 超引导下经皮穿刺行肿瘤射频、微波、冷冻及瘤内注射无水酒精等，主要适用于不能手术切除的肝细胞癌、术后复发性肝癌和转移性肝癌等。这些方法也可术中应用。

5．放射治疗　对伴有门静脉／下腔静脉癌栓的病人，放疗可使部分病人获益，从而获得手术切除机会。

6．免疫治疗和中医中药治疗。

7．肝癌破裂出血的治疗

（1）输血、输液抗休克治疗，使用止血剂。严密观察血压、脉搏等生命体征。

（2）对出血量不大，全身情况较好者，可急诊行 TAE 或 TACE 治疗。

（3）出血不能自止者，在积极抗休克治疗下，剖腹行肝动脉结扎、肝动脉栓塞术或纱布填塞止血。如全身情况允许及具备技术条件,病变局限,可作急诊肝部分或肝叶切除术。

【预防】

肝癌的发病原因是多因素的,应积极防治病毒性肝炎和肝硬化,防止黄曲霉毒素污染食物和饮水污染等。

【预后及转归】

原发性肝癌,一般从症状出现至死亡时间,平均仅 3~6 个月,且多数病人伴肝硬化,外科手术切除率低,故关键是早期发现,早期治疗。重点在于早期发现无症状的亚临床型肝癌病人。

肝癌手术切除率现虽已大大提高,小肝癌手术切除率可高达 80% 以上,术后 5 年生存率可达 60%~70%,但大肝癌的术后 5 年生存率仅为 30% 左右。

第三节　肝棘球蚴病

肝棘球蚴病又名肝包虫病,为牧区常见寄生虫病,是犬绦虫(细粒棘球绦虫)的囊状幼虫寄生在人的肝所致。

【临床特点】

病人有牧区生活史,病史多较长。

1. 上腹部胀满感,持续性轻微胀痛为最常见主诉。

2. 右上腹或上腹部与肝相连的包块,常呈圆球形,表面光滑、边缘清楚而富有弹性,叩诊实音。或因囊肿位于肝上部,向下推压使肝明显肿大。

【诊断要点】

1. 病史和临床表现。

2. B 超检查呈典型包虫囊肿声像图　外壁完整、光滑,边界清晰,内为无回声区或散在低回声及大小不等的子囊声像图。

3. 包虫囊液皮内试验(Casoni 试验)　阳性率可达 90%~95%。即以新鲜包虫囊液过滤并高压灭菌作为抗原液,等渗盐水稀释成 1∶100,取 0.2ml 作皮内试验,15 分钟后局部皮肤红晕直径超过 2cm 为阳性。延迟反应可于 6~24 小时出现阳性。

4. 补体结合试验 囊内棘球蚴存活者,阳性率达70%～90%。

【鉴别诊断】

1. 非寄生虫性肝囊肿 真性囊肿可分单发和多发,后者可合并多囊肾;假性囊肿如外伤性肝囊肿。根据病史、B型超声检查及Casoni试验可予鉴别。

2. 肝癌 主要与另一类泡状棘球绦虫蚴引起的肝泡球蚴病鉴别,其肝质硬而表面呈弥漫性结节状,与弥漫型原发性肝细胞癌容易混淆。可根据其有牧区生活史,病史较长,AFP阴性等予以鉴别。

【治疗】

1. 单纯内囊摘除术 适用于无继发感染者。剖腹显露囊肿,用厚纱布垫严密保护肝切口处与周围器官,用粗针穿刺尽量吸除囊内液体,如囊液不含胆汁则注入适量30%氯化钠溶液,等待5分钟以杀死头节,如此反复2～3次,然后再尽量吸除液体后切开外囊壁,完整摘除内囊。用蘸有30%氯化钠溶液的纱布擦抹外囊壁,再以等渗盐水冲净后,予以内翻缝合。

2. 合并感染的包虫囊肿可切开囊壁,清除内囊和全部囊内容物,如有胆瘘,应予缝合。腔内放置闭式引流。术后应用抗生素治疗。

3. 肝叶切除术 适用于局限肝一叶或一段的多个和巨大的包虫囊肿。

第四节 门静脉高压症

门静脉高压症是一组由不同病因所致的门静脉血流受阻、压力持续增高的综合征。根据血流受阻的部位,可分肝内、肝前、肝后三型。肝前型主要病因是门静脉主干先天性畸形或血栓形成,很少见。肝后型即是巴德-吉亚利(Budd-Chiari)综合征。在我国以肝炎后肝硬化的肝内型为主;在血吸虫病流行地区,尚可见血吸虫病肝硬化的门静脉高压症。

【临床特点】

1. 病人曾有肝炎或血吸虫病病史,或长期饮酒史。

2. 脾大、脾功能亢进,可有鼻出血、牙龈出血、皮下出血瘀斑等出血倾向。

3. 可有呕血、黑便史。

4. 腹水是肝功能受损的表现,受损严重者可出现黄疸或"顽固性腹水"。

【诊断要点】

1. 病史和临床表现。

2. 实验室检查 ①血细胞与血小板减少,白细胞计数$< 3 \times 10^9$/L,血小板计数$< (70 \sim 80) \times 10^9$/L;②肝功能检查可显示肝功能受损。国内肝功能损害分级标准见表21-1。

表21-1 Child-Pugh 肝功能分级

项目	异常程度得分		
	1	2	3
血清胆红素(μmol/L)	< 34.2	$34.2 \sim 51.3$	> 51.3
血浆清蛋白(g/L)	> 35	$30 \sim 35$	< 30
凝血酶原延长时间(s)	$1 \sim 3$	$4 \sim 6$	> 6
腹水	无	少量,易控制	中等量,难控制
肝性脑病	无	轻	中度以上

总分5～6分者肝功能良好(A级),7～9分者中等(B级),10分以上肝功能差(C级)

3. 食管吞钡造影或纤维内镜检查 显示食管或胃底静脉曲张。

4. B超、CT等检查 可确定肝硬化、脾大小、腹水,测量门静脉、脾静脉直径,有助于诊断。

【鉴别诊断】

发生食管、胃底曲张静脉破裂出血时,应与引起上消化道出血的其他疾病鉴别。

【治疗】

（一）急性大出血的救治

1. 非手术治疗 对有黄疸、大量腹水、肝功能严重受损，尤其对肝功能储备 Child-Pugh 3 级者，应尽量采用非手术治疗。

（1）补充血容量、输血，纠正失血性休克。

（2）静脉滴注血管加压素，如三甘氨酰赖氨酸加压毒（特立加压素），常用剂量为 1～2mg，静脉滴注，每 6 小时 1 次。合用酚妥拉明或硝酸酯类药物可提高疗效，防止不良反应。

（3）生长抑素（如施他宁）首次剂量 250μg 静脉注射，以后每小时 250μg 静脉滴注维持，或奥曲肽首次剂量 50μg 静注，以后每小时 25～50μg 静滴，连续 3～5 天。

（4）静注维生素 K_1 等促凝血药物。

（5）经纤维内镜食管曲张静脉硬化剂注射或曲张静脉结扎（套扎）术治疗，目前公认这是控制急性出血的首选方法。

（6）使用双囊三腔管压迫止血。是暂时控制出血的有效方法，一般不超过 24 小时，在等待行内镜治疗或放射介入治疗（TIPS）期间，气囊压迫常作为过渡治疗措施。

（7）经颈静脉肝内门体分流术（TIPS）：是介入放射方法。

2. 手术治疗 经非手术治疗失败，肝功能属于 1、2 级的病人，应争取及时行急诊贲门周围血管离断术等断流手术。急诊分流术，包括采用介入放射方法行经颈内静脉肝内门体分流术（TIPSS），应慎用。

（二）门静脉高压症择期手术治疗

1. 分流术 要求肝功能处于 1、2 级。有多种术式，包括中心性或远端脾肾静脉分流术、吻合口限制性门腔静脉分流术、肠系膜上 - 下腔静脉分流术或"桥式"分流术等。

2. 断流术 也有多种术式，常用为贲门周围血管离断术。

3. 单纯脾切除术 主要适用于血吸虫病性肝硬化，脾大、脾功能亢进而无明显食管静脉曲张者。

（张必翔）

第二十二章

胆 道 疾 病

第一节 胆 石 病

胆石病包括发生在胆囊和胆管的结石。在左右肝管汇合部以下的结石为肝外胆管结石,汇合部以上的为肝内胆管结石,胆囊内的结石为胆囊结石。胆道结石根据结石所含化学成分为胆固醇类结石、胆色素类结石和其他结石(以碳酸钙、磷酸钙或棕榈酸钙为主要成分)。

【临床特点】

1. 胆囊结石

(1) 主要见于成年人,发病率在 40 岁后随年龄增长而增高,女性多于男性。大多数的病人可无症状,称为无症状胆囊结石。

(2) 胆绞痛:只有少数病人出现,位于右上腹或上腹部,呈阵发性,或者持续疼痛阵发性加剧,可向右肩胛部和背部放射,可伴有恶心、呕吐。首次胆绞痛出现后,约 70% 的病人一年内会再发,随后发作频率会增加。

(3) 上腹隐痛:多数病人仅在进食过多、吃油腻食物等感到上腹部或右上腹隐痛,或饱胀不适、嗳气、呃逆等,常被误诊为"胃病"。

(4) 胆囊积液:胆囊结石长期嵌顿或阻塞胆囊管但未合并感染时,导致胆囊积液,积液呈透明无色,称"白胆汁"。

(5) Mirizzi 综合征:因胆囊颈部或胆囊管结石嵌顿压迫或炎症引起肝总管或胆总管不同程度梗阻,导致以胆管炎、梗阻性黄疸为主要特征的一系列的症状。

（6）其他临床特点：①胆囊结石极少引起黄疸；②胆囊小结石可通过胆囊管进入并停留于胆总管成为胆总管结石；③进入胆总管的结石可嵌顿于壶腹部导致胰腺炎；④因结石引起反复胆囊炎可导致胆囊慢性穿孔，形成胆囊十二指肠瘘或胆囊结肠瘘，大的结石通过瘘管进入肠道偶尔可引起肠梗阻称为胆石性肠梗阻；⑤结石及炎症的长期刺激可诱发胆囊癌。

2. 肝外胆管结石

（1）一般无症状或仅有上腹不适。

（2）结石造成胆管梗阻时可出现反复腹痛或黄疸。

（3）如继发胆管炎可出现 Charcot 三联征：腹痛、寒战高热、黄疸。

（4）合并胆管炎时可有不同程度的腹膜炎征象，胆囊或可触及，有触痛。

3. 肝内胆管结石

（1）可多年无症状或仅有上腹和胸背部胀痛不适。

（2）多数病人因体检或其他疾病做超声等影像检查而偶然发现。

（3）体格检查少数病人可触及肿大或不对称的肝，肝区有压痛和叩击痛。

【诊断要点】

1. 根据典型的临床症状和体征。

2. 合并感染时实验室检查有白细胞计数增高，肝功能酶学改变，黄疸时总胆红素增高且结合胆红素占 60% 以上。

3. 影像学检查　首选 B 超，也可选择内镜逆行胆胰管造影（ERCP）、经皮肝穿刺胆道造影（PTC）、CT、磁共振成像（MRI）并胆胰管成像（MRCP）。

4. B 超检查　胆囊结石准确率达 96% 以上，但对胆管远端结石可能显示不满意。

【鉴别诊断】

1. 胆囊结石需与胃炎、溃疡病鉴别。B 超和胃镜检查能作出鉴别。

2. 黄疸病人需与胆管远端梗阻疾病如壶腹部或胰头恶性肿瘤鉴别。依靠前述影像学检查能作出判断。

3. 腹痛发作需与肾绞痛、肠绞痛、心绞痛鉴别。尿常规、心电图、腹部平片对鉴别诊断有帮助。

【治疗】

1. 胆囊结石　有症状和（或）合并有并发症的胆囊结石首选腹腔镜胆囊切除术（LC）。对无症状胆囊结石需严格掌握胆囊切除的手术适应证。无适应证者可定期检查。

2. 肝外胆管结石　肝外胆管结石的治疗仍以手术治疗为主。

（1）术前准备包括应用抗生素、解痉、利胆、纠正水和电解质以及酸碱平衡紊乱、加强营养支持和补充维生素、护肝以及纠正凝血功能异常等治疗。

（2）单纯胆管结石，胆管上、下端通畅，无狭窄或其他病变者，可行开腹或腹腔镜胆总管切开取石、T 管引流术。为防止和减少结石遗留，术中可采用纤维胆道镜、胆道造影等检查结石是否被彻底清除。如条件不允许时，应在胆管内留置 T 管，术后可行胆道造影，若发现结石残留，可行胆道镜取石。

（3）胆总管空肠 Roux-en-Y 吻合术，适用于胆总管远端炎症狭窄造成的梗阻无法解除、胆总管显著扩张、Oddi 括约肌功能异常，或胆管因病变而部分切除无法再吻合者。

（4）近年对单发或少发（2～3 枚）且直径小于 15mm 的肝外胆管结石可采用经过十二指肠内镜取石，获得良好的治疗效果，但仍需严格把握治疗的适应证。

3. 肝内胆管结石

（1）无症状的肝内胆管结石无需治疗，定期观察、随访即可。临床症状反复出现者应行手术治疗，原则是：尽可能取净结石、解除胆道狭窄及梗阻、去除结石部位和感染病灶、恢复和建立通畅的胆汁引流、防止结石的复发。

（2）区域性的肝内结石可行肝叶或肝段切除术。切除病变部分的肝脏，包括结石和感染的病灶、不能切开的狭窄胆管。手术切除结石发生区域的肝脏，可防止病变肝段、肝叶的癌变，是治疗肝内胆管结石的主要方法。

（3）胆管切开取石是最基本的方法，应争取切开狭窄的部位，直视下或通过术中胆道镜取出结石，直至取净。

（4）胆肠吻合术，不能作为替代对胆管狭窄、结石病灶的处理方法，当 Oddi 括约肌仍有功能时，应尽量避免行胆肠吻合术。

（5）术中的辅助措施，可应用 B 超、胆道造影等进一步确定结石的部位及数量，也可配合术中胆道镜取石或碎石处理。

（6）术后结石残留较常见，后续治疗措施包括经引流管窦道胆道镜取石，激光、超声、等离子碎石等。

【预后】

1. 胆囊结石微创手术及单纯肝外胆管结石手术治疗效果良好。

2. 肝内结石随着肝切除开展及结合术中、术后的辅助治疗，效果良好者达 80% 以上。

3. 肝内、外胆管结石如不及时治疗或选择手术方法不当、治疗不彻底，反复发作胆管炎可引起胆汁性肝硬化、门静脉高压上消化道出血、脓毒血症和胆管癌变。

第二节　胆　道　感　染

胆道感染主要是指因胆道梗阻、胆汁淤滞造成的细菌感染。胆道结石是导致梗阻的最主要原因，而反复感染可促进结石形成并进一步加重胆道梗阻。主要包括胆囊炎和不同部位的胆管炎，按疾病的发生及转归特点又可分为急性、亚急性和慢性炎症。

【临床特点】

1. 胆囊炎

(1) 分为急性胆囊炎和慢性胆囊炎。其中急性胆囊炎 95% 以上由胆囊结石引起，5% 为非结石性急性胆囊炎，后者病因仍不清楚。

(2) 临床表现为右上腹胀痛或绞痛，放射到右肩、肩胛和背部，一般无寒战，有发热。慢性过程仅有上腹胀闷不适或隐痛。

(3) 体检有右上腹压痛，程度个体间有差异。有些病人可触及肿大胆囊并有触痛，急性发作 Murphy 征阳性。

(4) 首选 B 超检查，可见胆囊增大、胆囊壁增厚，明显水肿时可见"双边征"，有结石者可显示结石。必要时可行 CT、MRI 检查。

2. 急性胆管炎

(1) 典型的有 Charcot 三联征。

(2) 如合并急性梗阻性化脓性胆管炎，则有 Charcot 三联征 + 休克、神经中枢受抑制表现，称为 Reynolds 五联征。

(3) 可有腹膜刺激征：剑突下或右上腹压痛，肝脏常肿大并有压痛和叩击痛。

(4) 实验室检查白细胞计数明显升高，可超过 $20 \times 10^9/L$，肝功能有不同程度的损害，凝血酶原时间延长，严重者可出现水、电解质紊乱及代谢性酸中毒。

(5) 影像学检查，超声检查可在床边进行，能及时了解胆道梗阻部位、肝内外胆道扩张情况以及病变性质。如病情稳定，可行 CT 或 MRCP 检查。

【诊断要点】

1. 胆囊炎

(1) 常在饱餐或进食油腻食物后发病，上腹疼痛、发热，右上腹压痛，Murphy 征阳性。

(2) 慢性炎症常有类似"胃病"症状。

(3) 超声或 CT 检查胆囊增大、囊壁增厚，多数病人可见结石。

2.急性胆管炎

（1）出现 Charcot 三联征或 Reynolds 五联征。

（2）B 超或 CT 检查肝内或肝外胆管扩张，或见胆管结石。

（3）实验室检查白细胞升高，肝功能损害。

【鉴别诊断】

1.具有典型的 Charcot 三联征或 Reynolds 五联征，应与消化性溃疡穿孔、急性胰腺炎、高位阑尾炎、肝脓肿、胆囊癌、结肠肝曲癌或小肠憩室穿孔等急腹症，以及右侧肺炎、胸膜炎和肝炎等疾病鉴别。

2.如鉴别困难可行胃肠道钡餐、纤维胃镜、腹部 CT、泌尿系静脉造影等检查作出诊断。

【治疗】

1.急性胆囊炎

（1）急性结石性胆囊炎最终需要手术治疗，原则上应争取择期手术。非手术治疗也可作为术前准备，方法包括应用对革兰阴性细菌和厌氧菌有效的抗生素、禁食、输液、营养支持、纠正水电解质及酸碱代谢失衡。手术治疗应力求简单、有效，对年老体弱、合并重要脏器疾病者，选择手术方式要慎重。手术方法：首选腹腔镜下胆囊切除，如估计分离胆囊床困难可保留部分胆囊床；对高危病人或者解剖不清者可先行造口减压引流或者超声引导下经皮肝胆囊穿刺引流术，择期再行胆囊切除术。

（2）急性非结石性胆囊炎，因本病极易坏疽穿孔，一经诊断应及早手术，可选用胆囊切除、胆囊造口术。未能确诊者或者病情较轻的，应严密观察下行积极的非手术治疗，一旦恶化，及时采取手术。

2.急性胆管炎

（1）非手术治疗主要包括：维持有效的输液通道、尽快恢复血容量；联合使用足量针对革兰阴性细菌和厌氧菌有效的抗生素；纠正水电解质紊乱酸碱失衡；对症治疗如降温、使用维生素及支持治疗等；如短时间病情无法缓解应在抗休克治疗同时紧急性胆道引流。

（2）胆道减压引流，可采用胆总管切开减压、T 管引流、经皮肝穿刺胆道引流（PTCD）或经内镜鼻胆管引流术（ENBD）。

（3）急诊胆道减压后一般不能完全去除病因，宜在术后 1～3 个月病人情况恢复后行彻底手术治疗。

【预后】

1. 急性或慢性胆囊炎手术治疗有良好的效果。

2. 长期的胆囊结石合并胆囊炎可能诱发胆囊癌。

3. 急性胆管炎只要及时手术治疗，术后继续有效的辅助治疗，能抢救病人生命。急诊胆道手术后应择期行彻底的手术治疗肝内外胆管结石。

附：胆总管探查及 T 形管引流

胆总管探查是治疗胆石病和胆道感染的一种常用手术方法。但胆总管探查后一般需作 T 管引流。因此，应掌握其适应证，以避免盲目的胆道探查和不必要的并发症。

腹部手术中，如有下列情况应同时行胆总管探查术：①术前病史、临床表现或影像检查证实或高度怀疑胆总管有梗阻，包括有梗阻性黄疸、胆总管结石、反复发作胆绞痛、胆管炎、胰腺炎；②术中证实胆总管有病变，如术中胆道造影证实或扪及胆总管内有结石、蛔虫、肿块，胆总管扩张直径超过 1cm，胆管壁明显增厚，发现胰腺炎或胰头肿物，胆管穿刺抽出脓性、血性胆汁或泥沙样胆色素颗粒；③胆囊结石小，有可能通过胆囊管进入胆总管。

为防止和减少结石遗留，术中应争取采用胆道造影、B 超或纤维胆道镜检查。如条件不允许，胆总管探查术后一般应留置橡胶 T 形管引流，术后行造影或胆道镜检查、取石。

1. 放置 T 管时需注意：应细致缝合胆总管壁和妥善固定 T 管，注水检查无渗漏，并防止 T 管扭曲、松脱、受压。

2. 放置 T 管后应注意：①观察胆汁引流的量和性状，术后

T 管引流胆汁 200～300ml/d，较澄清；②如 T 管无胆汁引出，应检查 T 管有无脱出或扭曲；如胆汁过多，应检查胆管下端有无梗阻；如胆汁浑浊，应注意有无结石遗留或胆管炎症未控制。

3. 术后 10～14 天可行 T 管造影，造影后应继续引流 24 小时以上。

4. 如造影发现有结石遗留，应在术后 6 周待纤维窦道形成后行纤维胆道镜检查和取石。

5. 造影显示胆道通畅无结石和其他病变，应夹闭 T 管 24～48 小时，无腹痛、黄疸、发热等症状可予拔管。

6. 对糖尿病、低蛋白血症、年老体弱的病人，可延长 1 周拔管，或延长至病人一般情况恢复后才拔管。

第三节　胆道蛔虫症

肠道蛔虫有钻孔习性，喜碱性环境。当胃肠功能紊乱、极饿、发热、妊娠、驱虫不当导致肠道内环境发生改变时，蛔虫可上窜至十二指肠。如遇 Oddi 括约肌功能失调时，蛔虫可进入胆道，引起 Oddi 括约肌痉挛，导致胆绞痛和诱发急性胰腺炎。

【临床特点】

1. 突发剑突下阵发性钻顶样剧烈绞痛，阵发性加剧，痛时辗转不安。腹痛可突然缓解，间歇期可全无症状。如合并胆道感染，症状同急性胆管炎，严重者表现与梗阻性化脓性胆管炎相同。

2. 仅有右上腹或剑突下轻度深压痛。

3. B 超检查可显示胆道内有平行强光带。CT 显示胆囊或胆管内长条状边缘光滑呈弯曲的透亮阴影，ERCP 检查在胆总管开口处偶可见蛔虫，并可在镜下钳夹取出。

【诊断与鉴别诊断】

1. 剧烈的腹痛与较轻的腹部体征不相称，所谓"症征不符"。

2. 需与胆石病鉴别，B 超能作出诊断。

【治疗与预后】

1. 非手术治疗为主,包括:解痉止痛、利胆驱虫、抗感染、纤维十二指肠镜取虫。

2. 非手术治疗无效或合并急性重症胆管炎、肝脓肿、重症胰腺炎者,可行胆总管切开探查、T形管引流手术。术后需驱虫治疗。

3. 如非手术治疗未能缓解、或者合并有胆管结石、或有急性重症胆管炎、肝脓肿、重症胰腺炎等合并症者,可行胆总管切开探查、T管引流术。术中应用胆道镜以去除蛔虫残骸,如有蛔虫残骸,可成为胆管结石的核心,形成胆管结石。

第四节 胆 道 肿 瘤

胆道肿瘤包括良性和恶性肿瘤,在胆囊以良性的胆囊息肉最常见,其次为胆囊癌。胆管良性病变少见,主要为恶性的胆管癌。

一、胆囊息肉

胆囊息肉是形态学的名称,泛指向胆囊腔内突出或者隆起的病变,多为良性。病理上可分为:肿瘤性息肉,包括腺瘤和腺癌以及少见的血管瘤、脂肪瘤、平滑肌瘤;非肿瘤性息肉,如胆固醇息肉、炎性息肉腺肌增生等。

对有明显症状并排除胃十二指肠和其他胆道疾病后,宜行手术治疗。对无症状病人,如合并有以下恶变的危险因素仍需行手术治疗:直径超过 1cm,单个病变且基底部宽大;息肉逐渐增大;合并胆囊结石和胆囊壁增厚,特别是病人年龄超过 60岁、息肉直径大于 2cm 者。手术采用腹腔镜胆囊切除术为首选,术中最好行快速切片病理,如发现恶变,应根据术中所见及病理检查决定是否行肝切除以及淋巴清扫,术后再行石蜡切片最终明确病理诊断及肿瘤分期。

二、胆囊腺瘤

本病是胆囊常见的良性肿瘤，约为胆囊切除标本的 1.1%。腺瘤局部可发生缺血坏死，如继发感染，会导致溃破出血。胆囊腺瘤被认为是胆囊癌的癌前病变，恶变率为 1.5%，宜手术切除。

三、胆囊癌

胆囊恶性肿瘤包括有淋巴肉瘤、横纹肌肉瘤、网状组织细胞肉瘤、纤维肉瘤、类癌、癌肉瘤等，而胆囊癌是其中最常见的一种。发病年龄多超过 50 岁，女性多见。流行病学显示，70% 的病人与胆囊结石有关。

【临床特点】

1. 70% 合并胆囊结石。

2. 早期无特异性症状，如有慢性胆囊炎或胆囊结石，发作时可出现腹痛、恶心呕吐、腹部压痛等。能触及右上腹部肿块时往往已到晚期，常伴有腹胀、食欲差、体重减轻或消瘦、贫血、肝大，甚至出现黄疸、腹水、全身衰竭等。

3. 实验室检查：CEA、CA19-9、CA125 等均可升高，其中以 CA19-9 升高较常见，但无特异性。

4. 超声、CT 检查发现胆囊壁厚不均匀，腔内有位置及形态固定的肿物，应考虑胆囊癌的可能。超声造影、增强 CT 或 MRI 显示胆囊肿块血供丰富，则胆囊癌的可能性更大。

【诊断要点与鉴别诊断】

1. 长期的胆囊结石病史，反复或持续腹痛。

2. 右上腹肿物，CA19-9 升高，但无特异性。细针穿刺胆囊取胆汁行肿瘤标志物检查更有诊断意义。

3. 影像学检查发现胆囊肿物。

4. 胆囊癌合并坏死、感染需要与胆囊炎或胆囊坏疽形成的脓肿鉴别，炎性肿物有急性病史、明显压痛，CA19-9 正常或轻度升高。胆囊癌血供丰富，CA-199 升高。B 超或 CT 检查可作出鉴别。

【治疗与预后】

1. 非手术治疗如化学或放射治疗大多无效。

2. 目前多采用美国癌症联合委员会（AJCC）制定的 TNM分期决定手术和其它治疗方案。

3. 手术方法包括单纯胆囊切除术、胆囊癌根治术、胆囊癌扩大根治术、姑息性手术等。

4. 胆囊癌手术治疗后长期生存率依然很低，故重在预防其发生。对有症状的胆囊结石病人，特别是结石直径 >3cm；胆囊息肉单发；直径 >1cm 或基底宽广者；腺瘤样息肉以及"瓷化"胆囊，应积极行胆囊切除术。

四、胆管癌

胆管癌是指发生在肝外胆管，即左、右肝管至胆总管下端的恶性肿瘤。

【临床特点】

1. 胆管癌分为上段、中段、下段胆管癌。上段胆管癌又称肝门部胆管癌，占 50%～75%。

2. 90% 以上的病人出现渐进性黄疸，大便灰白，半数病人伴瘙痒和体重减轻。

3. 病变位于胆管中、下段者可触及肿大的胆囊，上段胆管癌胆囊不肿大，甚至缩小。

4. 肋缘下可触及肝脏，黄疸时间较长可出现腹水或双下肢水肿。合并胆道感染可出现典型的胆管炎表现。

5. 实验室检查血清总胆红素、直接胆红素、ALP 和 γ-GT均显著升高。胆道梗阻导致维生素 K 吸收障碍，肝合成凝血因子受阻，凝血酶原时间延长。CEA、AFP 可能正常、CA19-9 常升高。

6. 首选超声检查，超声检查可见肝内胆管扩张或见胆管肿物。ERCP 对下段短管癌诊断帮助较大,可同时放置内支架引流减轻黄疸,用于术前准备。CT、MRI 胆道成像能显示胆道梗阻的部位、病变位置。

【诊断要点】

1. 梗阻性黄疸,伴有瘙痒,CA19-9 升高。

2. B 超检查可发现肿瘤部位或梗阻部位。

3. 影像学检查显示胆管树,确定病变范围。

【鉴别诊断】

1. 下段胆管癌与壶腹癌、胰头癌鉴别,CT 或 ERCP 能显示肿瘤作出鉴别。

2. 上、中段胆管癌与硬化性胆管炎难以鉴别。

3. 肝功能检查、影像学检查发现结石,能与病毒性肝炎、肝胆管结石鉴别。

【治疗与预后】

胆管癌化学治疗及放射治疗效果不肯定,首选根治性切除治疗,根据肿瘤部位不同,治疗方法有所不同。

1. 上段胆管癌(肝门部胆管癌) 可根据 Bimuth-Corlett 分型选择具体手术方法,Ⅰ型、部分Ⅱ型切除胆囊及肝外胆管即可,胆管空肠 Roux-en-Y 吻合重建胆道。部分Ⅱ型、Ⅲa 和Ⅲb型除了需切除胆囊及肝外胆管外,还需根据不同情况做小范围中央(如Ⅳ段或Ⅳ+Ⅴ段)肝切除,或同侧半肝切除,附加或不加尾叶切除。多数Ⅳ型肝门部胆管癌不能行手术切除,如可切除、通常需要行半肝或者扩大半肝切除,胆道重建术式选择的原则同上。各型手术切除范围可以不同,但都必须同时清除肝十二指肠韧带内的所有淋巴结以及结缔组织(肝十二指肠韧带"脉络化")。

2. 中段胆管癌 切除肿瘤及距肿瘤边缘至少 0.5cm 以上胆管(确定胆管断端无肿瘤浸润),行肝十二指肠韧带"脉络化",肝总管 - 空肠 Roux-en-Y 吻合术。

3. 下段胆管癌需行胰十二指肠切除。

4. 扩大根治术,如肝右三叶切除,肝 + 胰十二指肠联合切除,但实际意义存在争论。

5. 不可切除胆管癌的姑息性手术

(1) 经皮肝穿刺置管引流(PTCD)或放置内支架,经内镜鼻胆管引流或放置内支架,目的是引流胆汁,减轻黄疸。如病人不配合或操作失败,可开腹行左肝部分切除的 Longmire 手术,经圆韧带入路行左肝管 - 空肠 Roux-en-Y 吻合术。中下段癌可行肝总管空肠吻合术。胆汁内引流比置管外引流的病人生活质量为高。

(2) 胃空肠吻合术:因肿瘤侵犯或压迫十二指肠造成消化道梗阻者,可行胃空肠吻合术恢复消化道通畅,改善病人生存质量。

(黄志勇)

第二十三章

胰 腺 疾 病

第一节　急性胰腺炎

急性胰腺炎是常见的急腹症之一。病理分为两型,即水肿型和出血坏死型。水肿型的胰腺充血、水肿,可以见到大网膜皂化斑和胰周积液。出血坏死型以胰腺实质出血和坏死为特征,皂化斑多见,常伴胰周脂肪坏死和血性浑浊腹水。按病情的轻重分为轻型和重型,轻型的主要症状为腹痛,体征较轻,经及时的液体治疗,短期内即可好转。重型症状和体征重,并容易并发重要器官的功能障碍和继发感染,临床过程凶险,病死率高。

【临床特点】

1. 突发的腹痛为主要症状,常在饱餐和饮酒后发病。

2. 腹胀常见,并与疾病严重程度成正比。

3. 轻型病人压痛局限于中上腹,重型病人全腹压痛伴明显的肌紧张,肠鸣音减弱或消失,伴有发热。

4. 重症者可在脐部和两肋出现皮下瘀斑。

5. 重症者可能并发重要器官功能障碍。

【诊断要点】

1. 突发的上腹疼痛和腹膜炎体征,腹胀伴肠鸣音减弱或消失。

2. 血清、尿淀粉酶和血清脂肪酶升高。

3. 穿刺抽出血性腹水、腹水中淀粉酶值高有助于本病诊断。

4. 增强CT显示胰腺肿大、坏死、胰周积液等。

【鉴别诊断】

1. 消化道穿孔 腹水中淀粉酶值通常不高,增强CT显示胰腺无炎性改变。

2. 肠梗阻 腹胀伴肠鸣音亢进,腹水中淀粉酶值通常不高,增强CT显示胰腺无炎性改变。

【治疗】

1. 非手术治疗 适用于轻型、早期和无感染的重型病人。措施有:①减少或抑制胰腺分泌和抑制胰酶活性,包括禁食,胃肠减压,应用H_2受体阻滞剂、生长抑素、抑肽酶等;②液体复苏治疗和改善微循环;③中药治疗,减轻肠麻痹;④对重症者使用广谱和能在全身和胰腺局部形成有效浓度的抗生素;⑤营养支持包括TPN和肠内营养(空肠鼻饲管和空肠造瘘管);⑥腹腔置管灌洗,清除胰酶和有害物质。

2. 手术治疗 胰腺和胰周继发感染、胆源性胰腺炎有胆管梗阻和并发肠瘘是绝对指征,非手术治疗而病情恶化、暴发性胰腺炎、严重的腹腔间隔室综合征和难以排除其他急腹症也是手术指征。

3. 手术方法 针对胰腺和胰周继发感染,胰腺和胰周坏死组织清除和引流术是主要术式。对胆源性胰腺炎有胆管梗阻的病例,解除胆道梗阻有助于缓解病情,方法有内镜下十二指肠乳头切开取石、鼻胆管引流,或直接采用开腹胆道手术解除梗阻。对非手术治疗无效的严重腹腔间隔室综合征的处理,可以采用腹膜腔和腹膜后减压的手术方法。

第二节 假性胰腺囊肿

假性胰腺囊肿多因急性胰腺炎或外伤所致,是胰管破裂漏出的胰液及渗出液积聚于胰腺周围形成的包裹性积液,通常位于胰腺前及其周围。囊肿内壁无上皮细胞覆盖为其特点。

【临床特点】

1．囊肿较小者可以无症状，囊肿较大者，常伴有上腹部疼痛不适。

2．上腹饱满、恶心、呕吐。

3．胆道受压、梗阻而引起黄疸。

4．并发感染时，有寒战、发热、黄疸、压痛或腹膜炎体征。

5．如脾静脉或门静脉受压可导致门静脉高压症，进而可引起食管静脉曲张出血；压迫下腔静脉可引起下腔静脉梗阻症状及下肢水肿；压迫输尿管可引起肾盂积水等。

6．大多数病人体检时上腹部能触及固定的圆形或椭圆形包块，有时有囊性感。

【诊断要点】

1．依据既往病史及临床表现并结合辅助检查，一般不难确定诊断。

2．辅助检查

（1）实验室检查：血淀粉酶和白细胞数可升高，少数病人可有胆红素升高。如急性胰腺炎病人血淀粉酶升高持续 3 周以上，约一半病人有假性囊肿。

（2）X 线检查：排除胃肠腔内病变，显示胃、十二指肠和结肠受压、移位和变形征象。

（3）B 超检查：可明确肿块为实性或囊性，确定囊肿的部位和大小。

（4）CT 检查：可获得清晰的假性囊肿的图像，并可显示囊肿与胰腺的关系。

（5）内镜逆行胰胆管造影：可确定囊肿的存在和位置及与胰管的关系。

【鉴别诊断】

1．胰腺脓肿　临床有发热白细胞计数升高（>15.0×10^9/L）。腹部平片检查存在"肥皂泡征"。CT 检查可见后腹膜区有气泡或气液平面存在。经皮囊肿穿刺，进行穿刺液细菌学检查可鉴别是否为脓肿。

2. 胰腺囊性肿瘤 有囊性腺瘤和囊性癌两种,约占全部胰腺囊性病变的 5%。CT 检查有助于鉴别,但常需术中组织活检的病理学检查以确诊。

3. 肠系膜囊肿 多见于儿童,其活动度较大。CT 检查可明确其位置和与胰腺的关系。

【治疗】

一般主张直径大于 6cm 者,经 6 周非手术治疗无效,出现压迫症状或出现并发症时应手术治疗。方法有:

1. 囊肿切除术 通常仅适于胰体尾部小的假性囊肿、尤其是外伤引起的假性囊肿,连同囊肿将胰体尾切除。

2. 外引流术 适用于囊肿壁未成熟、不能与其他器官吻合的病人和囊肿已感染且病情危重、不能耐受切除者。手术简单、安全,但术后常可形成胰瘘或囊肿复发而需再次手术。

3. 内引流术 为保持有效引流,先行囊壁活检以除外肿瘤,再进行吻合,需注意保证吻合口径大(切除部分囊肿壁)、位置低。具体方式有:

(1)空肠囊肿 Roux-en-Y 吻合术:适用于各种位置的囊肿,要求引流肠袢最少30cm 长。

(2)胃囊肿吻合术:适于假性囊肿位置与胃后壁紧密粘连者,方法简单、效果好。

(3)囊肿十二指肠吻合术:适用于囊肿位于胰头深部邻近十二指肠内侧壁,并且难以用其他方法引流的病变。

(4)囊肿并发症的处理:囊肿破裂需急诊手术,冲洗腹腔、引流囊肿。囊肿并发出血时,情况允许均应先行血管造影检查以明确出血的部位,以为手术治疗提供指导。常用方法有受累血管缝扎术、囊肿和出血血管的切除术或出血部位填塞压迫止血和外引流术,对高危病人也可行出血血管的栓塞治疗。

4. 经皮穿刺置管引流术 适用于体质虚弱不能耐受手术者和囊肿感染的病例。

【预后及转归】

部分假性胰腺囊肿可自行吸收消失。多数假性胰腺囊肿的外科治疗效果肯定,手术复发率约为 10%。出现慢性疼痛多是慢性胰腺炎的表现。

第三节 胰腺癌与壶腹周围癌

一、胰腺癌

胰腺癌是胰腺常见的一种恶性肿瘤,发病原因尚不清楚,可起源于胰管、腺泡或胰岛,但以胰导管细胞癌最常见。位于胰头部最多,胰体部次之,胰尾更少。90% 的胰腺癌为导管细胞腺癌,另外还有黏液癌和腺鳞癌,少见类型有囊腺癌和腺泡细胞癌。

转移方式多为淋巴结转移、癌直接浸润,转移,也可发生血行转移,如肝转移、肺转移等。

【临床特征】

1. 症状

(1)早期无特异症状,中上腹或右上腹钝痛常见中、后期的胰腺癌多有持续性腹痛及腰背痛,尤以夜间为重,为减轻疼痛常被迫采取前倾、抱膝坐位。

(2)约 75% 胰头癌病人和 10% 胰体、尾癌病人有梗阻性黄疸,多呈进行性加重,有时也可有波动,常伴有瘙痒。

(3)消瘦是本病的重要表现之一,65%~90% 的病人有明显消瘦。

(4)食欲缺乏、乏力、恶心、呕吐。少数胰头癌病人可因胆道感染而有发热。

(5)少数胰体、尾部癌病人可有下肢游走性血栓性静脉炎,一些胰腺癌病人可有糖尿病症状,少数胰腺癌病人可因病变侵及十二指肠或胃壁而发生胃肠道出血。

2. 体格检查 可见病人消瘦、巩膜及全身皮肤黄染、肝大、胆囊肿大（Courvoisier 征）。晚期腹部可扪及肿块，少数病人还可有脾大、腹水、血栓性静脉炎或左锁骨上淋巴结肿大等体征。

【诊断要点】

1. 临床表现 中年以上病人原因不明的上腹隐痛、消瘦，特别是有黄疸及腰背痛时，应考虑到胰腺癌的可能。

2. 实验室检查

（1）有梗阻性黄疸者，血清胆红素、血清碱性磷酸酶（AKP）、γ- 谷氨酰转移酶（γ-GT）、乳酸脱氢酶（LDH）可升高。尿胆红素阳性、尿胆原阴性，粪便可呈陶土色。

（2）癌胚抗原（CEA）、胰癌胚抗原（POA）、胰癌相关抗原（PCAA）及 CA19-9 等可升高。虽无早期诊断价值，但可动态观察供预后参考。

3. 影像学检查

（1）B 型超声检查：可了解胰腺外形、大小、有无异常回声，胰管有无扩张及胆总管的情况。其诊断阳性率为 63%～93%，特异性可达 96%。内镜超声优于普通 B 超。

（2）CT 检查：可显示胰腺肿块的位置、大小、密度、有无胰管扩张、有无腹水、扩散以及血管受侵、淋巴结和远处器官转移的情况，因而可作为胰头癌能否切除的评价手段。

（3）X 线胃肠道钡餐检查：可显示胃窦、胃体、十二指肠等处的受压、移位或变形等晚期表现。

（4）内镜逆行胰胆管造影（ERCP）：可以直接显示壶腹区病变，并可通过活检或刷洗取得标本，作出病理诊断。还可显示胰管有无阻塞、狭窄及扩张。

（5）选择性肝动脉、脾动脉造影：可以看出胰腺肿块的位置和大小，并能提示手术切除的可能性。

（6）经皮经肝穿刺胆道造影（PTC）：可显示胆总管梗阻的部位和病变的形态。为缓解黄疸，可在 PTC 的同时置管引流胆道（PTCD）。

（7）在 B 超或 CT 引导下细针穿刺细胞学检查：阳性率可达 90%，可诊断出最小直径仅为 2cm 肿瘤，但阴性不除外肿瘤的可能。

（8）MRI 或磁共振胆胰管造影（MRCP）：单纯 MRI 诊断并不优于增强 CT。MRCP 能显示胰、胆管梗阻的部位、扩张程度，具有重要的诊断价值，具有无创、多角度成像、定位准确、无并发症等优点。

【鉴别诊断】

本病需与慢性胃炎、消化性溃疡、胆囊炎、胆石症、病毒性肝炎、慢性胰腺炎、胆总管癌和 Vater 壶腹癌、非功能性胰岛细胞肿瘤、后腹膜肿瘤、腹主动脉瘤等疾患相鉴别。主要依靠影像学检查。

【治疗】

胰腺癌的治疗仍以争取手术根治为主，对不能手术根治者常作姑息性短路手术或化学和放射治疗。

1. 根治性手术

（1）保留或不保留幽门的胰十二指肠切除术（Whipple 手术）：是胰头癌的标准手术方式。

（2）远端胰腺切除术：常同时将脾和淋巴结一并切除，适用于胰体中部及胰尾癌。

（3）全胰切除术：约 40% 病人的肿瘤为多中心发生，故可采用此术式，还可避免胰瘘。

2. 姑息性手术　用于高龄、肿瘤不能切除的病人。

（1）胆囊十二指肠、胆囊胃吻合、胆总管十二指肠或胆总管空肠吻合术：适于梗阻性黄疸病人。

（2）胃空肠吻合术：适于有十二指肠梗阻病人。

（3）术中化学性内脏神经切除术：可用 95% 酒精 15～25ml 注射于内脏神经节周围。

（4）术中放射治疗或瘤体内植入放射活性物。

（5）术中经胃十二指肠动脉向胰腺供血动脉方向置入化疗

泵,术后进行肿瘤区域性化疗。

【预后及转归】

预后极为不良,胰头癌行 Whipple 术后 5 年生存率一般仍在 5% 以下。胰体尾部癌手术切除率更低,大多数病人在 1 年左右死亡。不能切除肿瘤的病人平均存活时间为 6 个月。因此,早期诊断、早期治疗是改善预后的关键。

二、壶腹周围癌

壶腹周围癌是指胆总管末端、壶腹部、十二指肠乳头附近的癌。因其症状出现早、就诊早,且恶性程度明显低于胰头癌,故切除率及 5 年生存率均明显高于胰头癌。大体形态有肿瘤型及溃疡型,组织学分类以腺癌最多,其次为乳头状癌及黏液癌。

【临床特点】

1. 壶腹癌和胆总管下端癌出现黄疸早,壶腹和十二指肠乳突周围癌常由于肿瘤破溃、脱落故黄疸常有波动。

2. 上腹或右季肋部胀满、疼痛,尤以餐后明显。晚期疼痛加重,可放射到右肩背部。

3. 可有恶心、呕吐、乏力、消瘦、黑便或粪便潜血试验阳性。

4. 体检时多可触及肿大胆囊。

【诊断要点】

1. 中年以上病人如有上述表现即应考虑本病可能性。

2. 低张十二指肠造影及逆行胰胆管造影(ERCP)可见十二指肠内充盈缺损、黏膜中断及十二指肠乳头部病变,后者还可进行活体组织检查,故对诊断和鉴别诊断均有重要价值。

3. B 超、CT 检查可见胆囊肿大、胆管扩张或胆总管远端实性占位病变。

【治疗】

胰十二指肠切除术是唯一有效的治疗方法,晚期无法根治时采用胆肠吻合、内置支架等方法以减轻黄疸、缓解临床症状。

(卫积书)

第二十四章

腹 外 疝

腹外疝是由腹腔内的器官或组织连同腹膜壁层,经腹壁薄弱点或孔隙,向体表突出所形成。

第一节 腹股沟斜疝

腹内器官经腹股沟管内环向前腹壁薄弱区脱出者称腹股沟斜疝。

【临床特点】

1. 腹股沟区可复性肿块是主要表现。每于站立、负重、跑步或剧烈咳嗽时出现,伴轻微胀感。肿块可进入阴囊。

2. 疝内容不能或不能完全还纳腹腔者则为难复性疝,若突然不能还纳腹腔且出现剧烈疼痛,疝块增大者为嵌顿疝。完全嵌顿肠管可出现急性肠梗阻症状,时间长者可因血运障碍而导致肠坏死及穿孔。

【诊断及鉴别诊断】

结合病史、体检及经过疝块还纳试验,即疝块还纳后,手指尖探入腹股沟管外环可发现其较健侧增大,病人咳嗽时有冲击感;压迫内环处,嘱病人起立、咳嗽,可阻止疝内容脱出,即可确立诊断。但需与下列疾病相鉴别:

1. 精索 / 睾丸鞘膜积液 鞘膜积液透光试验阳性。

2. 隐睾 同侧阴囊空虚,未触及睾丸。有时可于腹股沟区触及较小、压之有胀痛的实质性肿物。

3. 腹股沟直疝　肿物呈球形,不能进入阴囊。其疝囊颈在腹壁下动脉内侧。采用上述疝块还纳试验,用手指压迫腹股沟内环处,不能阻止疝内容物脱出。

4. 腰大肌寒性脓肿　多在右腹股沟外侧偏髂窝处,肿块较大且有波动感,仔细询问有脊柱或骶髂关节结核病史。

【治疗】

除部分婴儿采用疝带疗法有可能自愈外,手术是治愈疝的根本方法。

1. 非手术治疗　一岁内的婴儿,可用事先固定于绷带上的2cm 大小的圆形纸板压于内环处,再用绷带缠绕固定之。成人因年老体弱等各种原因不能或暂不能手术的病人可佩戴购置的疝带进行治疗,使用时以疝托压住腹内环,并使腹股沟管恰好闭合。一般白天佩戴,晚上除去。一旦发生疼痛且不能还纳肿块,表明有嵌顿,应立即到医院诊治。

2. 手术治疗

(1)传统的疝修补手术的主要步骤有三点:切开腹股沟管,寻找疝囊,将疝内容物还纳,证实疝类型(根据疝囊和腹壁下动脉的关系);解剖疝囊至颈部,高位缝扎疝囊;以不同的方式修复腹壁缺损及腹内环。几种常用疝修补术如下:

1) Ferguson 法:将联合腱与腹股沟韧带相缝合,精索保持原位,这种方法是加强腹股沟管前壁,适用于婴幼儿或疝囊较小的病人。

2) Bassini 法:是加强腹股沟管后壁的方法。高位缝扎疝囊颈后,将腹内斜肌下缘和联合腱与腹股沟韧带缝合,精索置于腹内斜肌和腹外斜肌腱膜之间。

3) Halsted 法:是加强腹股沟管后壁的方法。高位缝扎疝囊颈后,先将联合肌腱膜与腹股沟韧带缝合,再将腹外斜肌腱膜缝合,精索置于皮下。

4) McVay 法:将联合腱与耻骨梳韧带缝合以加强腹壁,特别是对腹股沟内侧的薄弱部效果良好。适用于复发疝或巨大疝。

5) Shouldice 法：自耻骨结节向上至内环将腹横筋膜切开，然后按外下内上顺序重叠缝合被切开的腹横筋膜的内外两叶，内叶边缘缝于髂耻束上，再将腹内斜肌下缘和联合腱缝于腹股沟韧带的深面。

6) 选用自体筋膜、人工合成材料等修补腹股沟管后壁，适合于复发疝、巨大疝和年老体弱病人。

(2) 无张力疝修补术：无需按上述诸法高位结扎疝囊及缝合加强腹股沟管前或后壁，而是采用合成纤维网片缝合于腹股沟管后壁，或同时用合成纤维网片制成圆柱花瓣形充填物充填疝环的缺损，以替代传统的张力缝合手术。常见的术式包括：①平片无张力疝修补术（Lichtenstein 手术）；②疝环填充式无张力疝修补术（Rutkow 手术），因填充网塞异物感明显临床上应用逐渐减少；③巨大补片加强内脏囊手术（Stoppa 手术）。因合成纤维网片属异物，有潜在感染及排斥风险，需严格把握适应证。

(3) 腹腔镜下行疝修补术，临床上应用日益广泛，具有创伤小，恢复快，无牵扯感等优点。方法有四种：①经腹腹膜前法（TAPP）；②完全经腹膜外法（TEP）；③经腹腔内法（IPOM）；④单纯疝环缝合法，仅应用于较小儿童斜疝。

第二节 股 疝

经股环、股管从卵圆窝突出的疝，称为股疝。中年以上经产妇女多见。

【临床特点】

股疝通常较小，呈半球形隆起，位于腹股沟韧带下方卵圆窝处，常无明显症状，肥胖病人易被忽视。因股环狭小，疝内容不易还纳且易发生绞窄，部分肠壁绞窄的机会较多（Richter 疝），出现急性肠梗阻症状，局部有剧烈疼痛。

【诊断要点和鉴别诊断】

根据表现诊断并不困难，肿块位于腹股沟韧带下方的大腿内侧、耻骨结节的下方是重要标记。需与本病鉴别的疾病有：

1. 腹股沟疝。

2. 股淋巴结肿大　仔细询问病史对鉴别诊断有重要意义。

3. 大隐静脉曲张　在卵圆窝处呈球样曲张的大隐静脉有时不易与股疝区别。前者立位时增大，平卧后自行消失，并有其他下肢静脉曲张征象，而股疝常需借助手法方能复位。

4. 髂窝脓肿　触之有波动感，X线照片可见腰椎、骶髂关节结核。

【治疗】

手术是唯一的治疗方法，因股疝易嵌顿，一经诊断应早期手术。手术分经股部手术和经腹股沟部手术。

1. 经股部疝修补术　卵圆窝部直切口，切开疝囊，还纳疝内容后高位结扎疝囊颈。闭锁股管，将腹股沟韧带、陷窝韧带与耻骨梳韧带行间断缝合。

2. 经腹股沟疝修补术　切口同腹股沟疝修补术，逐层切开腹壁各层，暴露腹股沟韧带、腹股沟管后壁，切开腹横筋膜，暴露疝囊。切开疝囊、还纳疝内容、切除疝囊、高位结扎疝囊颈。最常用的术式为 McVay 修补术，也可采用无张力疝修补术或经腹腔镜疝修补术。

第三节　切　口　疝

切口疝是指发生于腹部切口部位的疝。多与切口感染，术后持续腹压增高，切口入路选择不当使腹壁血管、神经受损导致肌萎缩，手术缝合过程中组织层次对合不佳、切口缝合过紧及不恰当的放置引流等因素有关。

【临床特点】

主要症状是腹壁切口区有肿块突出，站立或咳嗽时肿块明显增大，平卧时缩小或消失，可伴有腹部不适。体格检查时于切口处可摸到明显的腹壁缺损及疝环的边缘。

因疝囊颈宽大，较少发生嵌顿。当因粘连而成难复性疝时，可伴有部分肠梗阻的表现。

【治疗】

只有采用手术方法方能治愈。若情况暂不允许手术时，可用疝带临时治疗，以防止疝进一步发展。手术要点包括疝囊的切除、疝内容的还纳、缝合疝囊及腹壁缺损的修补。

对巨大疝腹壁缺损处缝合困难者，可采用自体筋膜移植或人工材料等进行修补。

近年来，腹腔镜切口疝修补术逐渐在临床上开展，具有方便且有效置入补片，直观并及时发现隐匿性或多发性缺损等优势，但仍需严格把握适应证，避免术者操作经验不足引起肠道损伤等严重并发症。

（刘连新）

第二十五章

腹 部 损 伤

腹部损伤是外力作用于腹部所造成的损伤，是常见的严重外科急症。根据损伤是否穿透腹壁及腹腔是否与外界相通分为开放性和闭合性两类。开放性损伤多系锐器或火器伤所致，腹壁有伤口，临床诊断一般较容易。其中有腹膜破损者为穿透伤，无腹膜破损者为非穿透伤。闭合性损伤多系钝性暴力或碰撞、挤压所致，腹壁无伤口。确定是否合并内脏损伤是临床诊疗关键所在，临床上常有一定难度。部分病人因意识障碍等掩盖腹部症状体征，延误了诊治，从而增加并发症及死亡率。

第一节 腹部闭合性损伤

腹部闭合性损伤是外科常见的急腹症之一，发病突然、病情变化迅速，常因合并内脏损伤而出现失血性休克、严重的腹腔感染等，严重者可危及生命。因此，应快速、准确地做出判断和决策，否则容易错失最佳救治时机。

【临床特点】

1. 腹部外伤后临床表现迥异，可无明显症状及体征，也可出现腹痛及恶心、呕吐，腹痛可由伤区扩展至全腹，进行性加重。腹痛程度与损伤器官有关。腹部查体可有腹膜炎体征，如腹部压痛、反跳痛、腹肌紧张、肠鸣音减弱或消失。腹部叩诊表现为肝浊音界缩小或消失，脾浊音区扩大，腹内移动性浊音阳性。

2. 内出血、失血性休克主要为腹内实质器官或血管损伤所致。病人表现为面色苍白、皮肤湿冷、脉搏快弱、血压下降。

3.消化道或泌尿道出血,如呕血、便血、尿血等,主要为空腔器官或泌尿系统损伤所致。

【诊断要点】

1.判断有无内脏损伤 通过了解受伤史,生命体征及腹部体征的观察,多数伤者可明确有无内脏受损。如出现以下情况之一者,应考虑有腹内器官损伤:①早期发生休克,特别是失血性休克;②有持续性剧烈腹痛,并进行性加重伴恶心、呕吐者;③有全腹膜炎体征;④腹部出现移动性浊音或肝浊音界消失;⑤腹部胀气,肠蠕动减弱或消失;⑥有消化道出血或尿血者;⑦直肠指检发现直肠前壁有压痛或波动感,指套染血者。

2.判断损伤器官 如伤后病人主要表现为内出血、失血性休克,多为腹内实质器官损伤或有血管破裂,病人腹痛症状一般不重;如病人同时合并胸下部损伤或肋骨骨折者,应考虑为肝、脾破裂。如伤后病人主要表现为急性腹膜炎,多为空腔器官损伤。在诊断过程中应注意:①同一器官有多处破裂;②腹内有一个以上器官同时受伤;③腹部损伤合并头、胸、脊柱、四肢损伤,切勿漏诊,以免延误抢救、治疗机会。

3.诊断有困难时可作以下辅助检查

(1)腹部或有关部位 X 线检查。腹部立位片显示腹腔游离气体提示消化道穿孔可能,腹膜后积气提示腹膜后十二指肠或结直肠穿孔,若有骨折的存在则提示相关脏器的损伤。

(2)超声检查或 CT 检查。超声检查简便、安全、可重复,并可动态观察,对于肝胆胰脾肾等脏器损伤的诊断具有重要参考价值。CT 可清晰显示病变的部位和范围,对治疗方案的制定具有指导意义。血管造影剂增强 CT 检查能鉴别出血的部位及活动性出血。

(3)化验检查:①空腔器官破裂致腹膜炎者,白细胞计数及中性粒细胞比例增高;②实质器官破裂致内出血者,血红蛋白、红细胞计数及血细胞比容下降;③泌尿系损伤者,尿中可见红细胞;④合并胰腺损伤者,血、尿淀粉酶升高。

(4)诊断性腹腔穿刺和腹腔灌洗:根据穿刺液性质,可判断有无内脏损伤。如抽不到液体,又不能排除内脏损伤,必要时可进一步作诊断性腹腔灌洗。如灌洗液为血性或镜检有大量红细胞或脓球,则有助于诊断。

(5)诊断性腹腔镜检查:对于不能明确何种腹腔脏器损伤的病人,可作诊断性腹腔镜检查,腹腔镜可直接窥视腹腔脏器损伤的部位及程度,并可在腹腔镜下进行治疗。

【治疗】

1. 对暂时不能明确有无腹部内脏损伤并且生命体征平稳的病人,应密切观察以下几点:①每15～30分钟监测一次生命体征变化,并记录;②每30分钟检查一次腹部体征的变化;③每30～60分钟测定红细胞数、血红蛋白及血细胞比容的变化;④必要时每30～60分钟作一次B超检查或诊断性腹腔穿刺术或灌洗术。

在观察期尽量少搬动病人;暂禁食、补液,以防治休克的发生;腹胀明显或怀疑有空腔脏器破裂的病人,应行胃肠减压;同时给予广谱抗生素,以防治腹内感染。病人烦躁者,可适当使用镇静剂,但禁用吗啡类止痛药。不能进食期间,应加强营养支持。

2. 在观察期,病人出现腹膜炎症状、体征加重,内出血或失血性休克,积极抗休克后未见明显好转或病情持续恶化时,应中止观察,及时行手术探查。

3. 有休克者,先积极抗休克治疗,争取在收缩压90mmHg后进行手术治疗;如果在积极抢救休克后未见明显好转,应在积极抗休克的同时迅速手术,以挽救病人的生命。

4. 有腹膜炎者,应先纠正水、电解质及酸碱失衡,早期使用有效、广谱抗生素,尽早手术探查,以去除腹内病灶,引流腹腔积液。

5. 在手术探查中应遵循"先止血、后修补"的原则,对胃肠道穿破性损伤,应先处理污染重的损伤,再处理污染轻的损伤。

【预后及转归】

1. 单纯腹壁损伤或合并内脏损伤,能早期发现,及时、正确处理者,预后好。

2. 如合并多器官损伤,未能及时、正确处理或并发多器官衰竭者,预后差。

第二节 常见腹部内脏损伤的特征和处理

一、脾破裂

脾是腹部内脏中最易受损伤的器官之一。可分为中央型破裂、被膜下破裂和真性破裂三种。临床上以真性破裂常见,约占 85%,以内出血及血液对腹膜的刺激为主要表现。

【临床特点】

1. 腹痛开始于左上腹,可向左肩背部放射,以后逐渐扩展为全腹痛,但以左上腹为主。

2. 内出血表现,如面色苍白、四肢湿冷、脉率细速、血压下降等。

3. 左上腹有压痛、轻微反跳痛及肌紧张。脾浊音区扩大,移动性浊音阳性。

4. 肠鸣音减弱。

【诊断要点】

1. 有外伤史,特别是左下胸或左上腹受伤者。

2. 伤后出现左上腹痛及内出血表现。

3. 红细胞计数和血红蛋白、血细胞比容检查有进行性下降。

4. 腹部 X 线检查显示脾区阴影增大,脾轮廓不清,左膈升高,膈活动受限。

5. B 超及 CT 检查可根据脾的大小、完整性及实质密度作出诊断。

6. 腹腔穿刺抽出不凝集鲜血一般即可确诊。

【治疗】

脾破裂诊断明确后,原则上应急症手术治疗。脾被膜下血肿,需观察 1～2 周,卧床休息,对症处理。有失血性休克者,应边积极抗休克,边手术治疗。手术方式:

1. 脾切除术 适于粉碎性或病理性脾破裂或脾多处损伤不能缝合、修补者;脾损伤严重不能有效止血、伴有严重多发伤、高龄、严重多发伤情况严重者。

2. 脾部分切除或脾修补术 适于脾脏损伤轻,可有效止血的病人。

3. 脾自体移植术 适于儿童。行脾切除术后,为保留其免疫功能、预防暴发性感染的发生,一般可采用自体脾组织片大网膜内移植。

二、肝破裂

肝破裂以右肝多见,常伴其他器官损伤,因常伴有失血性休克、胆汁性腹膜炎及继发感染,故其死亡率较高。按损伤的范围可分为中央破裂,被膜下破裂和真性破裂三类。肝被膜下破裂可转为真性破裂,而中央破裂可继发感染,演变为肝脓肿。

【临床特点】

1. 腹痛为持续性剧痛,从右上腹开始,逐渐漫及全腹。肝膈面损伤、疼痛可向右肩胛部放射。

2. 内出血表现,如面色苍白、四肢湿冷、脉率细速、血压下降等。

3. 腹膜炎体征明显如腹式呼吸减弱、全腹压痛、反跳痛、肌紧张,移动性浊音阳性,肠鸣音减弱或消失。

【诊断要点】

1. 有外伤史,特别是右下胸或右上腹受伤者。

2. 伤后出现右上腹或全腹痛,及腹膜炎和内出血表现。

3. 化验检查红细胞计数、血红蛋白进行性下降,白细胞计数明显升高。

4. X 线检查可显示右膈升高、膈活动受限。肝影增大变形。

5. B 超及 CT 检查可根据肝的大小、完整性及实质密度作出诊断。

6. 右下腹穿刺可抽得不凝集血液或胆汁即可确诊。

【治疗】

肝损伤诊断确立,原则上应及早手术,手术目的是确切止血、彻底清创、消除胆汁溢漏、处理其他脏器损伤和建立通畅引流。

1. 补液、输血等积极抗休克治疗,及时手术。

2. 肝创面行彻底清创,认真清除创面内异物、血块和失活的肝组织。

3. 确切止血,对肝创面的小血管、胆管必须一一结扎。创面小,创缘整齐者可直接缝合创面。创面大而深者,经底部作间断 8 字缝合,不留死腔。如创面不能缝合,可填塞明胶海绵、大网膜或氧化纤维等。在紧急救命的情况下,可用纱布填塞压迫止血。

4. 肝创面放置引流,有助于积液、渗血、胆汁的排除。

5. 合并胆道损伤者,应同时置 T 管引流以降低胆道压力。胆囊裂口小,可予缝合;裂口大,行胆囊切除或造瘘术。

三、胰腺损伤

胰腺位于腹膜后,位置深而隐蔽,单独损伤机会少,多因上腹部外力冲击,强力挤压胰腺于脊柱所致,常合并邻近器官的损伤。胰腺损伤后,早期不易发现,有时在手术中还可能漏诊。因常并发胰瘘及休克,其死亡率高达 20%。

【临床特点】

1. 胰腺损伤部位与暴力作用点有关,如暴力作用于上腹正中,多为胰颈、体损伤;如暴力作用于脊柱左侧,多为胰尾损伤。

2. 上腹部剧烈腹痛,为持续性,牵涉背部或肩部,伴恶心呕吐,早期可发生休克。

3. 全腹有明显压痛、反跳痛及肌紧张,但以上腹部为最显著。

【诊断要点】

1. 上腹部受暴力作用后出现剧烈腹痛,伴恶心、呕吐。

2. 上腹部有明显腹膜刺激征。

3. B 型超声检查、CT 检查有助于诊断,特别对胰腺断裂、胰腺撕裂伤、胰腺血肿等有一定的诊断价值。

4. 化验检查　白细胞计数及中性粒细胞比例增高。血、尿及腹腔穿刺液淀粉酶升高,有助于确诊。

【鉴别诊断】

胰腺外伤应与急性胰腺炎、胃十二指肠溃疡穿孔等鉴别。

【治疗】

1. 首先积极抗休克治疗,禁食、胃肠减压、抑酸、抑酶、抗炎、补液。

2. 胰腺损伤应早期手术探查。手术目的是止血、清创、控制胰液及处理合并伤。如探查时发现胰腺周围有血肿,应切开血肿,进一步检查出血来源。手术方式根据损伤的程度及范围而定。

(1) 胰腺部分损伤,主胰管未断者,仅行褥式缝合,放置引流。

(2) 胰体尾断裂者,头侧胰管结扎,断面缝合,尾侧胰体尾切除,放置引流。

(3) 胰头断裂者,头侧主胰管结扎,断面缝合;尾侧断面与空肠行 Roux-en-Y 吻合,放置引流。

(4) 胰头合并十二指肠或胆道下端损伤,可行十二指肠憩室化手术或胰头十二指肠切除术。但后者手术死亡率高,应慎重考虑。

(5) 合并胰瘘者,除加强引流外,可配合使用生长抑素如奥曲肽、施他宁及全胃肠外营养支持(TPN)治疗。

四、胃和十二指肠损伤

腹部闭合性损伤时胃很少受累,多见于上腹部开放性损伤。

在医源性损伤中因洗胃所致的胃损伤较多。临床表现可见膈下游离气体,肝浊音界消失,腹痛、腹膜刺激征。治疗以修补缝合为主,损伤广泛者,宜行部分切除术。单纯胃损伤死亡率低,有合并伤的死亡率高达40%。十二指肠大部分在腹膜后,损伤机会较少,但是是一种严重的腹内伤。由于十二指肠与肝胆胰等脏器毗邻,故十二指肠损伤往往合并一个或多个脏器损伤。

【临床特点】

1. 损伤发生在十二指肠的腹腔部分,大量胰液、胆汁溢入腹腔,早期发生右上腹剧痛,迅速蔓延至全腹,引起全腹膜炎。

2. 如损伤发生在十二指肠的腹膜后部分,早期可无明显腹部症状,以后因胰液、胆汁在腹膜后间隙扩散,并发感染而出现腰背部疼痛,可放射至右肩或右睾丸,但无腹膜炎体征。

3. 临床症状、程度与受伤轻重、类别密切相关,十二指肠损伤并发症及死亡率高。

【诊断要点】

1. 上腹部外伤后,出现右上腹或腰背部持续性疼痛伴发热及恶心、呕吐。

2. 出现全腹膜炎或腰背部蜂窝织炎。腹膜炎以右上腹为主。

3. X线平片发现腰大肌轮廓模糊,有时见腹膜后呈花斑状改变。超声检查对十二指肠周围血肿、积气、积液有帮助,同时可观察肝胆胰脾肾有无合并伤;CT可见十二指肠腔外与右肾前旁间隙积液积气,右肾周围阴影模糊,十二指肠扩张和造影剂前行中断。

4. 白细胞计数及腹腔液淀粉酶显著增高。

5. 腹腔穿刺抽出胆汁样内容物或口服水溶性碘剂可见碘剂外溢即可确诊。

【治疗】

诊断明确,应及早手术治疗。凡高度怀疑十二指肠损伤者,亦应早期手术探查。在手术探查时发现十二指肠腹膜后血肿,组织黄染或在横结肠系膜根部有捻发音,均提示有十二指肠损伤,应及早进行手术探查。

术前应做好充分准备,纠正水、电解质及酸碱失衡,迅速扩容、抗休克,早期使用有效抗生素。

十二指肠破口小,可直接行二层缝合。如破口较大,可将一小段带蒂的空肠管,剖开修剪后覆盖于裂口处,并与裂口边缘缝合。修补处附近放置乳胶管引流,或分别经胃或空肠造瘘置管,充分减压十二指肠修补处的远、近侧,以保证修补处的愈合。也可采用空肠袢与十二指肠破裂处按 Roux-en-Y 吻合术原则进行修补,但同样需要充分引流减压十二指肠吻合口的远、近侧,或加用幽门旷置术等方法,以保证修补处愈合。如系十二指肠第二段损伤,应行胆总管切开、T 管引流;如合并胆总管损伤,应行胆总管空肠或十二指肠吻合;如合并胰腺损伤,可行十二指肠憩室化或胰十二指肠切除术。

五、小肠损伤

小肠占中、下腹部大部分,受伤机会较多,约占腹部脏器损伤的 25%。小肠损伤具有隐匿性、多变性、危险性及易漏性等特点。小肠损伤后,具有强烈化学刺激的小肠液溢入腹腔,立即引起化学性腹膜炎。如肠壁裂口小,易被食物残渣、纤维蛋白素或肠黏膜堵塞,流出肠内容物少,可无腹膜炎的表现。

【临床特点】

1. 腹部受伤后立即出现剧烈腹痛,逐渐蔓延至全腹,伴恶心、呕吐。

2. 如合并系膜血管损伤,可出现内出血、贫血、甚至休克的表现。

3. 腹胀、腹式呼吸减弱或消失。全腹压痛、反跳痛、肌紧张,以肠损伤破裂处最显著。肠鸣音减弱或消失。

4. 腹腔穿刺可抽出黄绿色小肠内容物。

【诊断要点】

1. 有腹部外伤史。

2．有腹痛及腹膜炎体征，或并发内出血表现。

3．白细胞计数及中性粒细胞比例升高，或并发红细胞、血红蛋白进行性下降。

4．腹穿抽出肠内容物即可确诊。

【治疗】

小肠损伤诊断确定，应立即手术治疗。手术方法：对单个小穿孔，以横向缝合修补为主。在以下情况可考虑行肠切除、肠吻合术：①裂口较大或裂口边缘部肠壁组织挫伤严重；②小段肠管有多处破裂；③肠管大部分或完全断裂；④肠管严重挫伤、血运障碍；⑤肠壁内或系膜缘有大血肿；⑥肠系膜损伤影响肠壁血液循环。

六、结、直肠损伤

结、直肠损伤虽比小肠损伤少，多为开放性穿透性损伤，占腹部外伤的 10%～22%。其内容物所含的细菌量和种类比小肠多，故腹腔感染、腹膜炎的发生远比小肠为重。腹膜后结、直肠损伤，因腹部症状、体征不明显而容易漏诊，常导致严重的腹膜后间隙的感染。

【临床特点】

1．腹腔内结、直肠损伤主要表现为持续性腹痛，伴恶心、呕吐，严重者可发生休克。

2．可有便血或肛门内出血，出血量大者可发生失血性休克。

3．腹膜后结肠损伤，主要表现为腹膜后感染，如腰背部持续性疼痛、红肿及压痛等。

4．腹膜反折以下直肠损伤，除便血外，主要表现为骨盆直肠间隙和坐骨直肠间隙感染及脓肿形成。或经会阴部、骶尾部伤口有粪便溢出。

【诊断要点】

1．有腹部外伤史。

2．腹痛、腹膜炎或腹膜后感染征象。

3. 白细胞计数和中性粒细胞比例增加。

4. 直肠指检或直肠镜检可确定直肠损伤部位、破口大小及范围。

5. 腹腔穿刺抽出粪臭样或粪内容物即可确诊。

【治疗】

结、直肠损伤诊断一旦确立,均应及早手术治疗。由于结、直肠肠壁薄,血供差,肠腔含菌种类多、数量大,故手术治疗有其特殊性。

1. 损伤裂孔小、腹腔污染轻、全身情况好的病人可行一期修补或一期切除(限右半结肠)。一期修复的主要禁忌证为:①腹腔严重感染;②全身严重多发伤或腹腔内其他脏器合并伤,须尽快结束手术;③全身情况差或伴有肝硬化、糖尿病等;④失血性休克需大量输血(>2000ml)者、高龄病人、高速火器伤者、手术时间已延误者。

2. 腹内结肠损伤,腹腔污染重者,将裂孔缝合修补后,在损伤近侧结肠造瘘,于修补处安置引流管。

3. 结肠损伤重、裂孔大,全身情况差者,先行结肠外置或造口。待3～4周后,病人情况好转时再行瘘口封闭。

4. 腹膜后结、直肠损伤,除按2处理外,于腹膜后放置引流,有脓肿者应行切开引流。直肠损伤缝合修补后,行乙状结肠造口术,一般于术后2～3个月后再行瘘口封闭术。

5. 对并发其他损伤,如腹膜后血肿、骨盆骨折、膀胱损伤等亦应作相应处理。

(樊海宁)

第二十六章

上消化道大出血

　　上消化道大出血是指食管、胃、十二指肠、空肠上段和胆道等部位的急性出血。引起上消化道大出血的常见病因为胃、十二指肠溃疡，门静脉高压症伴食管、胃底黏膜下层曲张静脉破裂，应激性溃疡或急性糜烂性胃炎，胃癌及胆道出血。

　　【临床特点】

　　1．呕血、黑便主要取决于出血速度、出血量及出血部位。以呕血为主多为鲜红、暗红或咖啡色。便血可为鲜红、紫黑或柏油样。

　　2．上消化道大出血病人常发生急性周围循环衰竭如头昏、眩晕、心悸、出冷汗、口渴，脉细速、脉搏＞120次/分，收缩压＜80mmHg，尿少等。

　　3．胆道出血主要表现为胆绞痛、黄疸和上消化道出血三联征。

　　【诊断要点】

　　1．病史及临床特点。

　　2．化验检查　血红蛋白下降，血细胞比容降低。食管、胃底曲张静脉破裂出血者，肝功能异常、血氨升高。肝内胆道出血者可有血清胆红素上升。

　　3．纤维胃十二指肠镜检查　在急性出血期间检查可明确出血部位和原因。

　　4．X线钡剂检查　宜在出血停止后进行，最好作双重对比造影，约80%的溃疡出血可明确诊断。

5. 选择性腹腔动脉或肠系膜上动脉造影以及超选择性肝动脉造影，对出血量每分钟大于 0.5ml 者确诊率较高。出血停止后作此检查多无临床意义。

6. 核素检查　^{99m}Tc 红细胞扫描，对出血部位诊断的阳性率高。尤其对少量出血、血管造影阴性者更适用。

7. 超声、CT 或 MRI 有助于发现肝、胆和胰腺结石、脓肿或肿瘤或血管等病变。

【鉴别诊断】

上消化道大出血因出血部位不同而异：

1. 食管、胃底部出血（曲张静脉破裂）　出血来势凶猛，突然，量大，约 500～1000ml，以呕血为主，为鲜红或暗红色，常并发休克，单纯便血较少，短期内可反复呕血。

2. 胃、十二指肠球部出血（溃疡、糜烂性胃炎、胃癌）　出血比较急，出血量不超过 500ml，色暗红或咖啡色，并发休克较少，临床上以呕血或便血为主。经内科积极治疗，多能止血，若病因未及时治疗，日后仍可再度出血。

3. 十二指肠球部以下的出血（肝内胆道出血）　出血量常不多，约 200～300ml，常伴腹痛、发热、很少休克。临床上以便血为主，呕血很少。经内科积极治疗，出血可暂时停止。但常间隔 1～2 周后呈周期性发作。少数病人出血后可出现黄疸。

【治疗】

（一）一般治疗

1. 密切观察血压、脉率及周围循环情况，定时监测血红蛋白及红细胞的变化。

2. 迅速建立 1～2 条足够大的静脉通道，以便扩容，先输入平衡盐溶液或乳酸钠等渗盐水，输入量约为失血量的 2～3 倍。并使血压尽可能维持在（90～100）/（50～60）mmHg 及以上，脉率＜100 次/分，血细胞比容＞0.30。

3. 休克病人应留置导尿管，记录每小时尿量，必要时作中心静脉压测定。

4.止血药物可选用静脉注射维生素 K_1、纤维蛋白原、凝血酶等。可通过胃管注入冰盐水（内加去加肾上腺素 0.04mg/ml）或 5% Monsel 溶液反复灌洗。适当应用血管加压素也可达到止血作用，但不适用于高血压和有冠脉供血不足的病人。

（二）病因治疗

1.胃、十二指肠溃疡大出血　先经内科治疗，用西咪替丁或奥美拉唑（洛赛克）对溃疡伴出血有较好效果。但对 50 岁以上的病人，尤慢性溃疡病史较长，溃疡出血停止后易再出血者，宜行胃大部切除术。

2.门静脉高压症所致食管、胃底曲张静脉破裂大出血肝功能正常者，宜行脾切除及贲门周围血管离断术或。肝功能差或失代偿者，宜采用双囊三腔管压迫止血或在内镜下作曲张静脉套扎或硬化剂注射，必要时急诊做经颈静脉肝内门体分流术（TIPS）。

3.应激性溃疡或急性糜烂性胃炎　先用雷尼替丁或质子泵阻滞剂及生长抑素，以抑制胃酸分泌或行介入治疗。内科治疗不能止血者，行胃大部切除或加作选择性胃迷走神经切断术加幽门成形术。

4.胃癌出血　原则上应尽早手术治疗。手术方法根据病变部位决定行根治性胃大部切除或全胃切除术，若为晚期胃癌力争行姑息性胃癌切除术。

5.肝内胆道出血　一般经抗感染和止血药物多能止血。对反复大出血或经姑息治疗效果欠佳者，可行介入法肝动脉栓塞治疗。对已明确出血灶部位者，也可行肝叶切除术。

（三）剖腹探查

对部位不明、原因不明的上消化道大出血，经积极抢救、处理后，血压、脉率仍不稳定者，应早期行剖腹探查，以期找到确切病因，进行有效的止血。

【预防】

及时、正确处理出血灶，防止肝内感染和肝损伤。

【预后及转归】

对出血部位、出血原因明确者，一般治疗效果好。如出血的部位和病因不明者，仍有10%左右的死亡率。

（刘连新）

第二十七章
周围血管疾病

第一节　血管疾病的临床检查

在采集病史后,结合临床检查的阳性或阴性体征,通常都能作出临床诊断,提示下一步需作何种特殊检查,甚至确定治疗方案。在室温条件下,充分显露检查部位,运用视、触、听及双侧对比检查方法,是必须遵循的基本原则。

1.间歇性跛行　活动时组织耗氧与静脉回流量增加,因此患有动脉缺血或静脉回流障碍性疾病者,以一定速度行走一段时间后,出现下肢疼痛并迫使止步,休息片刻后缓解。记录致痛的步行距离(时间),称为间歇性跛行距离(时间),引起疼痛的距离或时间与病情的严重程度相关。标准的检查方法:①以120步/分的速度步行,记录致痛距离;②平板运动试验,有间歇性跛行症状的病人,以65m/min行走5分钟,如能完成,示轻度间歇性跛行;不能完成为重度。

2.动脉搏动　外周动脉搏动应作双侧对比检查,搏动减弱或未扪及,示近侧动脉狭窄或阻塞。检查部位:颞浅动脉,耳前颧弓平面;颈总动脉,胸锁乳突肌前缘气管旁;锁骨下动脉,锁骨上凹;腋动脉,腋窝深部;肱动脉,上臂内侧肌间沟及肘窝内侧;桡动脉,腕掌侧横纹近侧桡骨茎突平面,或鼻烟窝;尺动脉,腕掌侧尺侧屈腕肌桡侧;腹主动脉,平卧屈髋屈膝位,脐左旁;股动脉,耻骨结节处下方;腘动脉,在俯卧、仰卧或坐位屈膝时作腘窝深触诊;足背动脉,第1、2跖骨之间;胫后动脉,内踝后下与跟腱之间。检查动脉搏动时需注意：是否伴有搏动性肿块、震颤与血管杂音；正常人中足背动脉先天性缺如发生率为 3%～13%，胫后动脉为 5%，且多位双侧性。

3. 皮肤温度　皮肤温度与血流量有关，皮肤温度升高，代表局部血流量增加或瘀血；相反，表示血流量降低。常用的检查方法：①指背直接检查，检查者用示指中指第二节指背直接接触被检查者肢体皮肤，自远侧向近侧缓慢移动，可查出肢体皮温由冷转暖的变温节。双侧肢体对应部位作对比检查，皮温降低侧表示血流量减少。②皮温测温计检查，在恒温环境下检查双侧肢体对应部位的皮温，或同一肢体相邻部位的皮温，如差异≥2℃，具有临床意义。

4. 浅静脉检查　可表现为毛细血管扩张，静脉扩张、静脉曲张及囊状隆起。需记录浅静脉异常的部位、范围，是否伴有皮肤色泽改变与皮肤营养障碍性改变或溃疡，有无搏动、震颤及杂音。在下肢，需检查双侧全下肢，必要时应显露下腹壁、耻骨上区；在上肢，应同时观察颈、肩及胸壁，以免遗留重要的阳性体征。

5. 皮肤色泽　皮肤色泽反映肢体的循环状况，生理状态下呈淡红色。

（1）色泽异常：苍白、发绀伴有皮温降低，提示供血不足；皮色暗红伴皮温升高，示静脉瘀血；发红、皮温明显增高，见于毛细血管扩张如红斑性肢痛症；苍白、发绀、潮红、复原的顺序性改变，是雷诺综合征的典型征象。

（2）指压试验：手指重压皮肤数秒后骤然放开，出现苍白色，但迅速复原。如复原时间延迟（4～5 秒），或双侧对比的延迟侧，提示动脉缺血。皮肤发绀区指压后不出现暂时性苍白，提示组织已发生不可逆的缺血性改变。

6. 营养障碍性改变

（1）皮肤及其附件：①缺血性营养障碍：皮肤松弛、脱屑，汗毛脱落，趾（指）甲生长缓慢、脆弱或增厚、平行嵴形成，足底负重部位胼胝形成；②静脉瘀血性营养障碍：皮肤色素沉着，浅褐色至深褐色，大小不一，多见于踝周、足靴区，可伴有皮炎、湿疹、皮下脂质硬化、白色萎缩；③淋巴阻塞性营养障碍：皮肤干燥、纤维性增厚、粗糙，苔藓状变，形似"象皮腿"。

（2）溃疡、坏疽：溃疡的部位、大小、形状、数量，底部肉芽色泽、是否易出血，渗出液性质，溃疡周围组织的改变。动脉性溃疡多见于趾（指）腹、足背、足跟；静脉性溃疡常见于踝周及足靴区。缺血性坏疽多见于足趾，甚至小腿，呈黑色干枯状，与非坏死组织界限明显，继发感染时转为湿性坏疽。

7. 肢体肿胀　主要有：静脉性水肿、淋巴水肿和肢体软组织增生肥厚。检查应包括部位与范围，凹陷性或非凹陷性。深静脉血栓形成时可累及全下肢，呈凹陷性；淋巴水肿的早期为凹陷性，后期则为非凹陷性，累及足部或全下肢，伴有皮肤及皮下组织增厚；先天性动静脉瘘则因肢体软组织增生肥厚，造成肢体肿胀。除了指压检查外，可使用软尺测量。以下肢为例，至少取髌骨上或下固定距离的两个点，记录双侧肢体对应部位的周径及周径差，对比日后复查结果，可判断病情改变。

8. 动、静脉功能检查

（1）尺动脉通畅试验（Allen 试验）：抬高受检上肢，指压阻断桡动脉，让病人作握拳、松手交替动作若干次，然后上肢放下至心脏平面，观察手指和手掌皮色改变。如由苍白转为正常色泽延迟（20～40 秒），或持续苍白直至解除对桡动脉的压迫后方转红，表明尺动脉阻塞。

（2）肢体抬高下垂试验（Buerger 试验）：抬高下肢，或上肢高举过头，持续 60 秒，如手掌、足底或指（趾）腹出现苍白，在下垂受检肢体后皮肤色泽恢复正常时间 >45 秒，提示动脉供血障碍。

（3）踝 / 肱指数（ABI）测定：同时测定踝部足背（胫后）动脉压与同侧的肱动脉压，计算两者比值。正常值 0.9～1.3，< 0.9 提示动脉缺血，<0.4 提示严重缺血。

（4）颈动脉压迫试验（Matas 试验）：用手指或特殊器械将颈总动脉压向颈椎横突，使远侧颈动脉搏动消失以示血流已阻断。如出现脑缺血症状，代表基底动脉环吻合不全，术中如阻断该侧颈动脉血流，将引起脑缺血并发症。

（5）大隐静脉瓣膜功能试验（Trendelenburg 试验）：受检者平卧，抬高患肢使浅静脉排空后，大腿根部扎止血带阻断大隐静脉。然后改立位并迅速放开止血带，如出现自上而下的静脉逆向充盈，提示大隐静脉瓣膜功能不全。在保持止血带阻断情况下，止血带远侧浅静脉在 30 秒内充盈，提示存在交通瓣膜功能不全。

（6）深静脉通畅试验（Perthes 试验）：受检者立位，在股部扎止血带阻断大隐静脉血流，连续踢腿或下蹲起立活动 10 余次，如在活动后下肢出现胀痛、浅静脉扩张更明显，提示深静脉回流障碍。

（7）踝关节背屈试验（Homans 征）：受检者仰卧，下肢伸直位作踝关节被动过伸背屈，如引起小腿屈肌疼痛，示 Homans 征阳性。

（8）压迫腓肠肌试验（Neuhof 征）：受检者仰卧，自然屈膝，放松下肢，检查者用手压迫病人小腿腓肠肌。如有饱满紧韧感和压痛，为 Neuhof 阳性。（7）和（8）均提示小腿深静脉血栓形成，但需与局部炎症、创伤后血肿等相鉴别。

第二节　周围血管损伤

周围血管损伤是指因直接或间接创伤造成动、静脉连续性中断或血管壁损伤，引起出血或血肿、动静脉血流中断，多见于四肢。

【临床特点】

1. 邻近主干动、静脉行程部位的创伤史。

2. 开放性损伤时，出现搏动性出血，或自伤口深部持续涌出暗红色血液。闭合性创伤时，出现进行性扩大的搏动性肿块，或缓慢扩大的非搏动性出血。

3．创伤远侧动脉缺血征象，或静脉回流障碍致肢体明显肿胀。

4．伴有骨、神经、软组织或其他器官（组织）损伤。

【诊断要点】

1．直接或间接创伤病史及上述临床表现。

2．搏动性出血或进行性扩大的搏动性血肿，是动脉损伤的临床诊断依据；自伤口持续涌血或缓慢扩大的非搏动性血肿，则是静脉损伤的临床诊断依据。

3．与创伤不相称的局部肿胀，或不能以已知创伤解释的休克，应疑及血管损伤。

4．CTA 检查能显示血管损伤的部位及范围，对动脉损伤的显示优于静脉。

【鉴别诊断】

应与骨、软组织损伤引起的血肿或出血相鉴别。必要时应作血管造影或术中探查主干动、静脉。

【治疗】

1．急救止血　可采用局部加压包扎、止血带阻断止血。

2．手术处理　主干动静脉损伤应予重建；非主干动静脉损伤，或病情危重时，可结扎损伤血管。伴有骨折且肢体处于严重缺血时，应先重建血管；骨折不稳定且肢体尚无坏死危险时，可先行骨折的整复固定。大中动脉的非断裂性损伤、损伤性动静脉瘘，可采用腔内技术置入覆膜支架修复血管破裂口。

【预后】

主干动、静脉损伤可造成严重的出血性休克，如未予重建可引起肢体缺血、坏死，或静脉回流障碍；因此，在病人全身状况与技术条件允许的前提下，应予重建。后期，可形成假性血管瘤，或损伤性动静脉瘘。

第三节 慢性肢体动脉缺血性疾病

慢性肢体动脉缺血性疾病由周围动脉闭塞性疾病引起，以下肢为多见，病程呈进展性。常见疾病有动脉硬化闭塞症、血栓闭塞性脉管炎（TAO，又称 Buerger 病）、糖尿病足。其中，TAO 的发病率逐渐降低，其他两种疾病则呈明显增高趋势。

【临床特点】

1. 以慢性肢体动脉缺血为主要临床表现，症状与缺血的严重程度相关，依次为间歇性跛行、静息痛、肢体远侧溃疡或坏疽。

2. 病情严重程度按 Fontaine 法可分为 4 期：Ⅰ期，患肢有麻木、发凉、苍白，足背（胫后）动脉搏动减弱，踝/肱指数<0.9；Ⅱ期，出现间歇性跛行；Ⅲ期，以静息痛为主要症状；Ⅳ期，患肢远侧组织坏疽或缺血性溃疡，踝/肱指数<0.4。

【诊断要点】

1. 典型的慢性肢体动脉缺血的临床表现。

2. 肢体抬高下垂试验（Buerger 试验）阳性，踝/肱指数降低。

3. 超声多普勒血流仪检测显示波峰降低或呈直线。

4. 彩色超声多普勒或动脉造影检查证实动脉狭窄或闭塞。

【鉴别诊断】

1. 肢体动脉硬化性闭塞症 发病年龄多在 45 岁以上，主要累及大、中动脉。常伴有高血压、高血脂症、冠心病及糖尿病。

2. 血栓闭塞性脉管炎 发病年龄大多为 45 岁以下青壮年，常有游走性浅静脉炎病史，主要累及肢体中、小动脉，呈节段性血管壁全层炎症，后期可累及伴行的静脉和神经。

3. 糖尿病足 有明确的糖尿病史及其临床表现，病情兼有糖尿病引起的多脏器血管并发症、感觉神经障碍与足畸形，足溃疡（坏死）向深部组织潜行发展等特点。

4. 多发性大动脉炎 多见于青年女性，主要累及主动脉及其分支起始部位。涉及锁骨下动脉或腹主动脉远侧段时，可引起肢体动脉缺血的临床表现。活动期血细胞沉降率增高、免疫指标检测异常。

5. 雷诺综合征　多见于女性，上肢多于下肢，常双侧对称发病，并有典型的周期性发作症状，肢体远侧动脉搏动正常，较少出现肢（趾）端缺血性坏疽。

6. 与非血管病引起的下肢疼痛或间歇性跛行作出鉴别诊断。

【治疗】

1. 一般治疗　主要有：①戒烟、适度保暖、功能锻炼，调整饮食结构；②控制相关疾病及高危因素。

2. 非手术治疗　包括：①选用血管扩张、抑制血小板凝集药物；②中医辨证论治，选用中药汤剂或成药；③高压氧舱治疗，提高患肢血氧量，改善症状；④缺血性溃疡继发感染时，选用有效抗生素治疗。

3. 手术治疗

（1）重建动脉通路主要方法有：经皮血管腔内成形术和（或）支架植入术，动脉旁路转流术，动脉内膜剥脱术。

（2）截肢（趾、指术）适用于组织坏死已有明显界限，或伴有严重感染引起毒血症。

（3）创面处理干性坏疽时应予消毒包扎；感染创面可作湿敷处理，选用有效抗生素，必要时予以清除坏死组织。

【预后】

病程呈慢性进展性，未获正确治疗最终难免肢体丧失的后果。针对动脉硬化与糖尿病的有效治疗，控制病情发展以免引起严重并发症。

第四节　动脉栓塞

动脉栓塞是指栓子堵塞动脉腔，血流阻断，引起供血器官（组织）急性缺血的临床表现，可发生在重要器官和四肢的供血动脉。

【临床特点】

1. 起病急骤、进展迅速,如未及时治疗,后果严重。

2. 四肢动脉栓塞的主要临床表现:疼痛、感觉异常、麻痹、无脉和苍白。

3. 患肢冰冷,处于强迫体位,被动活动可致疼痛。

【诊断要点】

1. 有与栓子来源相关的病因,肢体突然出现5P症状。

2. 皮肤测温检出与栓塞平面相应的变温带。

3. 超声多普勒检查或动脉造影可以明确栓塞部位。

【治疗】

1. 诊断明确的大、中动脉栓塞,作必要的全身准备后及时行取栓术。

2. 小动脉栓塞,或全身情况不能耐受手术者,可施以溶栓、抗凝治疗。

3. 病期已长、肢体已出现不可逆的缺血性坏死,需作截肢术。

【预后】

影响预后的主要因素:①病期过长,已发生不可逆的缺血性病理改变;②全身血流动力学改变,心脏功能失代偿;③严重的代谢障碍,最终导致急性肾衰竭;④与栓子来源相关的原发病严重程度。因此,正确诊断、及时治疗、重视原发疾病的处理,才能保存肢体、防止发生危及生命的严重并发症及动脉栓塞再发。

第五节　动　脉　瘤

动脉瘤通常是指动脉的局限性扩张。可发生于主动脉、四肢动脉、颈动脉及锁骨下动脉等处。按瘤壁构成可分为真性动脉瘤、假性动脉瘤及夹层动脉瘤。主要病因为动脉粥样硬化、损伤、感染及动脉炎性疾病等。

【临床特点】

1. 搏动性肿块,可伴有震颤和收缩期杂音。

2．肿块压迫周围神经、静脉以及邻近器官，引起相应症状。

3．瘤体内的附壁血栓或粥样硬化斑块碎片脱落，造成远侧动脉栓塞。

4．动脉瘤体可突然发生破裂、出血、严重者危及生命。或破入邻近的空腔脏器、毗邻的静脉，引起内瘘及相应症状。

【诊断要点】

1．根据动脉的局限性扩大形成搏动性肿块，即可作出临床诊断。

2．影像学检查可以确定诊断，B 型超声、DSA、CT、MRA可根据情况选择应用。

【鉴别诊断】

1．动脉旁肿块也具搏动性，但为传导性搏动，非膨胀性搏动。选用超声或动脉造影可明确诊断。

2．动脉瘤伴周围组织炎症时，切忌误诊为脓肿或良性肿瘤，错误地行穿刺、切开引流，或贸然施行手术。

【治疗】

动脉瘤病情呈进展性，一旦破裂可造成严重并发症。一经诊断，应早期手术。

1．手术治疗　动脉瘤切除和动脉重建术。

2．动脉瘤腔内修复术　用带膜支架植入动脉瘤腔内进行修复。此法创伤小，尤其适用于高龄及有手术高危因素的病人。

3．开放手术和腔内修复相结合的复合手术　即以一个较小的手术先重建受动脉瘤影响的重要分支动脉血流，再采用覆膜支架隔绝瘤体及其重要分支。适用于瘤体累及或接近重要的内脏动脉，开放手术创伤大或病人不能耐受开放手术者。

第六节　下肢慢性静脉功能不全

下肢慢性静脉功能不全是一组由下肢静脉逆流和静脉高压引起的常见病症，以下肢浅静脉曲张为主要症状，病程呈慢性进展性。

【临床特点】

1. 患肢有浅静脉扩张或曲张、沉重或乏感、胀痛等症状。

2. 临床表现　有七类：①有自觉症状，无明显体征；②毛细血管扩张；③浅静脉扩张；④水肿；⑤色素沉着，湿疹，皮炎，皮下脂质硬化或萎缩；⑥已愈合的溃疡及皮肤改变；⑦活动期静脉性溃疡及皮肤改变。

3. 病因　先天性下肢静脉异常；原发性浅静脉和（或）深静脉功能不全；继发性下肢静脉功能不全。

4. 病理生理改变　可以仅累及浅静脉，或同时累及交通静脉、深静脉。仅有下肢静脉逆流，或与静脉回流障碍同时存在。

【诊断要点】

1. 根据病史及体检所见，可以作出临床诊断。

2. Trendelenburg 试验可以判断下肢浅静脉和交通静脉瓣膜功能，Perthes 试验可初步判断下肢深静脉通畅性。

3. 超声多普勒检查及彩色超声多普勒检查，可以观察静脉通畅情况、静脉瓣膜功能以及是否有深静脉血栓形成的改变。

4. 必要时应施行下肢静脉顺行或逆行造影。

【鉴别诊断】

1. 原发性下肢静脉曲张　为无原发性或继发性病因的下肢浅静脉曲张。根据隐静脉的解剖部位，可区别大隐静脉曲张、小隐静脉曲张，或两者同时存在。

2. 原发性下肢深静脉瓣膜功能不全　由深静脉瓣膜关闭功能不全引起，但无先天性或继发性病因。通常需要借助彩色多普勒或下肢静脉造影予以确定诊断。

3. 继发性下肢静脉功能不全　主要是指下肢深静脉血栓形成及下肢动静脉瘘引起的继发性下肢静脉曲张。前者，有明确的下肢深静脉血栓形成病史；后者，则有下肢动静脉瘘的体征，例如患肢皮肤温度与静脉压升高，曲张静脉可触及震颤、闻及血管杂音。

4. 先天性下肢静脉功能不全　通常都有典型临床表现。例如 Klippel-Trenaunay 综合征：下肢非隐静脉系统浅表静脉曲张、皮肤葡萄酒色血管瘤、软组织与骨肥厚增生。

5. 有时需与下腔静脉阻塞综合征、盆腔占位性疾病、下肢淋巴水肿等作鉴别诊断。

【治疗】

1. 手术治疗　鉴于此病具有慢性进展性的特点，凡无手术禁忌证者都可施以手术治疗。手术范围包括：大（小）隐静脉高位结扎与主干和曲张静脉剥脱术，交通静脉结扎术，深静脉瓣膜重建术等，应根据病情决定手术方法。

2. 微创治疗　①静脉腔内激光或射频治疗，适用于隐静脉主干和曲张静脉直径不是过分粗大者；②硬化剂注射疗法，适用于隐静脉主干和曲张静脉直径不是过分粗大、皮下网状浅静脉扩张或术后局限性再发的病例。

3. 非手术治疗　对于有手术禁忌证或不愿接受手术治疗者，使用医用弹性长袜（弹性绷带）、服用静脉活性药物，可减轻症状。

4. 并发症治疗　①曲张浅静脉血栓形成，需要抗凝治疗，并尽早实施手术治疗；如血栓已累及深静脉，按深静脉血栓治疗原则施治；②曲张静脉破裂出血，患肢抬高、局部加压包扎或予以缝扎止血；③静脉性溃疡，经创面换药、抗生素治疗后，施行手术治疗。

【预后】

本病系慢性进展性疾病，一旦并发静脉性溃疡不仅病程迁延且易复发。早期治疗、正确选择手术方法，手术效果良好。

第七节　深静脉血栓形成

深静脉血栓形成是指深静脉腔内血栓形成造成急性静脉阻塞，可发生在全身静脉系统，以下肢深静脉血栓形成最常见。

急性期可并发肺栓塞，后期造成深静脉血栓形成后综合征，病程中可复发。

【临床特点】

1. 下肢深静脉血栓形成肢体肿胀、浅静脉扩张，起病突然或隐匿。

2. 上腔静脉血栓形成面、颈部及上肢肿胀，颈部、上肢、肩部浅静脉扩张，胸壁扩张静脉血流方向向下。

3. 下腔静脉血栓形成双下肢肿胀，伴有躯干浅静脉的扩张，血流方向向头端。

4. 肺栓塞突然发生胸闷、气急、咳嗽、咳血，甚至引起急性肺动脉高压、肺梗死、呼吸困难及心源性休克。

【诊断要点】

1. 典型病史与临床表现。

2. 血 D- 二聚体检查异常升高。

3. 彩色超声多普勒检查肢体主干静脉腔内强回声、静脉不能压缩、无血流信号等征象。

4. 肢体静脉顺行造影可发现静脉血流中断、静脉腔闭塞、侧支开放等诊断依据。

5. CTA 检查可证实髂 - 下腔静脉及肺动脉血栓栓塞。

【鉴别诊断】

1. 肢体外伤性血肿　有外伤史，局限性肿胀伴触痛、瘀血，辅助检查示深静脉通畅。

2. 下肢急性丹毒　多见于小腿，以大片红肿、边缘清楚、疼痛及发热为特点，一般不难作出鉴别诊断。

3. 心源性或肾源性下肢水肿　有相关疾病的临床表现。功能性下肢水肿，则多见于老年久坐少动者。检查示深静脉通畅。

4. 急性下肢动脉栓塞　需与股青肿相鉴别。急性下肢深静脉血栓形成如影响动脉供血引起股青肿，根据病史与临床表现可予鉴别。

【治疗】

治疗目的：取除血栓恢复静脉通畅性，预防血栓脱落引起肺栓塞，保护深静脉瓣膜功能，降低血栓形成的复发率，减少下肢深静脉血栓形成后遗症。

1. 一般治疗　抬高患肢休息，穿着医用弹性长袜，适当使用利尿剂。

2. 抗凝治疗　防止血栓繁衍，以利静脉再通。常用药物有肝素与华法令。通常联合应用阿司匹林等抑制血小板聚集药物。

3. 溶栓治疗　具有溶解血栓的效果，常用药物如链激酶、尿激酶等纤溶剂，可经外周静脉或静脉导管给药。发病后早期治疗的效果优于病程较长者。静脉腔内导管直接溶栓术适用于中央型和混合型血栓形成，近年使用机械性药物血栓祛除器械，获得很好临床效果。

4. 取栓术　主要方法是采用 Fogarty 导管取栓，适用于早期血栓形成的病例。术后应辅以抗凝治疗。

5. 下腔静脉滤网　已有肺栓塞发生史，或治疗过程中可能发生血栓脱落者，应置入下腔静脉滤网预防发生肺栓塞。对已有肺栓塞发生史、血栓头端跨入下腔静脉及需行静脉腔内操作可能造成血栓脱落等情况下，应考虑放置下腔静脉滤器，防止肺栓塞的发生。下腔静脉滤器首选可回收型或临时性。滤器使用期间，如无禁忌证，需要抗凝药物治疗，必须检测凝血功能指标，调整用药剂量，防止出血并发症。

【预后】

急性下肢深静脉血栓形成，可引起肺栓塞、股青肿等严重并发症，后期则因血栓形成后综合征影响肢体功能，因此，早期诊断与治疗十分重要。有发病高危因素者，应采取必要措施预防发病。

（梁　卫）

第二十八章
泌尿、男生殖系统疾病

第一节 泌尿系统损伤

一、肾损伤

肾的解剖位置隐蔽，不易受伤。当胸、腹、腰部受到损伤时，肾损伤(renal trauma)的机会大大增加。肾损伤可分为开放性损伤和闭合性损伤，后者最为多见，其病理类型有：肾挫伤、肾部分裂伤、肾全层裂伤和肾蒂损伤。大多数属肾挫伤，肾蒂损伤比较少见，但是病情危重。肾损伤的发生率在上升。肾损伤多见于成年男子。医源性损伤：经皮肾穿刺活检、肾造瘘、经皮肾镜碎石术、体外冲击波碎石等医疗操作有可能造成不同程度的肾损伤。肾本身病变时，如肾积水、肾肿瘤、肾结核、肾囊性疾病等更容易受损伤，甚至极轻微的外伤，即可造成严重的"自发性"肾破裂。

【临床特点】

1. **休克** 呈创伤性、失血性休克表现，多发生于严重肾裂伤、肾蒂血管损伤及合并其他重要脏器损伤时，必须立即抢救。

2. **血尿** 大多数病人可以出现肉眼血尿或镜下血尿，但是血尿与损伤程度不一定成比例，如肾蒂血管断裂、肾动脉血栓形成、输尿管断裂或被血块阻塞时可仅有轻微血尿或无血尿。血尿时间延长应考虑继发感染或动静脉瘘、假性动脉瘤等。

3. **疼痛** 主要表现为患侧腰、腹部疼痛，肾绞痛。血液、尿液渗入腹腔或合并腹内脏器损伤时,出现全腹疼痛和腹膜刺激症状。

4．**肿块**　病人腰、腹部肿胀,形成肿块,有明显触痛和肌强直。

5．**发热**　血肿吸收可致发热,若血肿或尿外渗继发感染,就会导致肾周围脓肿或化脓性腹膜炎,有全身中毒症状。

【诊断要点】

根据损伤病史、临床表现及体格检查,一般可确定肾损伤。

1．**化验检查**　尽早收集尿液标本,有时需导尿收集。尿中含有多量红细胞。血红蛋白与血细胞比容持续降低提示有活动性出血。

2．**特殊检查**　除病情危重须立即抢救或紧急手术者外,依具体情况作 B 超、排泄性尿路造影、CT、肾动脉造影等。B 超能快速、初步判断肾损伤的部位和程度,有无包膜下和肾周血肿、尿外渗、其他脏器损伤及对侧肾等情况。CT 平扫和增强可显示肾实质裂伤程度、尿外渗和血肿范围,并可了解邻近脏器损伤情况,为首选检查。CT 血管成像(CTA)可显示肾血管损伤情况,以及创伤后期是否合并肾动静脉瘘、假性动脉瘤等并发症。选择性肾动脉造影可显示肾动脉和肾实质损伤情况,有助于判断是否紧急施行手术或行超选择性血管栓塞。传统的排泄性尿路造影(IVU)可以评价肾损伤的范围和程度,但目前临床一般不作为首选。

【鉴别诊断】

严重肾裂伤和肾蒂血管损伤病情危重,血液、尿液渗入腹腔或伴有腹部其他脏器如肝、脾等损伤,症状常相互掩盖,不易区分,常需剖腹探查以明确诊断。肾自发破裂时开始可仅表现为肾区疼痛和血尿,需与结石引起的肾绞痛鉴别。

【治疗】

多数肾挫裂伤可用保守治疗,少数病情危重者需抗休克或紧急手术治疗。

1. 紧急处理 有大出血、休克的病人在密切观察生命体征的同时，迅速、及时进行输血、补液等抗休克和复苏治疗，同时确定有无其他脏器以及四肢损伤。做好随时手术探查的准备。

2. 保守治疗 ①绝对卧床休息至少2～4周；②损伤后24～48小时内密切观察和定时测量血压、脉搏、呼吸、体温及受损肾区肿块形态大小的变化；③早期使用抗生素预防感染；④适量应用止痛、镇静剂和止血药物；⑤根据病情补充血容量和热量，维持水、电解质平衡。

3. 手术治疗 开放性肾损伤和严重肾裂伤，肾碎裂及肾蒂血管损伤均需要尽早施行手术。保守治疗的肾损伤病人，若有以下情况亦应施行手术治疗：①经积极抗休克后症状未见好转，继续有内出血存在；②血尿加重，并血红蛋白和血细胞比容持续下降；③腰、腹部肿块增大；④疑有腹腔内脏器损伤。手术前需了解对侧肾情况，手术一般经腹部切口，先探查腹腔内脏器，后探查肾，根据肾损伤的具体情况可以作肾修补、肾部分切除或肾切除。

【预后及转归】

肾损伤抢救、治疗及时，大多数可挽回生命并康复。轻微肾损伤一般预后良好，少数损伤严重，并有多脏器损伤者有可能预后较差。肾损伤后可发生早期或后期的并发症，如腹膜后尿囊肿或肾周围脓肿、肾血管性高血压、肾积水、动静脉瘘或假性肾动脉瘤，后者可导致不同程度的持久性血尿或迟发性血尿。

二、膀胱损伤

膀胱位于骨盆深处，一般不易受伤。当其充盈时其壁变薄、高出耻骨联合时，在外力下则易受损伤。膀胱镜检查或治疗、妇科或盆腔脏器手术是膀胱医源性损伤的常见原因。膀胱损伤可分为开放性损伤和闭合性损伤。前者常合并直肠、阴道等其他脏器损伤，可形成腹壁尿瘘、膀胱直肠瘘或膀胱阴道瘘；后者包括挫伤或破裂。膀胱破裂又分为腹膜外型和腹膜内型两类（图28-1）。

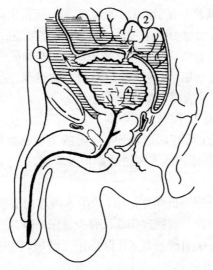

图 28-1 膀胱损伤
①腹膜外损伤 ②腹膜内损伤

【临床特点】

1. 休克 常见于骨盆骨折合并大出血,或膀胱破裂致尿外渗及腹膜炎,伤势严重者。

2. 排尿困难、血尿 膀胱破裂时,尿液流入腹腔或膀胱周围,有尿意,但不能排尿或仅排出少量血尿。

3. 腹痛 腹膜外破裂时,尿外渗及血肿引起下腹部剧痛;腹膜内破裂时,尿液流入腹腔则引起急性腹膜炎症状,并有移动性浊音。

4. 尿瘘 见于尿外渗合并感染后破溃,或合并邻近脏器如直肠、阴道损伤,引起膀胱直肠瘘、膀胱阴道瘘。

【诊断要点】

1. 病史与体检 有下腹部或骨盆暴力损伤病史及前述临床表现。体检发现耻骨上压痛,直肠指检直肠前壁较饱满,提示腹膜外膀胱破裂。有腹膜炎体征,并有移动性浊音,提示腹膜内膀胱破裂。

2．导尿试验 仅引流出少量血尿,注入灭菌生理盐水200ml,片刻后引出量明显少于注入量,则提示膀胱破裂。

3．X线检查 可显示骨盆骨折情况。自导尿管注入15%泛影葡胺行膀胱造影,可见造影剂外溢及其范围。有时据此亦可判断腹膜外型或腹膜内型破裂。

【鉴别诊断】

尿道损伤:可有尿道流血,会阴或阴囊部血肿及尿外溢。常伴尿潴留,导尿困难。尿道造影可予鉴别。

【治疗】

1．紧急处理 抗休克治疗,为手术治疗创造条件。

2．保守治疗 膀胱挫伤或仅有少量尿外渗、症状轻微者,先留置导尿管持续引流膀胱,且保持尿流通畅,同时使用抗生素预防感染,多可自愈。

3．手术治疗 膀胱破裂伴有出血和尿外渗,病情严重,须尽早手术治疗。手术的处理原则是:充分膀胱周围及其他部位的尿液和外渗液,控制出血,修补膀胱裂口、留置导尿管或膀胱造瘘管周或以上,保持尿液引流通畅。若腹腔内其他器官有损伤,应同时予以处理。

【预防】

主要是预防因暴力致伤。对医源性膀胱损伤应防患于未然。

【预后及转归】

及时、正确地处理膀胱损伤,一般疗效良好。

三、尿道损伤

尿道损伤是泌尿系统最常见的损伤,多见于男性。以尿生殖膈为界,男性尿道可分为前、后两段。前尿道包括阴茎部和球部,后尿道包括膜部和前列腺部。尿道球部和膜部损伤最常见。根据损伤的程度可分为挫伤、裂伤和断裂伤;根据损伤的性质可分为开放性及闭合性两类。闭合性尿道损伤最为常见。前、后尿道损伤各有特点,见表28-1。

表 28-1　前、后尿道损伤比较

	前尿道损伤	后尿道损伤
病因	骑跨伤、尿道器械检查致伤	骨盆外伤骨折
临床特点		
1. 失血性休克	1. 少见，见于严重出血者	1. 常合并创伤性、失血性休克
2. 尿道流血	2. 鲜血自尿道外口滴出或溢出	2. 尿道无流血或仅少量流血
3. 排尿困难 / 尿潴留	3. 与尿道断裂、血肿、疼痛畏惧排尿有关	3. 不能排尿
4. 血肿和尿外渗范围	4. 会阴部、阴囊、阴茎浅筋膜、下腹壁浅筋膜	4. 耻骨后和膀胱周围
5. 疼痛	5. 局部疼痛，向龟头及会阴部放射	5. 下腹部痛、压痛伴肌紧张
诊断要点		
1. 病史和体征	1. 骑跨伤或尿道器械检查致伤后，尿道滴血	1. 骨盆挤压伤后出现尿潴留。直肠指检触及直肠前方血肿，或前列腺尖部浮动
2. 诊断性导尿	2. 可判断尿道损伤程度。一次插入困难，说明裂伤严重或断裂，不应反复试插以免加重损伤	2. 除非损伤较轻，一般不做
3. X 线及尿道造影	3. 可显示尿道损伤部位和程度。挫伤无造影剂外渗，部分外渗提示裂伤；造影剂未能进入后尿道而大量外溢，为断裂伤	3. X 线可见骨盆骨折。尿道造影显示造影剂外渗至耻骨后和膀胱周围，不作为常规检查
治疗	1. 紧急处理：尿道球部出血严重应压迫会阴部止血，骨盆外伤应积极抗休克，同时检查有无复合伤，安排手术事宜	1. 紧急处理：避免随意搬动加重骨盆损伤，抗休克、抗感染，积极准备手术

	前尿道损伤	后尿道损伤
治疗	2. 尿道挫伤及轻度裂伤：尿道连续性尚存在，可止血、止痛、抗感染，必要时插导尿管引流 1～2 周	2. 膀胱穿刺造瘘：早期穿刺造瘘可减少尿外渗，并为先处理其他脏器复合伤创造条件
	3. 尿道裂伤：不能插入导尿管者，应即行经会阴尿道修补术，并留置导尿管 2～3 周	3. 尿道会师复位术：病人条件允许，尽量早期恢复尿道连续性，避免尿道断端远离，造成二期手术困难
	4. 尿道断裂：应即行血肿清除及尿道端端吻合，留置导尿管 3 周。条件不允许时方仅做耻骨上膀胱造瘘术	4. 膀胱造瘘：严重复合伤或严重休克抢救期间，无条件行尿道会师复位术，则仅作高位膀胱造瘘，二期再行手术（尿道重建手术、成形术）恢复尿道连续性
预后及转归	处理及时、正确，一般预后良好	一般伤势较重，常并发尿道狭窄，需定期施行尿道扩张术，有时需行第,二期尿道成形术

第二节　泌尿系统梗阻

一、良性前列腺增生症

良性前列腺增生症是男性老年的常见病。其发病率随年龄而逐渐递增。良性前列腺增生使前列腺部尿道弯曲、伸长，尿道受压变窄，其精阜向下移至接近外括约肌处，其所引起尿流梗阻的症状与前列腺体积大小不完全成比例，而取决于梗阻的程度、病变发展速度以及是否合并感染等。

【临床特点】

1. 尿频　是最常见的早期症状，夜间更为显著。

2. 排尿困难　进行性排尿困难是最重要的症状。轻度梗阻时，排尿迟缓、断续，尿后滴沥。梗阻加重后排尿费力，射程缩短，尿线细而无力，终呈滴沥状。

3. 尿潴留　梗阻持续加重，不能排尽膀胱内全部尿液，出现膀胱残余尿，逐渐增加残余尿量而使膀胱失去收缩能力，导致发生尿潴留，并可出现充盈性尿失禁。

4. 其他症状　如尿急、尿痛。血尿或无痛血尿。晚期可出现肾积水和肾功能不全。还可引起腹股沟疝、内痔与脱肛等。

【诊断要点】

1. 凡 50 岁以上的男性，有夜尿增加、排尿困难，应考虑良性前列腺增生症的可能。

2. 直肠指检　可触及前列腺增大，表面光滑、质韧、有弹性，中间沟变浅、消失。另外，根据前列腺有无硬结、肛门括约肌张力正常与否，有助于鉴别前列腺癌和神经源性膀胱功能障碍。

3. 影像学检查　B 超为首选，可测量前列腺体积和其内部结构、测量残余尿量、观察是否合并膀胱结石、憩室、上尿路积水。

4. 尿流率检查　可以确定排尿梗阻的程度。一般认为排尿量在 150～400ml 时，最大尿流率在 25ml/s 以上者为正常，<15ml/s 表明排尿不畅，<10ml/s 则梗阻严重，常是手术指征之一。如需了解逼尿肌功能，明确排尿困难是否为膀胱神经源性疾病，应行尿流动力学检查。

5. 前列腺特异性抗原（PSA）测定　对排除前列腺癌十分必要。但需注意，前列腺体积过大、炎症、前列腺按摩、尿道内的操作均可使 PSA 增高。

【鉴别诊断】

1. 前列腺癌　血清前列腺特异性抗原（PSA）大多超过正常值（4ng/ml）。直肠指检前列腺坚硬、结节状，活组织穿刺检查可以鉴别。

2．膀胱颈挛缩　好发于 40～50 岁，临床表现与良性前列腺增生症相似，但前列腺不增大，或可有炎症、结核、手术史。膀胱镜检查可确诊。

3．膀胱癌　膀胱癌位于膀胱颈部时可表现为膀胱出口梗阻，常有血尿，膀胱镜检查可鉴别。

4．神经源性膀胱功能障碍　临床表现与良性前列腺增生症相似，但常有明显的神经系损害病史和体征，如下肢感觉和运动的障碍、肛门括约肌松弛和反射消失。尿路造影显示膀胱呈"圣诞树"形，可伴有上尿路扩张积水。尿流动力学检查可以确诊。

5．尿道狭窄　有尿道损伤、炎症病史。

【治疗】

良性前列腺增生不引起梗阻、无任何临床症状者不需治疗，可观察等待，反之，则需要积极治疗。选择何种治疗方法，要根据临床症状、全身情况和各种检查结果决定。

1．药物治疗　对症状较轻的病例有良好疗效，常用有选择性 α_1 受体阻滞剂：哌唑嗪、特拉唑嗪、阿夫唑嗪、多沙唑嗪及坦索罗辛等。非选择性 α 受体阻滞剂：酚苄明，副反应较大，容易发生体位性低血压。5α 还原酶抑制剂：如非那雄胺、度他雄胺等可以阻断睾丸酮转为双氢睾丸酮，抑制前列腺增生、缩小前列腺体积，改善排尿功能。

2．手术治疗　梗阻严重，残余尿量超过 100ml 以上、或出现急性尿潴留、合并膀胱结石、上尿路积水等并发症者，应考虑手术治疗。经尿道前列腺切除术（TURP）最常用，适用于大多数良性前列腺增生病人。近年来，经尿道前列腺剜出术、经尿道前列腺激光手术也得到越来越多的应用。开放手术仅在前列腺体积巨大或合并巨大膀胱结石时选用。

3．其他疗法　经尿道球囊扩张术、前列腺尿道支架、高强度聚焦超声（HIFU）等对缓解前列腺增生引起的梗阻症状有一定疗效，适用于不能耐受手术的病人。

【预后及转归】

良性前列腺增生症经有效药物治疗可以使自然病程控制。若药物治疗无效，TURP 等手术一般疗效满意。

二、急性尿潴留

急性尿潴留可以由多种原因所致，可归为两类：机械性梗阻和动力性梗阻。机械性梗阻见于膀胱颈部和尿道的任何梗阻性病变，例如前列腺增生、前列腺肿瘤、尿道狭窄，膀胱、尿道结石、肿瘤、异物，以及邻近器官的病变压迫等。动力性梗阻系排尿功能障碍所引起，最常见的原因中枢和周围神经疾病，如脊髓或马尾损伤、肿瘤侵犯、糖尿病等，造成神经源性膀胱功能障碍。直肠或妇科盆腔手术损伤副交感神经丛，腰椎麻醉、各种松弛平滑肌的药物（如阿托品、山莨菪碱）、低血钾等亦可导致急性尿潴留。

【临床特点】

发病突然，膀胱充盈但尿液不能排出，下腹胀痛。过度充盈时出现充盈性尿失禁。

【诊断要点】

根据病史和体检。起病突然，排尿困难直至不能排尿，耻骨上膀胱区膨隆，按压有尿意，叩诊呈浊音。B超检查可以确诊。

【鉴别诊断】

1. 无尿　指肾衰竭或上尿路完全梗阻，膀胱内空虚无尿。

2. 其他原因的下腹部肿块　如肠肿瘤、子宫肌瘤、巨大淋巴囊肿等。

【治疗】

治疗原则是解除病因，恢复排尿。

1. 病因明确并可及时解除者，例如包皮口或尿道口狭窄，局部切开即可恢复排尿。尿道结石可立即取石。由某些药物或低血钾引起的尿潴留，停药或补钾后可恢复正常排尿。

2. 导尿　是解除急性尿潴留最简便有效的方法，适用于尿潴留病因短时间内不能去除者。导尿时必须遵守无菌操作,选用合适种类、型号的导尿管。膀胱高度膨胀时,应使尿液慢慢排出,避免膀胱内压力骤降引起的膀胱出血。前列腺增生引起的尿潴留,应留置导尿管一周后再试行拔管,期间可服用 α_1 受体阻滞剂。

3. 膀胱穿刺造瘘和膀胱造瘘术　常适用于不能插入导尿管者。

【预防】

应重视与尿潴留病因有关的疾病治疗,例如包茎者应早期作包皮环切术,尿石症应及时碎石或取石,中枢和周围神经系统疾病严重时应早作导尿引流膀胱尿液。前列腺增生病人在气候变化、饮酒、劳累后常会发生尿潴留,应积极预防。

【预后及转归】

急性尿潴留处理及时、恰当,一般均能度过急性期,但应及早处理病因,避免再次发生尿潴留。反复发生尿潴留有可能导致上尿路积水,肾功能不全。

第三节　尿　石　症

尿石症是泌尿系统常见疾病,分为上尿路结石和下尿路结石,前者指肾、输尿管结石,后者指膀胱和尿道结石。形成尿路结石的机制尚未明了,有多种学说,其发病率和复发率高。尿石症的流行病学特点:①有明显的地区性,在我国多见于南方地区,北方较少。②尿石发生的部位与年龄、性别有关。目前我国上尿路结石发病率明显高于下尿路结石。男、女比例为 3:1。上尿路结石多发生于青、壮年,男女比例相近;而下尿路结石则为小儿和老年,男性明显多于女性。③尿石的成分和性质各不相同,对了解病因和预防复发有一定意义。

【临床特点】

1. 疼痛

(1)肾结石可表现为活动后患侧腰部钝痛。大的肾盂肾盏结石可以无明显症状。

（2）输尿管结石可以有典型的肾绞痛,疼痛剧烈难忍,为阵发性,病人辗转不安,大汗,恶心呕吐。中、上段输尿管结石,疼痛可以位于腰部或上腹部,并沿输尿管行径,放射至同侧睾丸或阴唇和大腿内侧。输尿管膀胱壁间段结石,常伴有膀胱刺激症状及尿道和阴茎头部放射痛。

（3）膀胱结石典型的临床表现为排尿突然中断,并感疼痛,放射至阴茎头部和远端尿道,伴排尿困难和膀胱刺激症状。

（4）尿道结石表现为急性尿潴留伴会阴部剧痛,或表现为排尿困难、点滴状排尿及尿痛。

2. 血尿　通常为肉眼或镜下血尿,后者更为常见。如果尿结石使尿路完全梗阻或没有发生移动,则可能没有血尿。

3. 恶心、呕吐　常与肾绞痛伴发,输尿管结石梗阻引起输尿管内和肾盂内压力增高时,引起内脏神经反射而导致恶心呕吐。

4. 发热、畏寒　继发急性肾盂肾炎或肾积脓时可有发热、畏寒、寒战等。

5. 肾积水和肾衰竭　结石慢性梗阻可致肾积水,严重者可扪及腹部肿块。双侧上尿路结石或孤立肾上尿路结石引起完全性梗阻,可致尿毒症。

【诊断要点】

1. 病史和体检　有血尿和疼痛病史,若表现为典型的肾绞痛时,上尿路结石的可能性更大。疼痛发作时,肾区常有叩击痛。必须进行腹部体检,以排除其他急腹症,如急性阑尾炎、胆囊炎、胆石症、异位妊娠、卵巢囊肿扭转、肾自发破裂等。

2. 实验室检查　尿分析有镜下血尿,伴感染时有脓尿。尿细菌培养,对有梗阻的病人意义更大。血钙、磷、尿酸、甲状旁腺激素（PTH）或24小时尿的尿钙、尿酸、草酸等含量测定,有助于判断有无代谢和内分泌异常引起的结石。肾功能测定可了解尿石梗阻对肾的损伤程度。

3. 影像学诊断

（1）尿路平片（KUB）可以发现 95% 以上的尿结石。拍侧位片时，上尿路结石阴影在脊椎前缘之后，可排除胆囊结石、肠系膜淋巴结钙化等。

（2）排泄性尿路造影（IVU）可显示结石所致之肾结构和功能改变、有无引起结石的解剖因素，如先天性畸形。充盈缺损则提示 X 线透光的尿酸结石或合并息肉、肾盂输尿管肿瘤等。

（3）B 超检查发现肾、输尿管上段和膀胱结石的正确性较高，同时可以了解尿路有无梗阻和梗阻程度，老年男性膀胱结石者尚可以发现前列腺增生。

（4）CT 平扫能发现 KUB 不显示的透光结石，或较小的输尿管中下段结石；尿路增强 CT（CTU）有助于了解肾积水的程度和肾功能状况、有无肾输尿管畸形、是否合并肾输尿管肿瘤。

（5）磁共振水成像（MRU）可了解尿路积水情况，适合于造影剂过敏、肾功能损害、孕妇等不宜做 IVU 或 CTU 的病人。

（6）放射性核素肾显像用于确定分侧肾功能，评估治疗前后肾功能的变化。

4. 内镜检查　包括肾镜、输尿管镜和膀胱尿道镜检查，能明确诊断并可以进行治疗。

【鉴别诊断】

1. 其他急腹症　上尿路结石疼痛时，需与胆囊炎、胆石症、急性阑尾炎、异位妊娠及卵巢囊肿扭转等鉴别，详细的病史询问和体检至关重要。

2. 腹腔内结石或钙化　尿路平片加拍侧位片有助于鉴别，尿路结石阴影在脊椎前缘之后，而胆囊结石、肠系膜淋巴结钙化、静脉石等多位于椎体之前。腹部 CT 更为直观。

【治疗】

1. 病因治疗　如能找到结石成因，如甲状旁腺瘤引起的甲状旁腺功能亢进，切除腺瘤可防止结石复发；尿路梗阻者，需解除梗阻以避免结石复发。

2. 保守疗法　一般来说，结石直径小于 0.6cm、表面光滑、结石下方无梗阻者，大多能自行排出。稍大的结石宜采用以下治疗方法：

（1）大量饮水：保持每天尿量在 2L 以上。

（2）饮食调节：注意勿过量食用含钙、草酸、嘌呤丰富的食物。

（3）控制尿路感染。

（4）溶石治疗：根据结石病因选用适当药物。如口服枸橼酸钾、碳酸氢钠等碱化尿液，有利于预防和治疗尿酸和胱氨酸结石。纯尿酸结石者可以口服别嘌呤醇。口服氯化铵使尿酸化，有利于防止感染性结石的生长。

（5）解痉止痛：注射阿托品、黄体酮、布桂嗪（强痛定）、哌替啶等针剂、应用吲哚美辛（消炎痛）栓剂等均能缓解肾绞痛。

（6）中医药治疗：某些中药和针灸对治疗肾绞痛和结石排出有一定疗效。

3. 体外冲击波碎石（ESWL）　大多数上尿路结石均适用此法，最适宜于直径 <2.0cm 的肾或输尿管上段结石。但下列几点为禁忌证：①结石远端尿路梗阻；②无法纠正的出血性疾病；③X 线或 B 超定位有困难者；④严重心脑血管疾病、主动脉瘤、肾动脉瘤或肾动脉硬化者；⑤孕妇；⑥尚未控制的泌尿系感染；⑦过分肥胖体型、肾位置过高、骨关节严重畸形无法定位者。碎石后常见的并发症有血尿、肾绞痛、"石街"形成和继发感染。预防方法为准确定位、选用低能量和限制每次冲击波次数，重视碎石后辅助治疗如输液、解痉、抗感染、排石等。若需再次碎石，宜在 10～14 天以后为妥，推荐重复 ESWL 次数不超过 3～5 次。

4. 手术治疗　手术前要了解双侧肾功能。有感染时应先行抗感染治疗。输尿管结石手术，入手术室前需再拍尿路平片，作最后定位。

（1）非开放手术治疗：①输尿管镜碎石取石术（URL）：适用于中、下段输尿管结石，X 线阴性结石，长时间嵌顿结石、ESWL

失败或有禁忌证的输尿管上段结石,以及 ESWL 所致"石街"。②经皮肾镜碎石取石术(PCNL):适用于所有需手术干预的肾结石及输尿管上端结石,包括直径 > 2cm 的肾盂结石、完全性和不完全性鹿角形结石、有症状的肾盏或憩室结石。术中术后出血和感染是最常见、甚至最危险的并发症。③经膀胱镜碎石:适用于膀胱和后尿道结石。④腹腔镜输尿管切开取石:适用于结石直径 > 2cm 的输尿管结石,或经 ESWL、输尿管镜治疗失败或有禁忌者。一般不作为首选。⑤前尿道结石,可在麻醉下压迫近端尿道后,向尿道注入无菌石蜡油,轻轻地向远端推挤出,或应用器械钳石。

(2) 开放手术治疗:因内镜技术的普及开放手术已很少。肾盂切开取石术主要用于肾盂输尿管交界处畸形合并肾结石,同时可做肾盂输尿管成形术;输尿管切开取石适用于嵌顿较久或其他治疗失败的输尿管结石。手术径路依结石部位而定。膀胱切开取石适用于膀胱结石过大、过硬或合并膀胱憩室者。

双侧上尿路结石的手术治疗原则:①双侧输尿管结石,肾功能尚好,先处理梗阻严重侧;肾功能不全,先处理积水较轻的一侧;若条件许可,可双侧同时处理。②一侧输尿管结石、对侧肾结石,先处理输尿管结石。③双侧肾结石,先处理易于取出而安全的一侧;若肾衰竭、梗阻严重、全身情况不良,宜先行经皮肾造瘘,病情改善后再处理结石。④孤立肾或双侧上尿路结石引起急性完全性梗阻无尿时,只要病人全身情况允许,应及时手术。病情严重不能耐受术者,应视具体病情先行输尿管插管或经皮肾造瘘。

【预防】

上尿路结石病人应大量饮水,根据结石成分调节饮食,并针对病因采取预防措施,如草酸盐结石者口服维生素 B_6 或氧化镁;尿酸结石可口服别嘌呤醇和碳酸氢钠;尿路梗阻和异物者者,应及时去除这些结石诱因。

【预后及转归】

尿路结石复发率高。

第四节　泌尿、男生殖系统感染

男性后尿道、女性尿道口与生殖系统有共同通道或相邻近，尿道口又与外界相通，这些解剖学上的特点，使泌尿、生殖系统易发生相互传播或同时引起感染。最常见的致病菌为大肠埃希菌，其他为副大肠杆菌、克雷伯菌、变形杆菌、葡萄球菌、粪链球菌、产碱杆菌、铜绿假单胞菌等；其他病原体可有结核杆菌、淋球菌、衣原体、支原体、滴虫、厌氧菌、真菌、原虫或病毒等。主要感染途径有上行感染、血行感染、淋巴感染和直接感染。由于致病菌感染部位不同可分为上尿路感染、下尿路感染和生殖系统感染。尿路感染的发病率很高。

一、上尿路感染

（一）急性肾盂肾炎

急性肾盂肾炎是致病菌侵入肾实质和肾盂引起的急性感染。可发生于任何年龄，女性发病率较男性高数倍。女性常发生于儿童期、新婚期和妊娠期。常见的致病菌为革兰阴性杆菌如大肠杆菌、副大肠杆菌、变形杆菌等，及革兰阳性菌如粪链球菌、葡萄球菌等。致病菌多从尿道进入，造成上行感染，亦可血行感染。尿路梗阻、膀胱输尿管反流及尿潴留等均为常见的继发性肾盂肾炎的原因。

【临床特点】

1. 发热　起病急剧，突发畏寒、寒战、体温可升至 39℃ 以上，可伴有头痛、恶心、呕吐等。热型类似脓毒症。

2. 腰痛　单侧或双侧腰痛，肾区压痛、叩击痛明显。

3. 膀胱刺激症状　上行感染者往往先有尿频、尿急、尿痛、血尿，随后出现全身症状。血行感染时由高热开始，膀胱刺激症状随后出现或不明显。

【诊断要点】

1．一般都有典型的临床表现。

2．尿液检查　有白细胞、红细胞、蛋白及管型，尿内找到闪光细胞。尿普通细菌培养阳性，菌落计数 > 10^5/ml。

3．血白细胞计数升高，中性白细胞数上升。

【鉴别诊断】

需与膀胱炎等下尿路感染鉴别。下尿路感染以膀胱刺激征为主要表现，很少有寒战、高热等全身症状，常伴有下腹部膀胱区酸胀，而没有腰部症状。

【治疗】

1．全身治疗　卧床休息，输液，多饮水，维持每日尿量达1.5L 以上。

2．抗菌药物治疗　在做尿培养和药敏试验的同时，先以广谱抗生素治疗为主。再根据药敏结果选用敏感的药物。常用药物包括 SMZ-TMP、喹诺酮类、青霉素类、头孢菌素、氨基糖苷类。可选用其中一类或二类药物联合。去甲万古霉素和亚胺培南抗菌谱广，主要适用于难治性院内感染及免疫缺陷者。用药的原则是适量、准确、维持足够的时间，使达到有效的组织和血清浓度，有效杀灭致病菌、防止复发。

3．对症治疗　应用碱性药物如碳酸氢钠、枸橼酸钾可降低酸性尿液对膀胱的刺激。应用盐酸黄酮哌酯以缓解膀胱痉挛和刺激症状。

4．病因治疗　包括尿路梗阻、反流的纠正，以及糖尿病、免疫缺陷等诱因的治疗。

【预防】

尿路结石、梗阻、感染三者互为因果，急性肾盂肾炎消退后应查明有无泌尿系梗阻因素，如结石、前列腺增生、膀胱输尿管反流等。此外还应预防下尿路感染如膀胱炎，治疗其他的原发病灶如扁桃体、牙龈、前列腺等感染。

【预后及转归】

急性肾盂肾炎以 3~6 个月为一疗程，治愈标准应根据尿培养，每两周尿培养 1 次，3 个月后每月尿培养 1 次，连续 3 次阴性者为治愈。经久不愈者，有可能为慢性肾盂肾炎。

（二）肾积脓、肾皮质多发性脓肿和肾周围炎

肾积脓、肾皮质多发性脓肿和肾周围炎的比较见表 28-2。

表 28-2　肾积脓、肾皮质多发性脓肿和肾周围炎比较

	肾积脓	肾皮质多发性脓肿	肾周围炎
病因	肾实质感染引起的广泛化脓性病变，或尿路梗阻后肾盂肾盏积水、感染	由皮肤疖，痈，扁桃体炎，呼吸道感染、骨髓炎等经血运散播	由急性肾皮质脓肿破溃入肾周间隙或血行感染引起的肾周围组织化脓性炎症
临床特点	全身感染症状，患侧腰部疼痛并有肿块，可伴有膀胱刺激征	全身感染症状，患侧腰部胀痛、肌紧张、压痛，无膀胱刺激征	全身感染症状，患侧腰部疼痛剧烈、肌紧张和压痛明显
诊断要点	1. 血/尿白细胞数增加。 2. B 超/CT 提示肾积脓。 3. 膀胱镜检查见患侧输尿管口喷脓尿。 4. 排泄性尿路造影（IVU）或肾图提示患肾功能减退或丧失	1. 尿检无脓尿，脓肿破入集合系统可出现脓尿和菌尿。 2. 血培养有细菌生长。 3. B 超、CT、MRI 检查时见有肾占位性病变	1. 血白细胞数增加。 2. 合并肾实质感染时尿找到脓细胞。 3. 腰大肌试验阳性。胸透见患侧膈肌抬高，活动受限，腹部平片示脊柱弯向患侧、腰大肌阴影消失。 4. B 超、CT 示肾周低回声区
鉴别诊断	右侧肾积脓与化脓性胆囊炎鉴别	与肾积脓、肾周围炎鉴别	与肾积脓、肾皮质多发性脓肿鉴别
治疗	加强抗感染和营养支持、纠正水电解质紊乱；肾造瘘；如患肾已无功能，可作肾切除术	早期肾脓肿应及时用广谱抗生素，48 小时无效、并发肾痈或肾周围脓肿时应在 B 超或 CT 引导下行经皮穿刺或手术切开引流	早期可加强抗菌药物和局部热敷，全身支持治疗，一旦脓肿形成，应作穿刺或切开引流

【预防】

积极治疗病因，尤其对糖尿病、免疫力低下病人更应加强治疗措施。

【预后及转归】

诊断明确、治疗及时一般均能良好康复。

二、下尿路感染

(一)膀胱炎

膀胱炎多数为大肠杆菌感染，女性的发病率明显高于男性。细菌性膀胱炎可分急性和慢性两种。急性细菌性膀胱炎常是上行感染所致。慢性细菌性膀胱炎为上尿路慢性感染的继发病，或某些下尿路病变如前列腺增生、膀胱结石、女性尿道旁腺炎等的继发病。长期慢性感染有时侵及肌层而造成膀胱壁纤维化和膀胱容量减小。原发疾病如不治愈，膀胱炎症状也不会消失。

【临床特点】

1. 急性细菌性膀胱炎

(1)突然发生的尿频、尿急、尿痛，常伴有排尿时尿道烧灼感、尿不尽感。

(2)终末或全程血尿及脓尿。

(3)并发急性肾盂肾炎或前列腺炎、附睾炎时可有高热。

2. 慢性细菌性膀胱炎

(1)反复发作或持续性尿频、尿急和尿痛，但不如急性膀胱炎明显。

(2)膀胱充盈时，耻骨上区疼痛或不适明显。

(3)尿液混浊。

【诊断要点】

1. 病史和体检　要注意区别急性和慢性两种细菌性膀胱炎的临床表现。急性细菌性膀胱炎往往膀胱区有压痛，在男性要检查有无尿道炎、附睾炎、前列腺炎；在女性要明确有无肾盂肾炎、尿道旁腺炎、盆腔炎等。在急性期禁忌膀胱镜检查及尿道扩张。慢性细菌性膀胱炎常需要寻找可能的原发疾病,如前列腺增生、尿道狭窄、异物等,对诊断和治疗均有益。

2. 实验室检查 尿中白细胞增多,也可有红细胞存在。尿普通细菌培养有细菌生长,菌落计数 > 10^5/ml,最多见为大肠杆菌和变形杆菌。急性期肾功能不受影响,慢性期并发肾盂肾炎时有肾功能改变。

3. 影像学检查 B超、CT、IVU 等能帮助了解有无尿路畸形、结石、肿瘤等诱因。

【鉴别诊断】

1. 急性肾盂肾炎 一般都有全身症状如发热、畏寒、寒战、恶心、呕吐等,常有腰部疼痛,但无下腹部膀胱区疼痛和压痛。膀胱刺激症状往往不明显或无此症状。

2. 急性细菌性前列腺炎、急性尿道炎 常合并排尿、排便困难、会阴部疼痛,尿道口分泌物等症状。

3. 膀胱其他病变 如腺性膀胱炎、间质性膀胱炎、膀胱原位癌等,可表现为反复发作的膀胱刺激征,膀胱镜及活检有助于诊断。

【治疗】

1. 多饮水 一般维持每日尿量达 1.5L 以上。

2. 药物治疗 常用抗菌药物有复方磺胺甲噁唑片、氨苄西林、喹诺酮类及头孢菌素等。口服碳酸氢钠、盐酸黄酮哌酯等可缓解膀胱痉挛和刺激症状。

3. 病因处理 去除尿路梗阻,保持尿流通畅,消除原发病灶。

【预防】

尽早纠正诱因。加强性生活卫生及预防性服用抗菌药物。绝经后雌激素缺乏者给与雌激素替代治疗。

【预后及转归】

一般情况下急性膀胱炎有自愈倾向,经治愈后可以不遗留任何症状,若治疗不彻底或可导致肾盂肾炎;有残余尿或异物存在的情况下,急性炎症常转为慢性。

（二）急性尿道炎

急性尿道炎常见有淋菌性尿道炎和非淋菌性尿道炎，二者的比较见表 28-3。

表 28-3　淋菌性尿道炎和非淋菌性尿道炎比较

	淋菌性	非淋菌性
病原菌	革兰阴性奈瑟双球菌	沙眼衣原体、支原体为主，亦有滴虫、病毒、白色念珠菌等
传播途径	性接触为主	性接触或同性恋
临床特点	潜伏期 2～5 日，尿道口痒、红、肿、痛，尿道流出多量脓性分泌物，排尿痛，严重者腹股沟淋巴结肿大。经久不愈可形成慢性淋球菌性尿道炎，反复发作可致尿道狭窄	潜伏期 1～5 周，尿道刺痒、尿痛，尿道流出少量稀薄黏性分泌物。可合并急性附睾炎
诊断要点	不洁性交史，典型的临床表现，尿道分泌物涂片找到淋病双球菌	不洁性交史，典型的临床表现，晨起尿道分泌物找到支原体、衣原体、包涵体，或尿道分泌物接种培养有支原体、衣原体生长
鉴别诊断	非淋菌性尿道炎	淋菌性尿道炎
治疗	以青霉素类为主。亦可选用合适的抗生素如头孢曲松钠、大观霉素、喹诺酮类等，7～14 日为一疗程。注意配偶同时治疗	选用米诺环素、红霉素、氧氟沙星等

【预防】

加强性生活卫生宣教，积极及时治疗病人。

【预后及转归】

部分病人可继发急性后尿道炎、前列腺炎、精囊炎及附睾炎，反复感染者可导致尿道狭窄。

三、男生殖系统感染

（一）慢性前列腺炎

慢性前列腺炎常见于青、壮年男性，可继发于后尿道感染，或与后尿道炎、精囊炎及附睾炎等同时发生。又可分为慢性细菌性前列腺炎、慢性非细菌性前列腺炎/慢性骨盆疼痛综合征（CPPS）、无症状性前列腺炎等。

【临床特点】

1. 慢性细菌性前列腺炎

（1）局部表现：尿频、尿急、尿痛、排尿不适，尿道口"滴白"，尤其出现于排尿终末或大便后滴出。合并精囊炎时可有血精。

（2）疼痛：常有耻骨上区、会阴部隐痛不适，可有睾丸放射痛，有时腰骶部酸痛。

（3）全身表现：腰酸背痛，疲倦乏力，性功能障碍，头晕、失眠、焦虑等神经精神症状。可出现虹膜炎、关节炎等变态反应。

2. 慢性非细菌性前列腺炎　类似细菌性前列腺炎，但没有反复的尿路感染和尿道口"滴白"。主要表现为长期反复的会阴部、下腹部等区域疼痛不适，或表现为尿频、尿不尽，可伴有不同程度的性功能障碍、精神、心理症状等一系列综合征。

【诊断要点】

1. 慢性细菌性前列腺炎

（1）临床表现有前列腺炎局部和全身的症状，可以发生反复的尿路感染。

（2）前列腺液白细胞 > 10 个/高倍视野，卵磷脂小体减少较明显。

（3）分段尿及前列腺按摩液培养：检查前充分饮水，排尿开始的 10ml 尿液（VB_1）代表尿道尿液，再排尿 200ml 后收集 10ml 尿液（VB_2）代表膀胱的中段尿。接着作前列腺按摩收集前列腺液（EPS），第三次排尿 10ml（VB_3）代表前列腺按摩后尿液，均送细菌培养及菌落计数。VB_3 菌落计数大于 VB_1 和 VB_2 10 倍，细菌性前列腺炎诊断可以确立。如果 VB_1 及 VB_2 细菌培养阴性，而前列腺按摩液和 VB_3 培养阳性，则细菌性前列腺炎的诊断更为可靠。

（4）B 超（经腹壁或直肠）显示组织结构混乱，界限不清。

2. 慢性非细菌性前列腺炎

（1）直肠指检前列腺较饱满，质稍软，有轻度压痛。

（2）前列腺按摩液有白细胞＞10 个／高倍视野。

（3）前列腺按摩液细菌涂片及培养为阴性。而致病原可以为衣原体、支原体、滴虫。

【鉴别诊断】

在临床上慢性细菌性前列腺炎与非细菌性前列腺炎常常要鉴别，对治疗有指导意义。非细菌性前列腺炎／慢性骨盆疼痛综合征是前列腺炎中最常见的类型。

【治疗】

1. 慢性细菌性前列腺炎首选药物为红霉素、多西环素、复方磺胺甲噁唑等。目前临床上常用药物还有喹诺酮类、头孢菌素等。非细菌性前列腺炎致病菌为衣原体、支原体则可选用米诺环素、多西环素等。亦可联合或交替用药，以防止耐药性。

2. 前列腺按摩或有一定作用。

3. 理疗或热水坐浴，每日 1 次，每次 20 分钟。

4. 某些中药和植物制剂有一定疗效。

【预防】

忌酒及辛辣食物。有规律的性生活。避免久坐和长途骑车。

【预后及转归】

药物治疗效果往往不理想，易反复发作，故宜采用综合治疗。

（二）急性附睾炎

急性附睾炎常见于中青年男性，可以与尿道炎、前列腺炎、精囊炎、睾丸炎同时出现，多由输精管逆行播散引起。最常见的致病菌是大肠埃希氏菌和葡萄球菌。尿道器械操作或尿道内留置导尿管也常引起附睾炎。

【临床特点】

1. 起病突然，阴囊肿胀、疼痛，并沿精索、下腹部及会阴部放射。

2. 阴囊红肿，附睾肿胀明显，发病初常在附睾尾部，以后向附睾头部发展，常常累及睾丸使之界限不清。

3. 全身症状明显，常伴有发热、寒战。合并膀胱炎可以出现尿频、尿急、尿痛。

【诊断要点】

根据病史及症状，诊断并不困难。

【鉴别诊断】

1. 睾丸扭转　以青少年最为多见，左侧比右侧多见，常发生于安静及夜间睡眠时间。突发性一侧阴囊内剧烈持续性疼痛是它的特点。睾丸局部肿胀、触痛，睾丸被向上牵引。不伴发热。多普勒超声检查睾丸的血流减少或缺如。

2. 结核性附睾炎　病情发展缓慢，附睾逐渐肿大，症状轻微，偶有下坠或轻微隐痛。常在附睾尾部摸到硬结节，输精管增粗似串珠，前列腺小而有结节。

【治疗】

1. 卧床休息，将阴囊托起。

2. 选用合适的广谱抗生素如头孢菌素类、青霉素类。

3. 止痛、热敷。可采用精索封闭缓解疼痛。

4. 附睾形成脓肿可作切开引流。

【预防】

1. 及时治疗泌尿道感染，以防止致病菌经输精管逆流至附睾。

2. 注意尿道器械的无菌操作和加强留置导尿管的清洁护理。

3. 在施行前列腺切除术的病人可以采取双侧输精管结扎以预防急性附睾炎发生。

【预后及转归】

通常只要治疗及时而有效，可以治愈。如果未彻底治疗，也可以演变为慢性附睾炎。若两侧附睾同时感染，可影响生育。

第五节　泌尿、男生殖系统结核

泌尿、男生殖系统结核是全身结核病的一部分，其中最主要是肾结核，多数起源于肺、结核，少数继发于骨、肠结核。结核杆菌自原发病灶经血行播散引起肾结核。近年也常见于免疫抑制性疾病和免疫功能缺陷（如艾滋病）病人。泌尿系和男生殖系器官可以单独患病，也可以同时存在结核病灶。

一、肾结核

在泌尿系结核中肾结核是最为常见、最先发生，以后可由肾蔓延至整个泌尿和男生殖系统。肾结核多见于20～40岁之间，男性的发病率高于女性。约90%为单侧病变。近年来肾结核临床症状不典型，易误诊、漏诊。

肾结核多经血行感染，感染初是双肾皮质受累，如果机体免疫状况良好，多数可自愈，临床上常不出现症状，称为病理型结核。如果机体免疫能力较低，细菌数量多，毒力强，则病灶继续发展为肾髓质结核，穿破肾盂、肾盏，引起结核性肾盂肾炎，甚至引起结核性输尿管炎、膀胱炎，则引起一系列症状及影像学改变，称为临床型肾结核。其症状取决于肾结核的范围及输尿管、膀胱继发结核的严重程度。

【临床特点】

1. 尿频、尿急、尿痛　尿频是最早出现的症状，多数病人有此症状。早期与结核性脓尿刺激膀胱黏膜有关，之后发生结核性膀胱炎及溃疡，尿频加剧病伴有尿急、尿痛。晚期膀胱挛缩，尿频更加严重，每日达数十次，甚至出现尿失禁。

2. 血尿和脓尿　是常见的重要症状。血尿可为肉眼或镜下血尿，多数为终末血尿，少数发生全程血尿伴血块。脓尿表现为尿液不同程度的混浊，重者呈米汤样，显微镜下可见大量脓细胞。

3. 肾区疼痛和肿块　通常无明显腰痛。少数肾结核病变严重，发生结核性脓肾或继发肾周感染时，或输尿管被血块、干酪样坏死组织堵塞时，也可发生钝痛或绞痛。输尿管病变使管腔阻塞，造成肾积水或肾积脓时，腰部可触及肿块。

4. 全身症状　活动性结核可出现消瘦、发热、盗汗、贫血、乏力、食欲减退等症状。严重双肾结核或肾结核对侧肾积水时，可出现慢性肾功能不全症状。

【诊断要点】

1. 病史和症状　青壮年、有慢性膀胱刺激症状，经抗菌药物治疗无明显疗效；有肾外其他结核病灶或附睾、输精管、前列腺或精囊部位发现硬结，阴囊有慢性窦道者，应考虑肾结核可能。

2. 尿常规　呈酸性，有红细胞、脓细胞及少量蛋白。

3. 尿细菌学检查　清晨第一次尿液沉淀物找抗酸杆菌，连查 3 次，其阳性率约为 50%～70%。尿结核杆菌培养的阳性率达 80%～90%，准确而可靠，但周期较长（4～8 周）。

4. 影像学诊断　B 超可显示病肾结构紊乱，如有钙化则有强回声，并可发现对侧肾有无积水，膀胱是否挛缩。X 线检查：主要依靠排泄性或逆行性肾盂造影，可显示病变破坏程度及范围。肾盏虫蚀样改变及不规则扩大、空洞样破坏是肾结核典型表现，可合并输尿管僵硬和管腔阶段性狭窄。病变严重者肾功能丧失，则肾盏肾盂完全不显影。尿路平片可见肾区结核性钙化斑，若钙化遍及结核肾的全部，即形成"自截肾"。CT 对中晚期肾结核能显示扩大的肾盏肾盂、皮质空洞及钙化灶，CT 尿路成像（CTU）可显示输尿管全长病变。MRI 水成像有助于诊断肾结核对侧积水。

5. 膀胱镜检查　早期可见到膀胱黏膜充血、水肿、结核结节，晚期有溃疡和瘢痕等病变。膀胱三角区和患侧输尿管开口附近病变往往明显，常在此处取活检。但膀胱挛缩使容量小于 50ml 或有急性膀胱炎者不宜作膀胱镜检查。

6. 分子生物学技术 从结核菌分离出已知的特异性 DNA 片段作为 DNA 探针,与标本内的结核菌进行 DNA 杂交,能迅速、准确地诊断肾结核。

【鉴别诊断】

1. 非特异性膀胱炎 非特异性膀胱炎的尿普通细菌培养有革兰阳性或阴性细菌生长。起病突然,反复发作,血尿常与膀胱刺激症状同时发生,抗菌药物治疗一般均能治愈。

2. 肾积水 其他原因如先天性肾盏病变,肾盂、输尿管的结石或肿瘤等所致的肾积水,均应从原发病的症状和体征予以区别,CT 和 MRI 水成像可能有助于确立诊断。

【治疗】

1. 全身治疗 注意适当的休息和康复体育活动,以及充分的营养和必要的药物治疗。

2. 抗结核药物治疗

(1)指征:①病理型肾结核;②病灶局限在一组大肾盏以内;③肾结核手术前和手术后用药;④由于身体其他部位有活动性结核或严重疾病不宜行肾结核手术者;⑤晚期或双侧肾结核或孤立肾不宜手术者。

(2)药物及其使用方法:异烟肼 300mg,每日 1 次,口服;利福平 600mg,每日 1 次,口服;吡嗪酰胺 1.0～1.5g,每日 1 次,口服(2 个月为限,避免肝毒性)。吡嗪酰胺用药 2 个月后,改用乙胺丁醇 1.0g,每日 1 次,口服。一般将异烟肼、利福平和吡嗪酰胺或乙胺丁醇联合使用。若出现严重副作用或耐药性,可选用链霉素、对氨基水杨酸钠、环丝氨酸及乙硫异烟胺等。抗结核药物治疗时必须经常检查肝功能,同时服用保肝药物。链霉素对第Ⅷ脑神经有损害,出现听力型眩晕,一旦发现应立即停药。

治疗必须坚持早期、联合、适量、全程、规律用药五项原则。早期病例至少用药 6～9 个月,每月检查尿常规和尿找抗酸杆菌,连续半年阴性为稳定转阴,方可考虑停药。

3. 手术治疗

(1)一般原则：①无泌尿、男生殖系统以外的活动性结核病灶；②手术前后使用足够的抗结核药物；③术中应尽量保存肾正常组织。

(2)手术方法：常用的手术方法有肾切除术、肾部分切除术和肾结核病灶清除术。肾切除适用于肾实质破坏严重、对侧肾正常者。肾结核对侧肾积水，如积水肾功能代偿不良，应先引流肾积水，待肾功能好转后再切除患肾。肾部分切除适用于病灶局限于肾的一极抗结核治疗3～6月无好转者。肾结核并发症的手术有输尿管膀胱吻合术、乙状结肠膀胱扩大术，肾造口术和输尿管皮肤造口术。

(3)术前准备：术前均需抗结核药物治疗，一般至少2周或更长时间，如行肾部分切除术和肾结核病灶清除术应有3～6个月的抗结核药物治疗。

【预防】

加强卫生宣传教育工作，注意公共场所的空气清洁和流通，重视体育锻炼，改善饮食结构，增强身体素质。定期开展健康普查，早期、及时、正确应用抗结核药物治疗肺结核、骨结核和肠结核，防止结核杆菌的全身播散。

【预后及转归】

自抗结核药物问世以后，此病的死亡率已低于4%。影响肾结核预后因素有：①全身情况和泌尿系外的结核病灶情况；②膀胱结核的有无和结核病变的严重程度；③对侧肾有无结核病变和功能情况；④治疗的选择和治疗的正确性。

二、男生殖系统结核

男生殖系统结核绝大多数继发于肾结核，一般来自后尿道感染，经前列腺、精囊蔓延至附睾和睾丸。前列腺和精囊结核因位置隐蔽，可无明显的症状，睾丸结核少见，而附睾结核的症状最明显，易引起临床上重视。

【临床特点】

1. 疼痛 早期前列腺与精囊结核症状常不明显,偶有会阴和直肠内不适。附睾结核表现为阴囊肿胀,如继发感染,阴囊局部出现红肿、疼痛。

2. 结节 硬结直肠指检可发现前列腺、精囊表面高低不平的结节感,一般无压痛。附睾触及的硬结,局限于附睾尾部或累及整个附睾。输精管增粗如绳索状,可触及串珠状小结节,无触痛。

3. 血精 多见于前列腺、精囊结核,可伴有精液量减少和不育。

4. 膀胱刺激症状和血尿 常见于结核累及膀胱颈部或后尿道时。

5. 寒性脓肿 见于附睾结核,发生阴囊皮肤粘连或溃破流脓,形成经久不愈或时愈时发的窦道。

【诊断要点】

1. 病史和症状 有以上症状者如同时发现肾结核,有助于男生殖系统结核的诊断。好发于20~40岁。

2. 实验室检查 尿液、前列腺液及精液检查,寻找结核杆菌。

3. 膀胱尿道镜检查 可能发现后尿道及膀胱内有结核性病灶。

4. 影像学检查 尿路平片及排泄性尿路造影可以明确有无肾结核病灶同时存在。盆腔部位 CT 有助于了解前列腺、精囊有无结核病变。

【鉴别诊断】

前列腺结核与慢性前列腺炎、前列腺癌鉴别。附睾结核与慢性附睾炎、阴囊内丝虫病、附睾肿瘤或睾丸肿瘤鉴别。

【治疗】

1. 全身治疗 参阅肾结核。

2. 抗结核药物治疗 原则同肾结核,清除泌尿系统结核灶是基础。

3. 手术治疗　前列腺、精囊结核一般不采用手术治疗。附睾结核,若经抗结核药物治疗效果不明显或病变较大,形成脓肿、窦道者,作附睾切除。手术前后均需正规应用抗结核药物治疗。

【预防】

参阅肾结核。

【预后及转归】

早期或单纯的男生殖系统结核病人采用抗结核药物治疗或手术治疗可以获得治愈。晚期或有严重的泌尿系统结核同时存在,则治疗困难。

第六节　泌尿、男生殖系统肿瘤

一、肾癌

肾肿瘤是泌尿系统较常见的肿瘤之一,多为恶性,其发病率仅次于膀胱癌。肾癌是肾实质肿瘤中最常见的一种,近年发病率有增长趋势。好发于 50~70 岁,20 岁以下者很少见,罕见于儿童。男女的比例为 3∶2。病理分为透明细胞癌、乳头状细胞癌、嫌色细胞癌、未分类肾细胞癌、集合管癌、基因相关性肾癌等。其中透明细胞癌最常见,占 70%~80%。临床上可见同时有两种癌细胞。早期常无明显症状,常由体检或因其他疾病检查时发现。

【临床特点】

1. 血尿　突然发生无痛性肉眼全程血尿,间歇出现,表明肿瘤已侵入集合系统。少数病人为镜下血尿。

2. 腰痛　肿瘤较大或侵犯腰大肌时腰部钝痛或隐痛,血块通过输尿管时可发生肾绞痛。

3. 肿块　肿瘤较大时在腹部或腰部肿块易被发现。

4. 副瘤综合征　见于 10%~20% 的肾癌病人,如发热、血沉快、高血压、红细胞增多症、高血钙、肝功能异常等。

5. 肿瘤转移表现　消瘦、贫血、虚弱是晚期症状。转移灶病状如骨痛、病理性骨折、神经麻痹、咳嗽、咯血等。同侧精索静脉曲张可能是肾静脉或下腔静脉癌栓的表现。

【诊断要点】

1. 血尿、腰痛和肿块是肾癌的典型表现，出现任一症状皆应考虑肾癌可能，一旦都出现时往往已是晚期。

2. 实验室检查　尿常规检查有时可见血尿，其他实验室检查可发现副瘤综合征。

3. 超声检查　是常规筛选手段，典型表现为肾内不均质中低回声肿块。彩色多普勒超可显示肿瘤血管的分布和血流图像。近年来超声造影在肾癌的鉴别诊断中有一定作用。

4. X线检查　尿路平片可见患侧肾影增大，偶见肿瘤钙化。静脉尿路造影和逆行肾盂造影可见肾盂、肾盏受瘤体浸润压迫变形。

5. CT检查　对诊断肾癌的敏感性高，目前已成为诊断肾癌的主要方法。

6. MRI检查　对肾癌诊断的准确性与CT相仿。在显示邻近脏器侵犯、肾静脉和腔静脉有无癌栓方面优于CT。

【鉴别诊断】

1. 肾盂癌　无痛性肉眼全程血尿为最常见的症状，尿细胞学检查可找到癌细胞。静脉尿路造影或逆行肾盂造影可见充盈缺损。CT可见肿瘤位于肾盂。

2. 肾母细胞瘤　多发生于5岁以内的儿童，偶见于成年人，主要的症状是腹部可触及无痛性肿块。

3. 肾错构瘤　即血管平滑肌脂肪瘤，是常见的肾良性肿瘤，典型的错构瘤因含有脂肪成分，B超可见高回声，CT呈负值是其特征。

4. 单纯性肾囊肿　一般无血尿等症状，影像学表现为囊性肿块，需与囊性肾癌鉴别。

【治疗】

1. 手术治疗　是肾癌的主要治疗手段。根治性肾切除术适用于 $T_2 \sim T_4$ 期肿瘤,起初范围包括:患肾、肾周筋膜、肾周脂肪、肾门及腹主动脉或下腔静脉旁淋巴结。若肿瘤位于肾上极和肿瘤已累及肾上腺,应同时作患侧肾上腺切除。如合并神经或下腔静脉瘤栓应同时取出。保留肾单位的肾部分切除术(NSS)适用于 T_{1a}、T_{1b} 期肿瘤、解剖或功能性孤立肾不宜行肾根治术者。

2. 辅助治疗　放、化疗不敏感,仅适用于不宜手术,或手术后有少量肿瘤残留或转移者。靶向药物治疗或可提高晚期肾癌病人客观反应率及总体生存期。

3. 其他治疗　如冷冻消融、射频消融、高能聚焦超声等,适用于不能耐受手术的病人,或孤立肾肾癌无法行保留肾单位手术的病人。

【预后及转归】

早期发现时,如肿瘤体积小并局限于肾,手术切除后效果良好。晚期常有肺、淋巴结、肝、骨、肾上腺、脑和对侧肾等处转移,预后差。

二、肾盂和输尿管癌

肾盂肿瘤和输尿管癌统称为上尿路恶性肿瘤,多数为尿路上皮癌,约占90%,其次为鳞癌、腺癌。肾盂、输尿管肌层较薄,69%在诊断时已发生肌层或周围组织浸润,易早期发生淋巴转移。

【临床特点】

1. 血尿　大多表现为间歇性无痛性肉眼血尿,少数是显微镜下血尿。

2. 疼痛　血块经过输尿管可产生绞痛。肿瘤发展到腹膜后组织、脏器,可引起疼痛。若产生肾盂积水,可有钝痛。

【诊断要点】

1. 化验检查　尿常规检查呈肉眼血尿或镜下血尿。尿细胞学检查可找到癌细胞。

2.影像学检查　静脉肾盂造影、逆行肾盂造影是传统诊断方法,可显示肾盂输尿管部位充盈缺损、梗阻及肾积水。CT增强及尿路三维重建(CTU)可表现为肾盂、输尿管内边界欠清的软组织肿块及充盈缺损,以及淋巴结或周围组织受侵情况。

3.膀胱镜检查　膀胱镜检查可对血尿的来源进行定位,也可发现同时存在的膀胱肿瘤。有时可以观察到输尿管下端肿瘤经输尿管口突向膀胱。经膀胱镜可插管收集肾盂尿作脱落细胞学或FISH检查。

4.输尿管镜检查　可直接观察肾盂输尿管内病变,并对可疑病灶进行活检,对诊断上尿路肿瘤有重要价值。

【鉴别诊断】

1.肾癌　肾盂癌侵犯肾实质时需与肾癌鉴别。肾癌早期很少有血尿,CT表现为外生性生长的圆形或类圆形肿块,常有假包膜,边界清晰,增强后呈快进快出的富血供肿瘤。

2.X线透光肾结石　可表现为血尿、腰痛、患侧肾积水,尿路造影可有充盈缺损,但边缘较规则、光滑,尿细胞学检查为阴性。

3.肾结核　根据病史,尿中有结核菌,并存在膀胱结核可以鉴别。

4.输尿管息肉　青年人居多,常继发于结石,原发性输尿管息肉多为长段息肉,且常不伴有肾积水。输尿管镜检查及活检可明确诊断。

5.输尿管狭窄　常有结石、感染、手术等病史,IVU或CTU表现为不同程度的上尿路梗阻和积水,脱落细胞阴性,输尿管镜检查可以鉴别。

【治疗】

肾盂、输尿管尿路上皮癌的治疗原则是手术切除患肾及全长输尿管,包括输尿管开口部位的膀胱壁。术前应做膀胱镜检查了解是否同时合并膀胱癌。肾盂、输尿管尿路上皮癌5年内膀胱癌发生率可达 15%～75%，术后膀胱灌注化疗有助于降低复发率。对于进展期的肾盂、输尿管癌需采用系统的放、化疗，晚期病人则以系统化疗为主。

【预防】

引起膀胱肿瘤的致癌因素同样可引起肾盂肿瘤。此外，临床上发现肾盂炎或肾结石引起肾盂鳞状细胞癌或腺癌。因此，对于肾盂积水或肾结石的病人应予以重视，早作适当的治疗。

【预后及转归】

肾盂肿瘤和输尿管肿瘤的预后较差，且与肿瘤级别、分期密切相关，侵犯肌层或肌层外组织（PT_2/PT_3）者，5 年生存率为 <30%～50%，侵犯邻近脏器者（PT_4）则 <10%。

三、膀胱癌

膀胱癌是泌尿系最常见的恶性肿瘤，在我国发病率占第一位。高发年龄 50～70 岁，男女之比约 4:1，60%～75% 为浅表性膀胱癌，约 1/4 发展为浸润性膀胱癌。膀胱癌大多数为上皮性肿瘤，其中大约 90% 为尿路上皮癌，鳞癌和腺癌各占 3%～3%。

【临床特点】

1. 血尿　是最常见、最早出现的症状。约 85% 的病人表现为间歇性无痛性肉眼血尿，或伴血块，少数为镜下血尿。出血量多少与肿瘤大小、数目、恶性程度并不一致。

2. 膀胱刺激症状　早期膀胱刺激症状出现少，尿频、尿急和尿痛多为晚期合并坏死、感染，或见于广泛原位癌和浸润性癌。膀胱颈部肿瘤或晚期病例，可导致排尿困难，甚至尿潴留。

3. 癌转移症状　盆腔浸润或转移时，可出现腰骶部疼痛、贫血、下肢水肿等。癌转移部位常为盆腔淋巴结、肺、肝、腰椎、骨盆等，临床上可见相应的症状。

【诊断要点】

1. 中老年病人出现无痛性肉眼血尿，或难以缓解的膀胱刺激症状，都应想到膀胱癌的可能，必须进行详细检查。膀胱癌的诊断除定性外,还需确定肿瘤的部位、范围、大小、数目、恶性程度、浸润深度及有无转移。膀胱癌的有无浸润性及浸润深度与转移的发生率有较密切的关系,是膀胱癌临床分期的依据(图 28-2)。

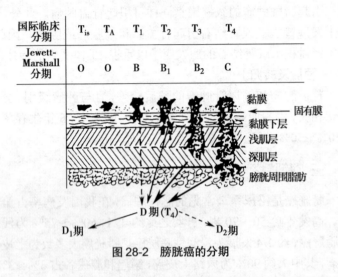

图 28-2 膀胱癌的分期

2.尿细胞学检查 尿中可找到脱落的癌细胞,方法简单,常作为血尿病人的初步筛选。低级别肿瘤细胞不易与结石、炎症引起的异形细胞鉴别,尿液荧光原位杂交(FISH)等可提高膀胱癌检出率。

3.膀胱镜检查 可直接观察肿瘤的部位、大小、数目及形态等,并对肿瘤及可疑病灶作活检。同时初步估计浸润程度,了解肿瘤与输尿管口、膀胱颈、膀胱憩室的关系。

4.B超 是常用初筛手段。膀胱充盈情况下,能发现>5mm的肿块,可观察膀胱肿瘤形态及浸润膀胱肌层的深度。

5.其他影像学检查 排泄性尿路造影(IVU)和CT尿路成像(CTU)可了解上、下尿路有无肿瘤,以及对膀胱肿瘤对上尿路的影响;肾积水或显影不良常提示肿瘤浸润输尿管口。CT和MRI对了解肿瘤浸润深度、淋巴结及局部转移病灶有重要价值。

6. 膀胱双合诊　有助于术前评估肿瘤浸润的范围、深度及其与盆壁的关系。

【鉴别诊断】

1. 膀胱炎　病人以女性为多，膀胱刺激症状很明显，血尿常在膀胱刺激症状以后出现。除尿常规检查发现红、白细胞外，其他影像学检查显示膀胱内无占位病变。男性顽固性"膀胱炎"应警惕膀胱癌。

2. 输尿管肿瘤　输尿管下端肿瘤在膀胱镜检查时可观察到肿瘤位于输尿管口，须注意与膀胱内肿瘤分辨。

3. 前列腺增生症　是老年男性常见病。尿频最初出现，进行性排尿困难是最重要的症状。合并感染时，可有膀胱刺激症状，并可伴有血尿。临床表现主要为膀胱出口梗阻，前列腺中叶增生在影像学图像中显示膀胱内占位，必须仔细分辨。必要时作膀胱镜检查，容易鉴别。

【治疗】

1. 手术治疗　是主要的治疗方法，有经尿道膀胱肿瘤电切（TURBT）、膀胱切开肿瘤切除、膀胱部分切除及膀胱全切除等。根据肿瘤的临床分期并结合病人的全身情况选择最适当的手术方法。非肌层浸润性膀胱癌（Tis、T_a、T_1）可采用经尿道膀胱肿瘤电切（TURBT）或激光汽化切除。浸润性膀胱癌（T_2、T_3、T_4），一般以根治性膀胱全切除联合盆腔淋巴结清扫为标准治疗。个别分化良好、局限的 T_2 期肿瘤、或者全身条件不能耐受膀胱全切除者，亦可行膀胱部分切除术。膀胱全切除术在男性应包括前列腺和精囊，女性包括子宫、附件、阴道前壁。术后尿流改道和重建常用原位新膀胱、回肠膀胱、输尿管皮肤造口术。膀胱鳞癌和腺癌分化差、侵袭性强，根治性膀胱切除术是其主要治疗方式。

2. 化疗　膀胱灌注化疗可预防或推迟术后复发，常用药物有丝裂霉素、表柔比星等。用蒸馏水或等渗盐水稀释后灌注膀胱，保留 1～2 小时，术后 24 小时内即刻灌注，对于中高危病人还应进行维持灌注,每周 1 次,3 月后根据复查结果制定进一步化疗方案。全身化疗是根治性膀胱全切除的重要辅助治疗手段,及转移性膀胱癌的首选治疗,通常采用以铂类为主的联合方案。

3. 肿瘤免疫治疗　卡介苗(BCG)是最有效的膀胱内免疫治疗,疗效优于膀胱内化疗。一般术后 3 个月内先每周 1 次,共 6 次,以后每 2 周 1 次。目前,以 PD-1 和 PDL-1 抑制剂为代表的免疫治疗在晚期膀胱癌的治疗中亦有应用。

4. 定期复查　膀胱癌凡保留膀胱的术后病人都应严密随访,每 3 个月作膀胱镜检查一次,1~2 年无复发者酌情延长复查时间,应视这种复查为治疗计划的一项内容。

【预防】

加强对密切接触致癌物质者的劳动保护,可能防止或减少发生肿瘤。大力提倡戒烟。

【预后及转归】

膀胱癌的疗效与肿瘤的分级、分期及病人本身的免疫能力密切相关。T_a、T_1 期分化 I 级者,5 年生存率 80%,Ⅱ~Ⅲ级者 40%,但保留膀胱者 50% 有复发。膀胱部分切除术:T_2 期 5 年生存率 45%,T_3 期 23%。膀胱全切除术:T_2 及 T_3 期 5 年生存率为 16%~48%。T_4 期不作治疗均在 1 年内死亡,放射治疗后有 5 年生存率达 6%~10% 者。膀胱癌主要死因为癌转移和肾衰竭。

四、阴茎癌

阴茎癌曾是我国最常见的恶性肿瘤,由于经济发展和卫生保健的普及,发病率显著减少。阴茎癌多见于 40~60 岁,有包茎或包皮过长的病人。阴茎癌主要是鳞癌,黑色素瘤、肉瘤、淋巴瘤、转移癌等罕见。癌肿大体类型可分为乳头型和结节型(浸润型)。淋巴转移极常见。癌侵入海绵体,易有血行扩散,可转移到肺、肝、骨、脑等。

【临床特点】

阴茎癌早期表现类丘疹样肿块、红斑，或经久不愈的溃疡，易误诊为皮肤病。若包茎不能显露龟头部位，可有包皮内刺痒、灼痛、血性或脓性分泌物，或触及包皮内包块。典型病例可见肿瘤呈菜花样，表面坏死，渗出物恶臭。晚期癌侵入全部阴茎和尿道海绵体，且伴有腹股沟、盆腔淋巴结肿大。

【诊断要点】

有包茎或包皮过长的病人，阴茎龟头部肿物、慢性溃疡、湿疹样改变、有恶臭脓性或血性分泌物，应高度怀疑阴茎癌，必要时活组织检查以确诊。触及腹股沟质硬、无痛性肿大淋巴结，应怀疑淋巴结转移。CT 和 MRI 等有助于判断盆腔淋巴结及远处脏器转移情况。

【鉴别诊断】

包皮阴茎头炎、慢性溃疡、湿疹等，鉴别需有活检。

【治疗】

1. 手术治疗　原则是根治性切除肿瘤病灶，最大程度地保留器官功能。根据肿瘤封你为和分期采用局部病灶切除、阴茎部分切除或阴茎全切除。阴茎部分切除术，应在癌肿以上 2cm 处切断，如残留阴茎过短不能站立排尿，则行阴茎全切除术。侵袭性阴茎癌或有淋巴结转移者需行腹股沟淋巴结清除术，股管淋巴结有转移者，需行髂淋巴结清除。

2. 放射治疗　可作为 T_2 期以上病人术后辅助治疗；对于 >5cm、浸润至阴茎根部的肿瘤或 N_3 期肿瘤，可行姑息性放疗。

3. 化学治疗　无法手术切除、多发腹股沟或盆腔淋巴结转移者应行术后辅助化疗。对于已发生远处转移的晚期病人可行姑息性化疗。常用含顺铂的 BMP 方案或 TPF、PF 方案。

【预防】

包茎或包皮过长者应经常注意局部清洁卫生，清除包皮垢或早作包皮环切术可以预防阴茎癌。

【预后及转归】

手术后 5 年生存率为 53%～90%，有淋巴结转移者为 20%～55%。

五、睾丸肿瘤

原发性睾丸肿瘤比较少见，仅占男性恶性肿瘤的 1%～1.5%，但在 15～34 岁年轻男性中为最常见的肿瘤，且几乎均属恶性。睾丸肿瘤成分复杂、组织学多样，其中生殖细胞肿瘤最多见，占 90%～95%，非生殖细胞肿瘤占 5%～10%。生殖细胞肿瘤可分为精原细胞瘤和非精原细胞瘤两类。非精原细胞瘤如胚胎癌、畸胎瘤、绒毛膜癌、卵黄囊癌等。非生殖细胞肿瘤包括间质细胞瘤和支持细胞瘤。睾丸肿瘤可发生淋巴结和血行转移，淋巴转移转移的第一站多为肾门水平的腹主动脉及下腔静脉旁淋巴结，血行转移可至肺、骨、肝。继发性睾丸肿瘤主要见于淋巴瘤和白血病。

【临床特点】

1. 好发于 15～40 岁青壮年，卵黄囊癌婴幼儿易发，睾丸淋巴瘤常见于 50 岁以上男性。

2. 典型表现为阴囊内无痛性肿块，起病隐匿，多为偶然发现，少数有坠胀、疼痛。

3. 体检触及睾丸肿大，质硬而沉重。

4. 隐睾发生肿瘤时在下腹部或腹股沟出现肿物。

【诊断要点】

睾丸肿瘤位置表浅，一般诊断较容易，但仍有一部分病人初诊时误诊或直到转移症状出现才被确诊。

1. 患侧睾丸肿大，阴囊下坠牵拉不适感。可扪及与睾丸分界不清的质硬肿块。

2. B 超　可以明确睾丸内实性肿块存在，并与阴囊内其他肿块鉴别。

3. 肿瘤标记物　甲胎蛋白（AFP）、人绒毛膜促性腺激素

（β-HCG）、乳酸脱氢酶（LDH）为必查项目。精原细胞瘤中肿瘤标记物升高者占 30%，非精原生殖细胞瘤 AFP 升高占 50%～70%，β-HCG 升高占 40%～60%。睾丸绒癌病人 β-HCG 100%升高；胚胎癌 90% 的病人 β-HCG 及 AFP 升高。肿瘤标记物测定有助于肿瘤的临床分期、治疗、预后估计，以及术后监测，早期发现复发。

4. CT 检查　可发现腹膜后淋巴结转移及肺、肝等脏器转移灶。

5. 其他检查　放射性核素骨显像、PET-CT 等可发现骨转移病灶。

【鉴别诊断】

1. 睾丸鞘膜积液　多数为一侧性，阴囊下坠胀痛，呈慢性无痛性逐渐增大。触之肿物有囊性波动感，表面较光滑。透光试验呈阳性。B 超呈液性暗区，与睾丸肿瘤呈实质性肿块容易区别。但应警惕睾丸肿瘤合并鞘膜积液者并不少见。

2. 睾丸炎　继发于流行性腮腺炎及细菌性附睾炎，前者更常见。腮腺炎后几天内，睾丸发生肿胀并有疼痛，应考虑为睾丸炎，症状可持续 1～2 周。大多数为一侧性。大约 50% 的病例会发生睾丸萎缩。双侧病变可导致男子不育症。

3. 附睾炎　多继发于尿路感染，发病初可有尿频、尿急、尿痛。患侧阴囊红、肿、疼痛，常伴发热和血白细胞升高。任何动作使附睾移动时会发生剧痛，并放射到下腹部与腹股沟，在急性期间难以进行检查，如能在肿胀发硬的附睾旁扪及质软的睾丸，一般可排除睾丸肿瘤。

【治疗】

1. 手术治疗　睾丸肿瘤首先应采用根治性睾丸切除术，整块切除精索、睾丸及其周围鞘膜。根据肿瘤的组织类型和分期决定后续治疗。非精原细胞瘤在切除睾丸后，还须作腹膜后淋巴结清除术。

2. 放疗　精原细胞瘤对放射线十分敏感，术后辅助放射治疗可达到良好疗效。

3. 化疗　精原细胞瘤Ⅱ、Ⅲ期病人除手术、放疗外，还可辅以铂类为基础的化疗；非精原细胞瘤已有远处转移者，亦应根据具体情况予以化疗，以提高5年生存率。

【预防】

1. 在睾丸肿瘤可能发生的高危人群中倡导睾丸的自我检查和健康普查。

2. 隐睾病人在2岁以前睾丸仍未下降，应施行睾丸下降固定术。

3. 睾丸肿瘤的确切病因仍然不明，但是应预防睾丸炎，避免睾丸损伤。

【预后及转归】

睾丸肿瘤被认为是可治愈的恶性肿瘤之一。精原细胞瘤Ⅰ期：肿瘤局限于睾丸，附件受侵或不受侵，手术加腹膜后放疗治愈率可达95%～100%。Ⅱ期：肿瘤转移到腹膜后淋巴结，手术加腹膜后、纵隔、锁骨上区域放射治疗，治愈率可达80%左右。非精原细胞瘤Ⅰ期切除睾丸后，常规作腹膜后淋巴结清除术，5年存活率达80%。Ⅱ期则为60%。

六、前列腺癌

前列腺癌是老年男性常见恶性肿瘤，我国近年发病率呈显著上升趋势。95%以上为腺癌，常发生在前列腺的外围带，大多为多发病灶。经局部、淋巴和血行扩散，血行转移的常见部位为骨，其次为肺、肝、脑和肾上腺等。多数开始为激素依赖型，少数为非激素依赖。后期激素依赖型可转变为非激素依赖型。

【临床特点】

1. 大多数无明显临床症状。

2. 癌肿较大时，可出现尿频、尿急、排尿困难、尿潴留、尿失禁、血尿。

3. 癌转移可以引起骨痛、病理骨折、脊髓压迫的神经症状、盆腔淋巴结转移可出现下肢水肿等。

【诊断要点】

前列腺癌诊断的模式为：通过体检、血 PSA 检测、影像学筛选可疑病人，经前列腺穿刺活检确诊，影像学检查进行临床分期。

1. 直肠指检 可发现前列腺癌结节，单个或多个，质坚硬。

2. 血清前列腺特异性抗原（PSA）测定 正常值为 $0\sim4ng/ml$。前列腺癌病人血清 PSA 常升高，升高程度与肿瘤负荷相关，极度升高提示有转移病灶。但正常者不能排除前列腺癌。血清 PSA 检查前 2 周内不宜行直肠指检或其他经尿道的器械操作。

3. 影像学检查 经直肠 B 超可发现低回声病灶及其范围，现多数用于超声引导下的前列腺穿刺活检。多参数 MRI 在诊断前列腺癌方面有较高的敏感性和特异性。CT 和 MRI 对判断前列腺癌局部侵犯程度及盆腔瘤标转移有重要意义。全身放射性核素骨显像可早期发现骨转移病灶。

4. 前列腺穿刺活检 是确诊前列腺癌的主要手段。包括经直肠穿刺或经会阴穿刺两种途径，前者感染发生率较高。病理以 Gleason 分级评估恶性程度，采用 5 级 10 分制的分法，以 Gleason≤6、7、≥8 分将病人分为低危、中危、高危组，评分越高预后越差。

【鉴别诊断】

1. 前列腺增生症 一般血清 PSA 在正常值范围内，直肠指检为前列腺增生，可呈结节性增生，但多数质地不硬。部分病人因前列腺体积较大，PSA 也可升高，前列腺穿刺及影像学检查有助于鉴别。

2. 前列腺肉瘤 十分少见，可发生于任何年龄，青年及幼儿较多见。直肠指检可触到表面光滑的球形肿块、质地软。影像学检查显示膀胱颈部巨大肿块突向膀胱，活组织检查可得到确诊。

3. 前列腺结核 PSA 也会升高,直肠指检可扪及硬结。一般合并附睾、精索结核或尿路结核。

【治疗】

早期(局限于前列腺内部的 $T_{1\sim2}$ 期)病人可行前列腺根治性术或根治性放疗,效果良好。对于高龄、低危病人可根据具体情况选择主动监测(active surveillance)。局部进展期(T_3)或转移性前列腺癌(T_4),一般采用雄激素去除为主的姑息性治疗。部分局部进展期病人可选择根治性手术或放疗基础上的综合治疗。

1. 根治性前列腺切除术 是治疗前列腺癌最有效的方法,切除范围包括前列腺和精囊,根据病人危险分层和淋巴结转移情况决定是否行淋巴结清扫。手术可选用开放手术、腹腔镜、机器人辅助腹腔镜等方式。

2. 放疗 分为根治性放疗和姑息性放疗。对于器官局限性肿瘤,根治性放疗 5~10 年无瘤生存率可达到与根治性前列腺切除相似的疗效。姑息性放疗主要用于雄激素去除治疗不敏感或复发的进展期或晚期肿瘤的辅助治疗,对转移性骨痛也有一定效果。

3. 雄激素去除治疗(androgen deprivation therapy,ADT) 亦称内分泌治疗,包括去势治疗及抗雄激素药物治疗。去势治疗包括外科去势和药物去势,即双侧睾丸切除和促黄体释放激素类似物(LHRH-R)治疗。目的是通过抑制睾丸分泌睾酮,去除雄激素对前列腺癌的"营养"作用而达到抑制肿瘤生长的作用。抗雄激素药物可阻断雄激素与受体结合,与去势治疗共同达到"最大雄激素阻断",但其实际疗效尚无定论。多数前列腺癌病人在 ADT 治疗初期效果明显,但最终会进入去势抵抗性前列腺癌(castrate-resistant prostate cancer,CRPC)阶段。

4. 其他治疗 雄激素去除冷冻、高能聚焦超声等对前列腺癌病灶有一定控制效果,远期疗效及其适应人群尚无定论。化疗、免疫治疗或许对 CRPC 和晚期前列腺癌有一定价值。

【预后及转归】

采用手术、雄激素去除治疗、放疗等综合治疗的方法对多数病人可以提高5年生存率。

第七节　血尿的鉴别诊断

健康人尿中不含有或有时含有微量红细胞。尿中红细胞异常增多，称为血尿（hematuria）。血尿分两种：肉眼血尿和镜下血尿。后者为通过显微镜见到红细胞增多，一般认为新鲜尿离心后，尿沉渣每高倍镜视野中有 5 个以上红细胞有病理意义。血尿大部分与泌尿男生殖系统的疾病相关，尤其无痛肉眼血尿常来自尿路肿瘤，因此血尿是一个重要的临床症状，多数泌尿男生殖系疾病均可引起血尿，需仔细鉴别。

（一）真性血尿与假性血尿的鉴别

1. 不是所有的血尿都是真性血尿。由尿路以外部位如月经、妇科病变出血、痔出血或人为的血液混入尿中的血尿称为假性血尿，需要鉴别。

2. 不是所有红色尿液都是血尿。食用某些食物及药物，如甜菜、大黄、酚酞、利福平、四环素族、酚红、嘌呤类药物等。此时尿液呈红色，但镜检及潜血试验均阴性。

血红蛋白或肌红蛋白尿，常见于误型输血、大面积烧伤、挤压伤、蛇咬伤、疟疾及三氯化砷、酚、氯仿、一氧化碳、萘等中毒。尿镜检无红细胞或仅发现少数红细胞，而尿潜血试验呈阳性反应。

紫质尿，血紫质病或铅中毒时，尿镜检及潜血试验均为阴性，而尿紫胆试验阳性。

（二）血尿原因的鉴别

血尿的病因除泌尿男生殖系统的疾病外，还包括某些全身性或内科性疾患，以及尿路邻近器官的疾患。

血尿原因的鉴别可按下列程序分析：

1. **血尿出现阶段与排尿的先后关系** 肉眼血尿可分为初始血尿、终末血尿和全程血尿。初始血尿提示病变在尿道或膀胱颈部。终末血尿提示病变在后尿道、膀胱颈部或膀胱三角区。全程血尿提示病变在膀胱或上尿路。尿三杯试验可大致了解血尿的来源。

2. **血尿色泽与出血部位的关系** 血尿色泽因含血量、尿 pH 及出血部位而不同。来自肾、输尿管的血尿或尿呈酸性时,色泽较暗,血尿呈全程性,血块呈蚯蚓状;来自膀胱的血尿或尿呈碱性时,色泽较鲜艳,血尿呈持续性或间歇性,血块大小不等;尿道出血多呈点滴状,前列腺出血及后尿道出血为终末血尿,色泽较鲜红,且伴有膀胱刺激症状。

3. **血尿与伴随症状、体征的关系** 血尿伴肾绞痛是肾、输尿管结石的特点;血尿伴排尿痛、排尿中断,是膀胱或尿道结石的症状;血尿伴膀胱刺激症状,若反复发作、始终未愈,可能是泌尿系结核或膀胱肿瘤。若病程短、间歇期完全消除,多为非特异性膀胱炎、前列腺炎等。若伴发热、寒战、腰痛,则考虑为急性肾盂肾炎。伴水肿、高血压,应考虑为肾炎。血尿伴肾区肿块,双侧性者需考虑为多囊肾,单侧性者应考虑肾肿瘤、肾积水、肾下垂或异位肾。血尿伴附睾结核,可能同时存在肾结核。血尿伴其他部位出血倾向,可能有血液病、感染性疾病或其他全身性疾病。血尿伴乳糜尿,应考虑丝虫病。

4. **血尿与病人年龄、性别关系** 各年龄组常见血尿原因如下:20 岁以下,急性肾小球肾炎、急性泌尿系统感染、泌尿系畸形伴梗阻。20~40 岁,泌尿系感染、肾或输尿管结石、膀胱肿瘤。40~60 岁,男性,膀胱肿瘤、肾肿瘤、肾或输尿管结石、泌尿系感染;女性,泌尿系感染、肾或输尿管结石、膀胱肿瘤。60 岁以上,男性,前列腺增生或癌、膀胱肿瘤、泌尿系感染;女性,膀胱肿瘤、泌尿系感染。女病人月经期发生血尿应考虑子宫内膜膀胱内异位。女病人血尿还应注意妇科疾患、尿道肉阜、性交等因素。中老年人发生无痛肉眼血尿尤应注意泌尿系肿瘤的可能。

（三）血尿鉴别诊断的方法

1. 采集病史　①有无尿路症状；②与服药及排尿有无关系；③有无外伤或剧烈活动；④有无全身性疾病；⑤特别注意下列病史：体重变化、发热、腰腹疼痛、绞痛、关节痛、耳聋、出血倾向；⑥药物史、吸烟、饮酒史；⑦家族史：注意出血性疾患、高血压、多囊肾、耳聋的家族史。

2. 体检　如皮肤有无创伤、紫癜、水肿、血肿、血管瘤、毛细血管扩张的表现；腰及腹部有无肿块；腰部肋脊角、输尿管行径和耻骨上膀胱区有无压痛；直肠指检前列腺、精囊有无异常发现；有无附睾、精索硬结；高血压、心律不齐的体征等。

3. 实验室检查　包括血常规、血肌酐、尿素氮及尿酸、出凝血时间，尿常规、尿蛋白定量、尿潜血、尿三杯试验等，必要时需中段尿培养、尿浓缩找抗酸杆菌、免疫球蛋白（IgA、IgM）等。

4. 特殊检查　相差显微镜观察尿沉渣之红细胞形态，可以区分是否为肾小球来源的红细胞，依此鉴别内外科血尿。尿脱落细胞学及 FISH 检查对尿路肿瘤的诊断有帮助。膀胱尿道镜、输尿管镜检查是明确肿瘤性血尿原因的有效手段。X 线检查包括胸片、尿路平片、排泄性尿路造影、逆行肾盂造影、膀胱尿道造影及血管造影，均有助于明确尿路结石、畸形、结合、占位性病变。B 超、CT、MRI 等影像学表现在血尿鉴别诊断方面更为直观。

必须注意，血尿是一个重要的临床症状，它的鉴别诊断要按程序去分析，结合必要的检查，才能获得正确的判断。对镜下血尿和肉眼血尿均应重视，不能仅作盲目止血。对反复发作的无症状血尿，一时未查明原因者，务必密切动态随访，以免延误尿路肿瘤、结核等疾病的诊治。

第八节　阴囊内肿块的鉴别

阴囊内肿块的鉴别诊断在临床上会遇到困难，延误诊断或

误诊并不少见。在诊断前应全面地分析病史和症状,正确地检查体征,尤应注意以下几点:

1. 确定肿块的解剖部位 如肿块局限于睾丸者,几乎都是恶性肿瘤。非睾丸来源的阴囊内肿块应区分其位于附睾、精索或鞘膜,多数为炎性肿块、囊肿、良性肿瘤或寄生虫病变。

2. 确定肿瘤的性质 首先区分肿瘤是囊性还是实质性,痛性或非痛性,质坚、硬或软,透光试验阳性或阴性,平卧后肿块的可复性、肿块界限清楚与否以及肿块生长速度等等。

3. 全身症状 如有无发热、腹痛、腹块等。

4. 病史分析和流行病学调查 在某种情况下年龄对诊断是重要的线索。病史中急性感染史、结核病史、外科手术史、外伤史均有诊断意义。丝虫病、肺吸虫病等流行病学资料对寄生虫肉芽肿诊断有价值。

5. 手术探查 对确有诊断困难的病例,应考虑手术探查,以避免延误治疗。如睾丸恶性肿瘤会影响预后,睾丸扭转会致睾丸失去活力。

表28-4列举了常见阴囊内肿块的鉴别诊断。

表 28-4 阴囊内肿块的鉴别诊断

肿块定位	肿块性质	临床特点	诊断要点	鉴别诊断
睾丸肿块	睾丸肿瘤	1. 多发于 20～40 岁，尤其是隐睾者。 2. 睾丸肿块或逐渐增大，大多无痛、下坠沉重感。 3. 淋巴和血行转移	1. 逐渐增大的睾丸肿块。 2. B 超提示睾丸内实性肿瘤。 3. 肿瘤标记物（AFP、HCG）升高	睾丸炎 附睾炎/结核 睾丸鞘膜积液 睾丸扭转 睾丸血肿机化
	睾丸炎	1. 很少见。常继发于流行性腮腺炎或附睾炎。 2. 起病急，睾丸迅速肿大，伴剧痛、阴囊红、肿、痛。 3. 全身症状如发热、畏寒、寒战等	1. 病史、全身及局部的炎症表现均明显。 2. 睾丸发生迅速肿大伴阴囊红、肿、痛。 3. 多普勒超声或核素 ^{99m}Tc 阴囊显像为睾丸血流增加	睾丸扭转 睾丸肿瘤 附睾炎
	睾丸扭转	1. 多见于青少年，常发生在安静或睡眠状态中，无明确诱因。 2. 突发睾丸肿痛，向腹股沟、腰背部放射。 3. 可伴恶心呕吐，一般无全身症状和尿路症状	1. 病史及体检，睾丸在儿小时内明显肿痛，位置提高或横位。 2. 多普勒超声或核素 ^{99m}Tc 阴囊显像为睾丸血流减少或缺如	附睾炎 睾丸血肿 睾丸炎
	睾丸血肿	1. 阴囊部位外伤史。 2. 睾丸肿大，常伴阴囊皮下瘀血，触痛明显	1. 病史及体检，急性期局部血肿明显，慢性期局部变硬，血肿机化。 2. B 超有助于辨别血肿	睾丸肿瘤

续表

肿块定位	肿块性质	临床特点	诊断要点	鉴别诊断
附睾肿块	非特异性附睾炎	1. 可见于各年龄段。 2. 急性期在1~2天内附睾疼痛和肿胀，伴阴囊红肿。全身症状明显。慢性期病程长，易反复发作，局部持续隐痛、下坠感，可有尿道分泌物。 3. 急性期睾丸和附睾边界变模糊，触痛和肿胀限于附睾，慢性期附睾上可触及轻痛硬结	1. 常有急性下尿路感染或尿道炎病史、尿道内器械操作史、导尿史。 2. 常有下尿路感染及膀胱刺激症。 3. 慢性附睾炎者多有急性附睾炎病史。体检扪及附睾硬结，多位于附睾尾部，其次为附睾头部	睾丸扭转（急性期） 附睾结核（慢性期） 睾丸肿瘤
	附睾结核	1. 多见于青壮年，常有其他部位结核病灶。 2. 附睾尾部或头部硬结，无明显疼痛、偶发酸胀或下坠感。 3. 可有硬结与皮肤粘连，晚期形成经久不愈的窦道	1. 可有肾结核病史。 2. 可伴有前列腺、精囊多发硬结，或精索、输精管串珠样结节	非特异性附睾炎 附睾肿瘤
	附睾良性肿瘤	1. 不同年龄组可发生不同的良性附睾肿瘤。附睾腺样瘤：40岁左右；附睾平滑肌瘤：50~60岁；附睾乳头状囊腺瘤：年轻人。 2. 多为附睾无痛性硬块。	1. 附睾非炎症性肿块多为良性肿瘤。 2. 附睾部位触及硬块，无压痛。 3. 手术和病理确诊。	附睾恶性肿瘤 附睾精液囊肿 附睾结核
	附睾囊肿	1. 多发生于40~60岁之间。 2. 无不适症状，附睾头部有圆形、光滑的囊性肿块。	1. 体检附睾头部可触及圆形、光滑、边界清楚的囊性肿块。 2. B超显示囊性暗区。 3. 抽吸囊液涂片检查多可见精子	附睾恶性肿瘤 附睾良性肿瘤

续表

肿块定位	肿块性质	临床特点	诊断要点	鉴别诊断
附睾	恶性肿瘤	1. 罕见。 2. 肉瘤：多见于50岁左右，附睾肿块伴有疼痛。 3. 癌：20~40岁，附睾肿块有触痛	1. 病史和体检：附睾部位逐渐增大的肿块，常伴有疼痛。 2. 手术和病理确诊	附睾良性肿瘤
精索	精索囊肿	1. 多位于腹股沟管内。 2. 常见为皮样囊肿，呈现囊性波动感	1. 体检触及阴囊上部或腹股沟部位囊性张力性肿块。 2. B超显示液性暗区	精索鞘膜积液 腹股沟疝 精索淋巴管瘤
	精索肿瘤	1. 多见于阴囊内精索。 2. 常见良性肿瘤：精索脂肪瘤、精索纤维瘤、精索淋巴管瘤。 3. 常见恶性肿瘤：脂肪/平滑肌肉瘤	1. 沿阴囊内精索部位触及无痛性硬块或囊性肿块（淋巴管瘤）。 2. 淋巴管瘤和肉瘤可呈分叶状，前者呈囊性、光滑、边界清楚。后者质地较硬，无明显压痛，较固定。 3. 手术和病理证实	精索鞘膜积液 精索囊肿
	精索寄生虫病	1. 见于丝虫、肺吸虫病人，发病率低。 2. 精索有寄生虫芽肿，有疼痛和触痛。 3. 急性期常伴有发热等全身症状	1. 丝虫、肺吸虫流行区病人。 2. 可触及精索寄生虫芽肿肉芽肿，有触痛，肿块同时波及睾丸，附睾。 3. 影像学肿块钙化较常见	精索囊肿 精索肿瘤 精索静脉曲张

续表

肿块定位	肿块性质	临床特点	诊断要点	鉴别诊断
	精索静脉曲张	1. 多见于年轻人。 2. 精索内静脉迂曲扩大、增粗明显，平卧后缩小或消失。 3. 有时下坠感伴胀痛。	1. 阴囊内可见到或扪及蚯蚓样迂曲条状物或团块，平卧后可减轻或消失。 2. 多普勒超声或测定核素 ^{99m}Tc 阴囊显像提示精索内静脉曲张。	腹股沟斜疝 精索丝虫病
	鞘膜积液肿块	1. 可见于任何年龄。 2. 阴囊内有光滑囊性肿块，可分为睾丸鞘膜积液和精索鞘膜积液。 3. 积液较多时有下坠感	1. 逐渐增大的阴囊内肿块。 2. 光滑，呈囊性，透光试验多为阳性。 3. B超显示阴囊内液体暗区	腹股沟斜疝 睾丸肿瘤合并鞘膜积液 附睾结核合并鞘膜积液 附睾炎合并鞘膜积液
	鞘膜肿瘤	1. 良性肿瘤主要有：纤维瘤：多发生于 20~40 岁，1 个或多个无痛性肿块；睾旁 Brenner 肿瘤：罕见，睾丸上极轻触痛的光滑肿块。 2. 恶性肿瘤以睾旁横纹肌肉瘤（paratesticular rhabdomysarcoma）较多见，多发生于 20 岁以下年轻人，无痛硬块，常合并鞘膜积液	1. <20 岁，迅速增大的阴囊无痛性包块。 2. AFP、β-HCG 等瘤标均阴性。 3. 手术和病理可明确诊断	睾丸肿瘤 鞘膜积液

（刘宇军）

第二十九章

运动系统疾病

第一节　运动系统理学检查

运动系统的诊断依靠病史采集、理学检查和辅助检查等方法,理学检查作为病史和辅助检查及进一步治疗的枢纽,是诊断运动系统疾病最重要、最基本的手段和方法。全面而准确的病史采集为理学检查提供指向,正确的理学检查则为进一步的辅助检查提供指导并为最后的诊断和治疗提供依据。

一、理学检查的内容和方法

1. 望诊　先健侧后患侧,观察两侧相应部位是否对称及其活动度。注意肿胀、肿块、皮肤色泽、畸形、下肢的步态等。

2. 触诊　先健处后患处,主要检查压痛和肿块的部位、范围、深度、性质和活动情况,以及异常感觉、摩擦、弹响等。

3. 动诊　先主动后被动,对比检查两侧的关节活动和肌肉的收缩力。同时注意有无其他异常,如痉挛、弹响声和受限程度等。

4. 量诊

(1)肢体长度的测量:测量时患肢和健肢必须放在同一体位的对称位置。在测量前,将明确的、恒定的骨性标记用笔划出(图 29-1)。测量时注意:①所用的皮尺应无伸缩性;②避免皮肤滑动。

(2)肢体及关节周径的测量:两侧应在相同体位和同一水平部位测量,皮尺的拉力在两侧也应相同。

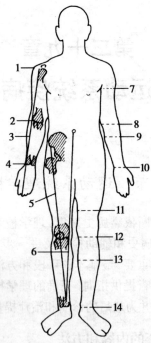

图 29-1 四肢长度及周径测量部位

1. 肩峰；2. 肱骨外上髁；3. 上肢长度；4. 桡骨茎突；
5. 下肢真实长度；6. 下肢相对长度；7. 臂；8. 肘；
9. 前臂；10. 腕；11. 腿；12. 膝；13. 小腿；14. 踝

（3）关节运动幅度的测量：以关节中立位为 0 度，用量角器测量各个方向的活动度。注意被检测的关节活动，不能被其他部位的活动所影响。

（4）肌力的测量：以 Lovett 的肌收缩对抗阻力的力量为标准，将肌力分为 6 级（表 29-1）。

（5）感觉的测定：应包括触觉、痛觉、温度觉、实体觉及两点辨别觉（表 29-2）。除应以不同的标记画在人体素描图上外，要经常反复测试，作为病情变化的比较。参照 1954 年英国医学研究会的标准，将感觉分为六组。

表 29-1　肌力测定的分级

级别	运动
M5	肌力正常
M4	肌能对抗部分阻力并带动关节的运动
M3	肌有对抗地心引力的运动,但不能对抗阻力
M2	在排除地心引力情况下,肌能带动关节运动
M1	肌仅有微弱收缩,但无关节活动
M0	肌无任何收缩

表 29-2　感觉测定的分级

级别	感觉
S4	感觉正常
S^+3	同 S3,有良好的定位能力,两点分辨觉恢复较好(接近正常)
S3	浅痛觉、触觉恢复,保护性感觉恢复,但无皮肤感觉过敏现象
S2	部分浅痛觉、触觉恢复,保护性感觉恢复,但有皮肤感觉过敏现象
S1	深感觉恢复
S0	感觉缺失

5. 腱反射的检查　在病人肌和关节放松的情况下,根据不同部位的病变,作特定的反射检查。如肱二头肌反射、肱三头肌反射、肱桡肌反射、跟腱反射、膝腱反射等。

6. 自主神经(植物神经)检查　主要检查肢体的皮肤温度,表皮有无萎缩及出汗、干裂等情况。

7. 肌张力检查　肌张力增常见于椎体外系病变和锥体束病变及上单位麻痹等;肌张力降低常见于下运动神经元病变及肌源性病变等。

二、各关节检查法

(一)肩关节

1. 望诊正常肩关节呈圆弧形,两侧对称。脱位则变为方形,俗称"方肩"。前锯肌瘫痪时向前平举上肢时表现为翼状肩。

2. 触诊肩胛骨的喙突端、肩峰端与肱骨大结节形成正常的肩三角。如有骨折或脱位,肩三角出现异常。

3. 动诊上臂向前举起至 70°～90°,肩胛带旋转 150°～170°时,可有最大的上举,然后可向后伸至 40°[图 29-2(1)];上臂外展至 80°～90° 位,可有最大的上举,然后上臂可越至躯干前内收 20°～40°[图 29-2(2)];在外旋 160°～180° 位,上臂可上举[图 29-2(3)];上臂于 90° 外展位时,可前屈至 135°,后伸至 45°[图 29-2(4)];上臂紧贴胸壁,可内旋 70°,外旋 45°[图 29-2(5)];上臂于外展 90° 位,可内旋 70°,外旋 60°～80°[图 29-2(6)]。

4. 量诊 上肢总长度测量,上臂长度测量,周径测量。

5. 特殊检查

(1) Dugas 试验:患肢肘关节屈曲,手放在对侧肩关节前方,如肘关节不能与胸壁中线紧贴或肘部贴近胸部时,手搭不到对侧肩则为阳性,提示肩关节有脱位。

(2) 直尺试验:用直尺的边缘紧贴在上臂的外侧,一端靠在肱骨外上髁,另一端如能与肩峰接触,则为阳性,表示肩关节脱位。

(3) Jpbe 试验:肩部外展 90°,前屈 30°,拇指向下,检查者用力向下按压上肢,病人抵抗,患侧相比对侧力量减弱,提示肩袖病变或者撕裂。

(二)肘关节

1. 望诊 尺骨鹰嘴突、肱骨内上髁和肱骨外上髁三点,在肘关节屈 90° 时呈等边三角形(Hiiter 肘后三角),肘关节脱位时,三点关系发生改变,肱骨髁上骨折时,此三点关系不变。在肘关节完全伸直时,肘关节有 10°～15° 的外翻角,称为携物角,该角增大时即肘外翻,小于 0° 即肘内翻。

2. 触诊 触摸肱骨外上髁、肱骨内上髁和鹰嘴突的关系。肱骨外上髁为伸肌总腱的起点,肱骨外上髁炎时局部明显压痛。

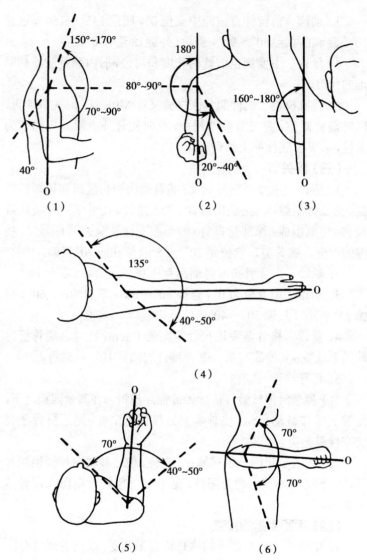

图 29-2 肩关节的功能检查

3. 动诊 前臂伸直位即中立位 0°,屈曲 135°～150°,过伸 10°,旋前(内旋)80°～90°,旋后(外旋)80°～90°。

4. 量诊 主要测量前臂的长度和周径,肘内翻及肘外翻畸形的角度。

5. 特殊检查 腕伸肌紧张试验又称 Mills 征:肘关节伸直,同时前臂旋前,腕关节被动屈曲,此时肱骨外上髁处疼痛者为阳性,多见于肱骨外上髁炎。

(三)腕关节

1. 望诊 主要观察鼻烟窝(腕背侧由拇长展肌和拇短伸肌腱、拇长伸肌腱围成;底由舟骨、大多角骨、桡骨茎突和桡侧腕长、短伸肌组成;深部是舟骨)的形态变化及腕关节有无尺、桡偏的改变。腕关节功能位是 20°～25°背伸和约 10°尺偏。

2. 触诊 舟骨骨折时鼻烟窝有压痛。

3. 动诊 中立位为 0°,背伸 50°～60°,掌屈 50°～60°,桡偏 25°～30°,尺偏 30°～40°。

4. 量诊 桡骨茎突比尺骨茎突低 1.5cm,桡骨远端骨折时此关系改变;其连线与第三掌骨垂直的轴呈 10°～15°角。

5. 特殊检查

(1)握拳尺偏试验(Finkelstein 征):拇指握在其余四指之下,使腕关节作被动尺偏,桡骨茎突处疼痛为阳性,提示桡骨茎突狭窄性腱鞘炎。

(2)腕关节尺侧挤压试验:中立位,使之被动向尺侧偏倾并挤压,下尺桡关节疼痛为阳性,见于腕三角软骨损伤或尺骨茎突骨折。

(四)手和手指的检查

1. 望诊 主要观察手的休息位有无改变,以及手部畸形。

2. 触诊 主要检查局部的疼痛,部位及程度,放射与否;局部肿块的性质,随肌腱活动与否等。

3. 动诊 手指各关节伸直即中立位,为 0°。手指屈伸时听到弹响称为弹响指或扳机指,常提示屈肌腱鞘炎。

（1）拇指：第一掌指关节屈曲 20°～50°，后伸 0°～5°，指间关节屈曲 70°～90°，后伸 0°，拇指外展 30°～40°，内收 0°。对掌：拇指旋转使其远节指骨能接触到小指的指腹为标准[图 29-3（1）～（4）]。

（2）其余手指：掌指关节屈曲 80°～90°，过伸 0°～20°，近侧指间关节屈曲 90°～100°，伸 0°。远侧指间关节屈曲 70°～90°，伸 0°[图 29-3（5）]。收展：以中指为中心，各指远离中指为外展，向中指靠拢为内收。

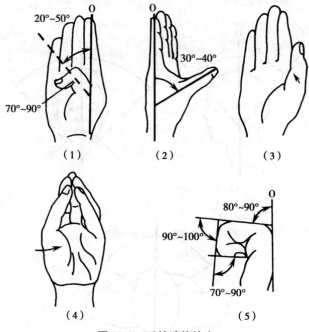

图 29-3　手的功能检查

4. 量诊　除测量各指的长度、外径，还需测量手的握力。

（五）脊柱

1. 望诊　脊柱的正常生理曲线为颈椎前凸、胸椎后凸、腰椎前凸和骶椎后凸四个自然弧线。脊柱棘突正常时连在一条直线上。双手扶腰行走常见于腰扭伤或腰椎结核；行走时身体向前方倾斜常见于腰椎间盘突出症。

2. 触诊　在棘突和棘突旁自上而下按节触摸和扣击，是否有压痛和叩痛，注意疼痛的范围、部位、有无放射等。棘突压痛常见于棘突骨折、棘上韧带损伤；棘间韧带压痛常见于棘间韧带损伤；腰背肌压痛常见于腰肌劳损。

3. 动诊　颈 7 至尾骨尖呈一直线，头竖立为脊柱的中立位，即 0°，颈前屈 35°～45°，后伸 30°～45°，侧弯各 45°，两侧旋转各 60°～80°（图 29-4）。

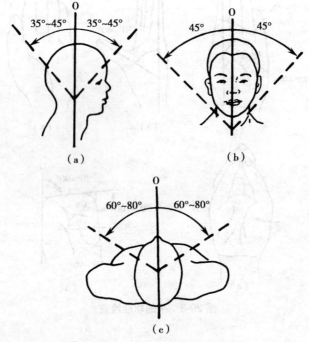

图 29-4　颈椎的功能运动检查

腰椎活动范围：前屈 90°，后伸 30°，侧弯各 20°～30°，两侧旋转各 30°（图 29-5）。

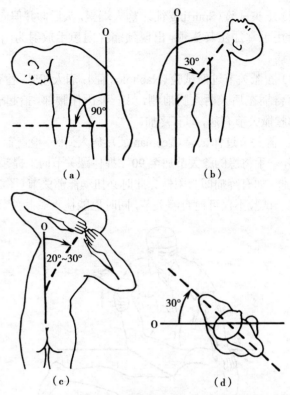

图 29-5 腰椎的功能检查

腰椎间盘突出症病人,脊柱前屈及侧屈受限;脊椎结核或强直性脊柱炎的病人,脊柱的各个方向活动均受限。

4. 量诊 站立时,腰椎前屈,两膝伸直测量指尖与地面的距离,可作为整个脊柱关节功能的测试指标。同时可测量 C_7～S_1 在前屈时脊柱长度增加的程度,一般增加 15cm。虚假性下背痛时,脊柱长度增加仍存在。

5. 特殊试验

(1)上臂牵拉试验(Eaton 征):病人坐位,检查者一手将病人头部推向健侧,另一手握住病人腕部向外下牵引,如出现患肢疼痛、麻木感即为阳性,见于颈椎病。

（2）压头试验（Spurling 征）：病人端坐，头后仰并偏向患侧，检查者用手掌加压其头顶，出现颈痛并向患手放射为阳性，见于颈椎病。

（3）腰骶关节过伸试验（Naoholos 征）：病人俯卧，检查者的一侧前臂插在病人两大腿前侧，另一手压住腰部，抬起病人大腿。如腰骶关节有病，即有疼痛。

（4）髋关节过伸试验（Yeoman 征）：病人俯卧，检查者一手压住骶部，一手将患侧膝关节屈至90°，握住踝关节向上提起，使髋关节过伸，如有疼痛即为阳性。此时必扭动骶髂关节（图 29-6），因此这一试验不仅可检查髋关节，同时也能检查骶髂关节。

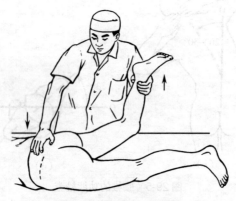

图 29-6　髋关节过伸试验

（5）幼儿脊柱活动测验法：患儿俯卧，检查者双手提起患儿双足，将双下肢轻轻上提，如有椎旁肌痉挛，则脊柱生理前凸消失，呈板样强直为阳性，见于脊柱结核患儿。

（6）拾物试验：对不配合检查的儿童，将玩物放在地上，逗引患儿拾起，如屈髋屈膝、直背，一手先压在膝上，再去拾物为阳性，多见于下胸椎及腰椎病变时，如腰椎结核（图 29-7）。

（7）骶髂关节斜扳试验：病人仰卧，充分屈曲病侧髋、膝关节。检查者一手按住患侧肩部，一手按住患侧膝部的外侧，向健侧推去，骶髂关节疼痛者为阳性（图 29-8）。

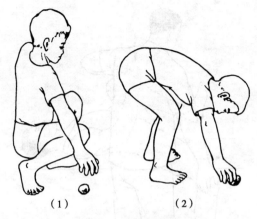

图 29-7 拾物试验
(1)阳性 (2)正常

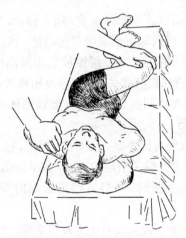

图 29-8 骶髂关节斜板试验

（8）骶髂关节扭转试验（Gaenslen 征）：病人仰卧，屈曲健侧髋、膝关节，由病人双手抱住，病侧大腿垂于床缘外。术者一手按住健膝，一手压其病侧膝关节，使大腿后伸，扭转骶髂关节，骶髂关节疼痛为阳性（图 29-9）。

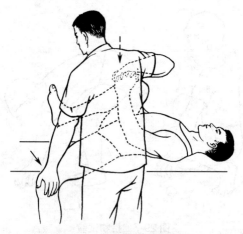

图 29-9 骶髂关节扭转试验

（9）直腿抬高试验及加强试验：病人仰卧，伸膝，被动抬高患肢，抬高在 60°以内即可出现坐骨神经痛，称直腿抬高试验阳性。在直腿抬高试验阳性时，缓慢放低患肢高度，待放射痛消失，此时再被动背屈患肢踝关节，如再度出现放射痛，称为加强试验阳性。此为腰椎间盘突出症的主要诊断依据。

（六）髋关节

1. 望诊 双侧对比观察有无肿胀、畸形，肢体长短、肌萎缩以及大转子的高度。髋关节后脱位时，常呈屈曲内收内旋畸形；股骨颈及粗隆间骨折时，呈外旋畸形。同时观察站立姿势和步态。

2. 触诊 检查压痛点及有无内收肌挛缩。髋部有骨折或炎症时，轻叩大粗隆或伸直位足跟部轴向叩击可引起髋关节疼痛。

3. 动诊 下肢伸直，髌骨向上即为中立位，视为 0°。屈曲 130°～140°，后伸 10°（图 29-10），外展 30°～45°，内收 20°～30°（图 29-11）。俯卧位内旋 40°～50°，外旋 30°～40°。仰卧位内旋 30°～45°，外旋 40°～50°（图 29-12）。在检查外展内收和外旋内旋时，要固定骨盆。

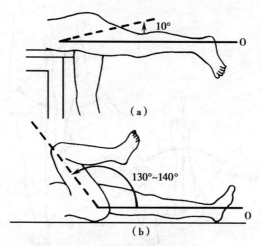

图 29-10　髋关节的功能检查（一）

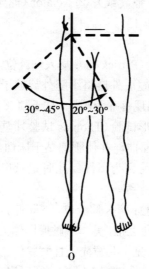

图 29-11　髋关节的功能检查（二）

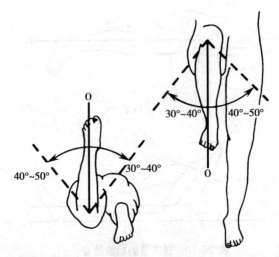

图 29-12 髋关节的功能检查(三)

4. 量诊 主要是测量下肢的长度和周径及测量大粗隆的位置。① Shoemaker(髂转线);② Nélaton(髂坐线);③ Bryant 三角,两侧对比(图 29-13)。

5. 特殊检查

(1)"4"字试验(Patrick 征):病人仰卧位,健肢伸直,患肢膝关节屈曲 90°。屈髋后外展将小腿外旋放于健腿上,一手固定骨盆,下压患肢,出现疼痛为阳性,见于髋部和骶髂关节疾病。

(2)髋屈曲畸形试验(Thomas 试验):病人仰卧位,健侧髋关节、膝关节尽量屈曲。并使腰部贴于床面。如患髋不能完全伸直,或腰部出现前突为阳性。此时记录患髋的屈曲角度,见于髋部病变和腰肌挛缩。

(3)望远镜试验:病人仰卧位,下肢伸直,检查者握住病人小腿,沿身体纵轴向上推,另一手触摸同侧大粗隆,如出现活塞样活动感,为阳性,见于儿童先天性髋脱位。

(4)单腿独站试验(Trendelenburg 征):病人背向检查者,健肢屈髋屈膝上提,用患肢单独站立,如发现健侧骨盆及臀褶下降为阳性。多见于臀中、小肌麻痹,髋关节脱位,陈旧性股骨颈骨折等。

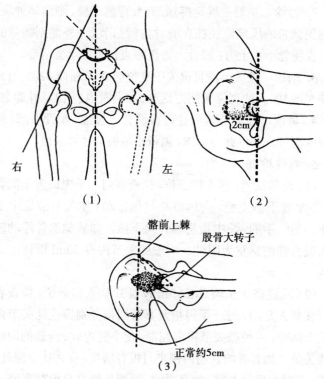

图29-13　髋关节量诊

(1)Shoemaker 髂转线测定法：从大转子顶至同侧髂前上棘作一连线向腹壁延长，正常情况应在脐或脐以上与腹正中线相交。右侧正常，左侧不正常　(2)Nélaton 髂坐线测定法：侧卧，髋关节半屈位，坐骨结节至髂前上棘的连线，通过大转子尖者方为正常　(3)股骨大转子与髂前上棘间的水平距离测定法（Bryant 三角）

(5)骨盆挤压分离试验：病人仰卧位，自双侧髂前上棘处向对侧挤压或向后外侧分离骨盆，引起骨盆疼痛则为阳性，见于骨盆骨折。

（七）膝关节

1. 望诊　主要观察膝关节有无肿胀、股四头肌是否萎缩、膝关节有无内、外翻等。

2．触诊　主要是确定疼痛部位、浮髌试验、腘窝部肿块等。内侧副韧带的压痛点往往在股骨内髁结节处；外侧副韧带的压痛点在腓骨小头上方；髌骨上方压痛点代表髌上囊病变。

3．动诊　膝关节伸直位为中立位即 $0°$。屈曲 $120°\sim150°$。过伸 $5°\sim10°$。伸直位无侧方活动，屈曲时内旋 $10°$，外旋 $20°$。

4．量诊　膝关节的周径可在髌骨上极缘、髌骨中部、髌骨下极缘测量。并以此为标志，测量小腿的周径和长度。

5．特殊检查

（1）浮髌试验：病人仰卧位，检查者用一手虎口置于髌骨上缘，手掌放于髌上囊，向远侧端挤压推动，使关节液集中于髌骨下。另一手的示、中指将髌骨向下压。如感觉髌骨浮动或有撞击股骨髁的感觉为阳性。一般膝关节内有 50ml 液体才出现阳性。

（2）回旋挤压试验（McMurray 征）：病人仰卧位，检查者一手握住病人足跟，另一手拇指及其余四指分别捏住膝关节内外侧关节间隙，先使膝关节极度屈曲，使小腿内收、内旋的同时伸屈膝关节。如有弹响说明内侧半月板有病损，反之使小腿外展、外旋，同时伸屈膝关节，如有弹响，说明外侧半月板有病损。

（3）侧方挤压试验（Bohler 征）：病人仰卧位，膝关节稍屈，检查者一手握住踝关节内侧向外侧施加压力，一手压在膝关节外上方，向内侧加压，使膝关节内侧副韧带承受外翻张力，如有疼痛或侧方活动说明内侧副韧带损伤。如向相反方向施加压力，使膝关节外侧副韧带承受张力，如有疼痛或侧方活动，说明外侧副韧带损伤。

（4）抽屉试验（Drawer 征）：病人平卧位，屈膝 $90°$，足平放于床上，检查者坐在病人足面上，以稳定其足，双手握住小腿上端作前后拉推动作。正常时前后可稍有活动，如前拉活动加大，说明前交叉韧带损伤。后推活动加大，说明后交叉韧带损伤。将膝关节屈曲 $10\sim30°$ 进行实验可增加本实验阳性率。

（八）踝关节和足

1. 望诊　主要观察有无关节肿胀及畸形。

2. 触诊　触足背动脉搏动情况和压痛点。

3. 动诊　足外缘与小腿垂直为中立位，即 0°。背屈 20°～30°，跖屈 40°～50°；距骨下关节内翻 30°，外翻 30°～35°（图 29-14），跖趾关节在足与地面垂直时为中立位即 0°，背屈 30°～40°，跖屈 30°～40°（图 29-15）。

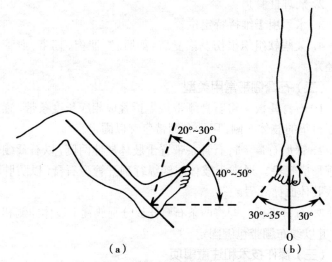

（a）　　　　　　　　（b）

图 29-14　踝关节的功能检查

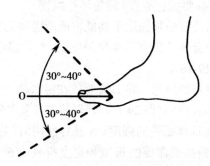

图 29-15　跖趾关节的功能检查

第二节　骨折治疗基本技术

一、石膏绷带

（一）石膏绷带固定适应证

1. 小夹板难于固定的骨折或不适合者（如存在开放伤口）。

2. 病理性骨折。

3. 术后用于维持特定位置。

4. 某些软组织损伤及修复后（如肌腱、肌肉、韧带、血管或神经）。

（二）石膏绷带常用类型

1. 石膏托板　将石膏绷带按需折叠成相应长度条带，置于放好衬垫的肢体一侧，用纱布绷带包缠以固定。

2. 管形石膏　将石膏条带置于肢体屈伸两侧，以石膏绷带包缠形成管型。通常于肢体屈侧纵行剖开管型石膏，以防肿胀导致肢体血循障碍。

3. 石膏夹板　即将两条石膏托板分别放置于肢体伸侧和屈侧，并以纱布绷带包缠固定。

（三）操作技术和注意事项

1. 皮肤应清洗干净。若有伤口，需开窗更换敷料，纱布、棉垫和胶布条等都要纵行放置，避免环行放置。

2. 肢体的关节必须固定于功能位或所需要的特殊位置。

3. 为保护身体各骨突起部位的皮肤，石膏绷带内要妥善放置好衬垫（图29-16）。

4. 石膏绷带的应用　将石膏卷放在温水桶内，待气泡出净后取出，以手握其两端（图29-17），轻轻挤去多余水分，即可使用。

5. 为加强石膏绷带的强度，在肢体应用时，应先制成一石膏条，将石膏绷带按需要的长短和宽度折叠成6～8层厚的一条，将其平放在肢体的后侧，然后再把石膏绷带卷包上去。

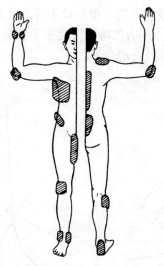

图 29-16　图示身体各骨骼隆突部须加衬垫之处

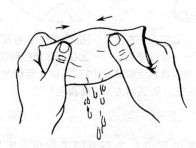

图 29-17　自水桶中将石膏绷带卷取出后，可用两手各执
其一端，轻轻地依箭头所示方向将太多的水挤出一些

　6. 基本手法　术者以右手掌握住石膏绷带卷，用左手将石膏绷带卷的开端部分抚贴于病人肢体上，右手将石膏绷带围着肢体迅速、顺势粘贴包缠，从肢体的近侧走向远侧，而决不可拉紧了缠上去，不可包得太紧或太松（图 29-18）。每一圈石膏绷带应该盖住上一圈石膏绷带的下 1/3，包的层次要均匀，在石膏绷带的边缘部、关节部及骨折处应多包 2～3 层加固。整个石膏绷带的厚度，以不致断裂为标准，一般 10 层左右即可。当

石膏绷带卷经过肢体上粗下细周径不等之处时,必须用左手打"褶裥",要打得平整,切忌将石膏绷带卷翻转再包(图 29-19),而在内层形成不平的皱褶。

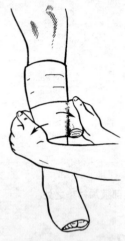 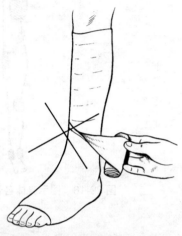

图 29-18 石膏绷带卷掌握在右手掌中,包时渐渐松开,将石膏绷带铺在肢体上,左手随即将包上肢体的石膏绷带按抚妥帖。箭头示左右两手的动作方向

图 29-19 在包石膏绷带的过程中,当在肢体圆径粗细不等之处,可以打"褶裥",但切勿将石膏绷带卷翻转再包

7. 石膏绷带的塑型 当石膏绷带包至一定厚度而尚未凝固时,可以用手掌在石膏绷带上一定部位施以适当而均匀的压力,使石膏绷带能与肢体的轮廓符合,以增加石膏绷带对肢体的固定性能。但切不可在骨隆起部位加压。

8. 四肢石膏绷带应使手指、足趾露出,以便观察肢体的血液循环、感觉和运动情况。

9. 石膏绷带包成后,须切去多余部分,充分露出不包括在固定范围内的关节,以便于功能锻炼。同时将石膏边缘修齐。

10. 石膏包扎完毕后,用彩色笔在石膏管型上画出骨折形态并注明包石膏和拆石膏的日期。有创口的,将创口部位标明或即时"开窗"。

11. 若骨折的早期使用石膏管型固定者,为防止因肢体肿胀造成肢体血液循环障碍,可将石膏管型纵行剖开,然后用浸湿的纱布绷带自上而下包绕一次。

(四)石膏绷带的护理

1. 抬高患肢以利于静脉和淋巴回流。

2. 注意观察患肢末梢的血液循环、主动活动情况,以及疼痛和皮肤感觉情况。

3. 注意局部压迫情况早期是局部持续剧烈疼痛,时间稍久可引起皮肤坏死和压迫性溃疡。

4. 寒冷季节注意石膏绷带肢体的保暖,预防冻伤的发生。

5. 注意石膏的整洁,翻身或变换体位时要保护石膏,以免折断。

6. 避免小型硬物落入管型石膏内,尤其是小儿。

二、夹板固定

(一)夹板固定适应证

1. 四肢长骨闭合性骨折,尤其是上肢骨折和稳定的小腿骨折。

2. 用于成人股骨骨折或不稳定骨折需结合牵引。

3. 不全骨折。

4. 创口较小,处理后伤口已闭合的四肢开放性骨折。

(二)夹板固定操作方法

1. 骨折诊断明确后,手法复位,经 X 线证实骨折对位、对线良好,由助手保持位置。

2. 先在患肢表面,松松地绕几圈绷带,然后根据骨折的位置、类型,放置纸压垫或分骨垫,以胶带固定。

3. 根据骨折的不同部位,选择不同类型的夹板,放置在骨折肢体的前后左右,使之贴紧肢体,外捆 4～6 道布带,保持松紧度为上、下移动 1cm,此时的压强约为 79kPa(800g/cm²)。

4. 骨折固定后一周内,每天要数次观察肢体的血液循环和布带的松紧度,2~3 周后仍需每天至少观察一次。必要时重新捆扎,对其松紧度进行调整。

5. 在夹板固定期间要注意有无骨折再移位的发生,要特别注意功能锻炼应在医师指导下进行,至骨折愈合去除夹板为止。

三、牵引

(一)牵引的种类

常用的有皮牵引、骨牵引、颌枕带牵引和骨盆悬带牵引。

(二)牵引的方法

1. 皮肤牵引

(1)适应证:小儿股骨骨折;年老体弱者夹板固定辅以皮肤牵引;术前辅助牵引。

(2)方法:牵引部位备皮。通过滑轮装置,利用贴于患肢皮肤的胶带条或牵引带的摩擦力,从肢体远端持续施加牵引力至患肢骨骼。开始时牵引重量稍轻,一天后调至合适重量。牵引重量一般不超过 5kg,时间不超过 6 周。

2. 常用的骨牵引

(1)持续颅骨牵引

1)剃头、仰卧,头肩部垫高,头略伸出床边或手术台边缘。

2)皮肤消毒、局麻后作两侧头皮切口,切口定位分别为外耳道口连线与双侧眼外眦矢状面切线的交点处,每一切口长约 1cm,直达骨膜。

3)在切口处用颅骨钻将颅骨外板钻透。

4)将牵引弓钩尖放入钻孔的颅骨外板处,旋紧牵引弓的螺丝。

5)系绳于牵引弓轴的中央,牵引重量一般不超过 10kg。

(2)持续胫骨结节牵引

1)适应于股骨转子间骨折,股骨干骨折,髋关节脱位,骨盆骨折脱位等。

2）穿钉部位为胫骨结节旁一横指处。

3）皮肤消毒、局麻后，将皮肤稍上提，将钢钉由外向内横向打入穿过胫骨结节，以免损伤腓总神经。

4）牵引重量为体重的 1/7～1/10。

（3）持续股骨髁上牵引

1）适应证同胫骨结节牵引，但牵引力比胫骨结节牵引大，作用直接。

2）穿钉部位为腓骨小头向上纵行与髌骨上缘的横线交点的膝内侧相应点。

3）穿钉方向为由内向外打入。

4）牵引重量同胫骨结节牵引。

（4）持续跟骨牵引

1）适用于胫腓骨不稳定性骨折或开放性骨折。

2）穿钉部位为内踝尖端与足跟后下缘连线的下 1/3，由内向外打入，以免损伤胫后血管和神经。

（5）持续尺骨鹰嘴牵引

1）适用于肱骨髁部骨折和肱骨干骨折。

2）肘关节屈曲 90°，在尺骨鹰嘴下一横指处为穿钉部位，由内向外打入钢钉，避免损伤尺神经。

3．颌枕带牵引

（1）适应证：颈椎骨折或脱位较轻者；颈椎间盘突出症等。

（2）方法：卧位持续牵引，牵引重量一般 2.5～3kg；坐位牵引，牵引重量自 6kg 逐渐增加，可到 15kg，每日 1～2 次，每次 30 分钟左右。

4．骨盆悬带牵引　适用于骨盆骨折有明显分离移位者。以厚帆布制成骨盆兜，宽度上抵髂骨翼顶点，下达股骨大转子，悬吊重量以将臀部抬离床面为准。

（三）牵引的注意事项

1．牵引在 3 天内，须使骨折复位，以后维持整复位置，每日进行观察，测量其长度，当与健侧相等或短 0.5cm 时，则应减轻重量,以防止过度牵引,造成骨折不愈合。

2. 应在适当的时间作床旁透视或拍 X 线片,了解骨折复位和愈合情况,及时进行治疗。

3. 保持牵引部位干燥、清洁,并每日用酒精滴注钢钉部皮肤,如有渗出,可以用纱布保护。

4. 经常检查牵引装置,滑动是否受阻等。

5. 鼓励病人早期练习手、足的活动,防止发生关节僵硬。

6. 如骨牵引部出现疼痛,可能是钢钉压迫皮肤,或钢钉磨透了颅骨皮质,移行到皮下,应及时纠正。

四、骨折手法复位

1. 复位最佳条件　骨折后 1～4 小时,肿胀不严重,软组织条件较好。

2. 复位方法　通过局麻或神经阻滞,消除疼痛并解除肌痉挛,适当牵引,在伤肢远端,沿其纵轴牵引,同时在近端施以对抗牵引力,根据情况以手法折顶、夹挤或分骨等手法从而矫正成角、旋转或短缩移位。

第三节　四肢骨折与脱位

四肢骨折临床上常见,可分为开放性骨折和闭合性骨折。开放性骨折的治疗原则为变开放性骨折为闭合性骨折,再按闭合性骨折进行治疗。

关节脱位系指关节面失去正常的对合关系而言。部分失去正常的对合关系,称为关节半脱位。

一、锁骨骨折

锁骨骨折是常见的骨折之一,多见于儿童及青壮年。

【临床特点】

1. 骨折好发于中 1/3,多为间接暴力引起。

2．成人多为短斜骨折，儿童多为青枝骨折。

3．骨折后，近折段多向上后移位，远折段向下、向前、向内移位，致骨折端重叠。

【诊断要点】

1．骨折局部有肿胀、锁骨畸形、疼痛、压痛，异常活动并可有骨摩擦音。

2．患肩下沉并向前、内倾斜。患肢有活动障碍。病人常用健手托起肘部，头向患侧偏斜。

3．注意检查有无锁骨下动、静脉及臂丛神经损伤和有无合并气胸。

4．X线片可明确骨折的类型和移位情况。

【治疗】

1．青枝骨折或无移位骨折，用三角巾或颈腕吊带悬吊 3 周即可。

2．有移位的骨折，在局部麻醉下手法复位，复位时，病人坐位，双手插腰，挺胸、双肩后伸，使两骨折端接近，然后术者行手法复位后、双腋部用棉垫保护，以横"∞"字形绷带固定 4～6 周。

3．开放性骨折或合并神经损伤者行切开复位内固定术及神经探查术。

【预后及转归】

1．锁骨骨折一般皆可达到骨性愈合。

2．错位愈合也不影响上肢功能。

二、肩关节脱位

肩关节脱位可分四型：①前脱位：又可分为喙突下脱位，盂下脱位和锁骨下脱位；②后脱位：有肩峰下脱位，盂下脱位，冈下脱位；③下脱位：盂下脱位；④盂上脱位。其中以前脱位多见。

【临床特点】

1．外展外旋暴力同时作用于肱骨头，可使关节囊前方破裂,致肱骨头滑出肩胛盂到喙突下方而脱位。

2. 病人向后跌倒,肱骨后方直接撞击硬物上,向前的暴力亦可造成前脱位。

【诊断要点】

1. 较明确的外伤史。

2. 患肩肿胀、疼痛、功能障碍,健手托住患肢前臂,头部向患侧倾斜。

3. 方肩畸形。

4. Dugas 征阳性,即患侧肘部紧贴胸壁时,手掌搭不到健侧肩部。

5. X 线片除可显示脱位类型外,还可了解是否合并骨折。

【治疗】

1. 手法复位　现大都采用 Hippocrates 法:以右肩为例,病人仰卧床上,术者站在患侧床边,以右足跟置于病人腋窝内,双手握住患肢腕部,于外展位向下牵引同时以足跟用力蹬住腋部,持续牵蹬 1～2 分钟,此时内收、内旋上肢,如出现弹跳感,说明复位成功。复位后患肢用三角巾悬挂固定 3 周。

2. 手术切开复位　适用于:①手法复位失败者;②陈旧性脱位;③伴有血管、神经受压者。

三、肱骨外科颈骨折

肱骨外科颈骨折在肱骨解剖颈以下 2～3cm,容易发生骨折,多见于壮年及老年人。多由间接暴力引起。

【临床特点】

1. 外科颈骨折可分为:①无移位骨折;②外展型骨折;③内收型骨折;④粉碎型骨折。

2. 骨折可能伴有腋神经,臂丛神经和腋动、静脉的损伤。

【诊断要点】

1. 肩部疼痛肿胀、瘀斑、压痛。

2. 肩部功能障碍。

3. 肩部正位及侧位 X 线片可显示骨折及骨折类型。

【治疗】

1. 无移位的骨折或嵌入骨折,用三角巾悬吊 3 周后即可早期开始肩关节功能练习。

2. 外展型和内收型有移位的骨折,局部麻醉下手法复位,超肩夹板外固定。

3. 手法复位不成功或不能维持复位的骨折、粉碎型骨折及陈旧性骨折,可行切开复位螺钉或克氏针固定。

【预后及转归】

经治疗均可达到骨性愈合;外科颈骨折邻近关节易发生关节粘连,或因治疗不当发生畸形愈合,可影响肩关节的功能。

四、肱骨干骨折

肱骨干骨折系上起肱骨外科颈下 1cm,下至肱骨髁上 2cm 之间部位的骨折。

【临床特点】

1. 多由直接暴力引起,肱骨干上、中、下段均可发生骨折,横型骨折和粉碎型骨折多见。而肱骨干下 1/3 骨折由间接暴力引起的居多,多为螺旋型骨折或斜型骨折。

2. 肱骨干中下 1/3 处骨折可伤及桡神经。

3. 骨折线在三角肌止点以上时,近折段向前、向内移位,远折段向上、向外移位。骨折线在三角肌止点以下时,近折段向前、向外移位,远折段向上移位。

【诊断要点】

1. 局部肿胀、疼痛、压痛、畸形。

2. 局部出现异常活动及骨擦音。

3. 肱骨干正、侧位 X 线片可显示骨折的类型和移位情况。

4. 注意检查有无桡神经损伤症状。

【治疗】

1. 局部麻醉下手法复位,夹板或石膏外固定用于横骨折、短斜骨折或粉碎性骨折。

2. 长斜骨折或螺旋型骨折，可采用手法复位、悬垂石膏固定。

3. 开放性骨折，骨间夹有软组织、或合并神经血管损伤或手法复位失败者，可行切开复位，内固定。

【预后及转归】

骨折一般均可愈合，治疗不当可发生骨不连。

五、肱骨髁上骨折

肱骨髁上骨折常见于儿童，可合并肱动静脉、正中神经、尺神经、桡神经损伤，根据骨折两端的关系，可将肱骨髁上骨折分为伸直型和屈曲型。

【临床特点】

1. 伸直型多见，多由间接暴力引起，骨折远端向后移位，同时还可向尺侧或桡侧移位。

2. 屈曲型少见，多由直接暴力引起，骨折远端向前移位。

【诊断要点】

1. 肘关节肿胀、疼痛、功能障碍。

2. 移位明显者有畸形，但肘后三角肌正常。

3. 肘关节正侧位 X 线片可显示骨折的类型和移位情况。

4. 应常规检查有无肱动、静脉，正中神经、尺神经及桡神经损伤的体征。

【治疗】

1. 无明显移位的骨折用上臂石膏托在屈肘位固定 3～4 周，拆除固定后锻炼肘关节功能。

2. 有移位的骨折在臂丛麻醉下，行手法复位，用上臂石膏托在屈肘位固定 4～6 周，拆除固定进行肘关节功能练习。

3. 手法复位失败和有血管神经损伤者及开放性骨折适于手术切开复位，用加压螺钉或交叉钢针内固定。术后屈肘 90°位石膏托固定。

【预后及转归】

1．经治疗骨折可获得骨性愈合,肘关节亦可恢复正常功能。

2．治疗不当可发生前臂肌缺血性挛缩。

3．少数病人可发生骨化性肌炎或肘内翻畸形。

六、肘关节脱位

肘关节脱位发生率仅次于肩关节。

【临床特点】

多由间接暴力引起,虽可分为前脱位,后脱位及内、外侧脱位,但多是混合脱位,以后脱位最为常见。

【诊断要点】

1．有手掌着地外伤史。

2．患肘肿胀、疼痛。处于弹性半伸直位。功能障碍,被动运动亦不能伸直肘部。

3．肘后空虚,有凹陷。

4．肘后三角即肘部三点失去正常关系。

5．X线正侧位片可明确脱位类型和有无骨折。

【治疗】

1．**手法复位**　肘关节内局麻或臂丛麻醉,病人坐位,助手双手握住患肢上臂牵引,术者站在病人的前面,一手握住病人腕部,沿前臂纵轴作持续牵引,另一手以拇指压住尺骨鹰嘴突,沿前臂纵轴方向作持续推挤动作,出现弹跳感说明复位成功。用长臂石膏托固定肘关节屈曲90°位,再用三角巾悬吊固定2～3周后,可行功能练习。

2．**手术切开复位**　适用于手法复位失败者和陈旧性肘关节脱位。

七、桡骨头半脱位

桡骨头半脱位多见于5岁以下的小儿。

【临床特点】

小儿桡骨头未发育好,颈部的环状韧带仅是一片薄弱的纤维膜,常因上肢受到牵拉伤,桡骨头即向外滑移而半脱位。

【诊断要点】

1. 有上肢被牵拉病史,患儿哭闹或主诉肘部疼痛,患手不能上举、不肯用手取物,拒绝触摸肘部。

2. 肘关节略屈曲,前臂轻度旋前位,不肯活动,桡骨头处有压痛。

3. X线平片无阳性所见。

【治疗】

术者一手握住患儿腕部,另一手托住肘部,以拇指压在桡骨头部,肘关节屈曲90°,在牵引下同时反复轻柔地旋前旋后前臂,感到轻微的弹响声,若患儿此时敢用手上举取物,证实已复位,复位后不必固定,但需避免再牵拉上肢。

八、前臂双骨折

前臂骨折是较为常见的损伤。前臂的主要功能是旋转活动,骨折后的骨端畸形,上下尺桡关节的脱位及前臂肌和骨间膜的损伤或挛缩等,都将影响前臂旋转功能的恢复。

【临床特点】

1. 前臂双骨折可由直接暴力,间接暴力及扭转暴力引起。

2. 桡骨上 1/2 骨折,骨折线位于旋前圆肌止点以上,近折段呈屈曲,旋后位,远折段旋前。

3. 桡骨下 1/2 骨折,骨折线位于旋前圆肌止点以下,近折段处于中立位,远折段旋前。

【诊断要点】

1. 局部肿胀、疼痛、压痛、畸形。

2. 局部有骨擦音及反常活动。

3. X线片可显示骨折的情况,但应包括肘关节和腕关节,确定有无上、下关节脱位及旋转移位。

【治疗】

1. 闭合性骨折　在臂丛麻醉或局麻下,行手法复位,小夹板固定,注意放置纸压垫和分骨垫的位置。

2. 手术切开复位内固定,适用于:①开放性骨折;②多段骨折或不稳定型骨折;③手法复位失败者;④对位对线不良的陈旧性骨折。

3. 固定期间注意肩、肘、腕关节的功能锻炼。7～9 周可拆除外固定。

【预后及转归】

1. 经治疗可达到骨性愈合,恢复前臂的功能。

2. 个别有骨折不愈合者或畸形愈合。

3. 易出现前臂旋转功能障碍,根据具体原因采取相应的治疗措施。

九、桡骨远端骨折

桡骨远端骨折系指发生在桡骨远端 3cm 以内的骨折,多见于中老年病人。

【临床特点】

1. 老年人多为粉碎型骨折;儿童则多为骨骺分离。

2. 根据损伤机制和暴力方向可分为伸直型(Colles 骨折)和屈曲型骨折(Smiths 骨折)。伸直型骨折远端向背侧移位,有典型的"银叉"畸形和"枪刺"畸形。

【诊断要点】

1. 滑倒时手掌或手背着地,腕部肿胀,疼痛。

2. 腕部出现畸形,功能障碍。伸直型骨折典型畸形如前述,屈曲型骨折移位正好相反。

3. X 线片可显示骨折类型和移位情况。

【治疗】

1. 无移位骨折,用石膏托或夹板固定 3～4 周即可。

2. 有移位的骨折,在局麻下手法复位后,夹板或石膏托固定3～4周后开始功能练习。

3. 对不能手法复位或复位失败者及畸形愈合病人采用手术治疗。

【预后及转归】

1. 绝大多数病人经治疗可达骨性愈合并恢复手、腕的功能。

2. 个别畸形愈合病人,手指的功能尤其是拇指的功能受障碍。

十、髋关节脱位

髋关节脱位只有在强大暴力作用下才会发生,可发生后脱位、前脱位及中心脱位。后脱位多见,占85%～90%。

【临床特点】

1. 髋关节后脱位 按有无合并骨折分为五型:①单纯髋关节后脱位,无骨折或只有小片骨折;②髋臼后缘有单块大骨折片;③髋臼后缘有粉碎性骨折,骨折块可大可小;④髋臼缘及壁亦有骨折;⑤合并有股骨头骨折。

2. 髋关节前脱位 可分为闭孔下、髂骨下和耻骨下脱位。

3. 髋关节中心型脱位 分为:①单纯性髋臼内壁骨折:股骨头脱出于骨盆腔内,可轻可重;②后壁有骨折:股骨头可向后方脱位;③髋臼顶部有骨折;④爆破性骨折:髋臼全部受累。

【诊断要点】

1. 有明显的强大暴力外伤史。

2. 髋部有明显的疼痛、肿胀、髋关节功能障碍。

3. 髋关节后脱位时,患肢短缩,髋关节呈屈曲、内收、内旋畸形,在臀部可触及上移的股骨头、大粗隆。

4. 髋关节前脱位,患肢呈外展、外旋和屈曲畸形,于腹股沟处可触及股骨头。

5. 中心性脱位可造成后腹膜间隙出血及腹部内脏损伤,出现出血性休克。

6. X线片及CT片可明确诊断,了解脱位方向和合并骨折移位情况。

【治疗】

1. **手法复位** 常用 Allis 法：又称提拉法，适用于后脱位和前脱位，根据情况选用全麻或椎管内麻醉。病人仰卧，助手双手向下按住双髂嵴以固定骨盆。术者握住伤侧腘窝部，使髋关节和膝关节屈曲 90°（后脱位）。前脱位时则髋关节轻度屈曲、外展，并沿着股骨的纵轴作持续牵引，再使髋关节外旋、内收及内旋（前脱位），可反复作此动作，待感觉到弹跳声，说明复位成功。

2. **牵引治疗** 用于中心性脱位。

（1）Ⅰ型用皮牵引，卧床休息 10～12 周。

（2）股骨头移位明显者，在股骨髁上骨牵引的基础上，于大粗隆下方钻入粗大螺丝钉经股骨颈至股骨头内，作侧方牵引。一般需牵引 4～6 周。

3. **手术切开复位** 适用于手法复位失败者和陈旧性髋关节脱位。Ⅱ～Ⅳ型的中心性脱位，还要同时选用合适的内固定。

4. **功能锻炼** 卧床期间作股四头肌舒缩动作，3 周后作髋关节活动。4 周后可扶双拐下地活动，3 个月后可持重。

5. 失血性休克必须先行纠正，合并内脏损伤者应首先治疗。

十一、股骨颈骨折

股骨颈骨折多见于老年人，轻微外伤即可发生。

【临床特点】

1. 易发生骨折不愈合和股骨头缺血性坏死。

2. 按骨折线的部位可分为：①股骨头下骨折，愈合率低；②经股骨颈骨折；③股骨颈基底骨折。

3. 按 X 线表现分为：①内收型骨折：指远端骨折线与两髂嵴连线所形成的角度（Pauwels 角）大于 50°，为不稳定性骨折，愈合率低；②外展型骨折：上述角度小于 30°，属稳定性骨折。

4. 按移位程度（Garden 分类）可分为：①不完全骨折；②无移位的完全骨折；③部分移位的完全骨折；④完全移位的完全骨折。

【诊断要点】

1. 老年人轻度外伤后髋部疼痛、压痛、伤侧下肢不能活动或活动受限、有轴心叩痛及活动痛。

2. 患髋内收、轻度屈曲、外旋、短缩畸形,大转子上移。

3. 髋关节正侧位 X 线片可显示骨折的类型和移位情况。

【治疗】

1. 对无移位或外展型骨折,可采用持续皮牵引,6～8 周。牵引期间鼓励作股四头肌等功能锻炼,3 个月后可扶拐下地。一般 6 个月才能达到骨性愈合。

2. 对内收型或有移位的骨折,采用手术治疗。65 岁以上的老年人考虑用人工股骨头或全髋关节置换术,青壮年及儿童采用切开复位内固定。术后不宜过早负重。

3. 陈旧性骨折采用切开复位内固定术的同时,应用带血供的骨块填塞。

【预后及转归】

1. 骨折不愈合率较高。

2. 股骨头缺血性坏死常有发生,特别是青少年病人。

3. 人工关节置换术可出现并发症需再次手术治疗。

4. 一般情况下病人均可恢复髋关节功能。

十二、股骨转子骨折

股骨转子骨折多见于老年人,男多于女。

【临床特点】

1. 该部位血循环丰富,很少发生骨折不愈合者。治疗以非手术治疗为主。

2. 按股骨矩的完整性可分为稳定与不稳定两种类型。

3. 按骨折部位可分为转子间骨折和转子下骨折。

【诊断要点】

1. 伤后髋部疼痛、肿胀、不能站立或行走,并有压痛、旋转痛、轴心叩击痛。

2. 伤侧下肢短缩,呈外旋90°畸形。

3. X线片可显示骨折类型和移位情况。

【治疗】

以非手术治疗为主,纠正肢体的短缩和髋内翻畸形。

1. 牵引治疗外展位牵引固定 8~10 周后逐步扶拐负重。牵引过程中应特别注意维持外展位,否则易发生髋内翻。

2. 手术切开复位内固定适用于非手术治疗失败者或不稳定型骨折。

十三、股骨干骨折

股骨干骨折系指股骨小转子以下和股骨髁以上骨干骨折。股骨是人体最长、最粗的管状骨。

【临床特点】

1. 多为强大的直接或间接暴力所致。

2. 上 1/3 骨折,近折段屈曲、外旋和外展,远折段向上、向后、向内移位,造成向外成角和短缩畸形。股骨中 1/3 骨折,骨折端常随暴力作用方向而变化。下 1/3 骨折,远折段受腓肠肌牵拉而向后倾斜,有压迫腘部血管、神经的可能。

【诊断要点】

1. 强大暴力外伤后,局部剧痛、肿胀、畸形,肢体短缩,远端肢体常外旋。可有反常活动和骨擦音。

2. 髋、膝关节活动障碍。

3. 注意检查有无腘窝血管、神经损伤的体征。特别是下 1/3 骨折,应摸足背动脉和胫后动脉有无搏动。

4. X线片可显示骨折的类型及移位情况。

【治疗】

1. 非手术治疗

(1)用固定持续骨牵引或平衡持续牵引。横行骨折可在全身麻醉下手法复位后牵引,可加用夹板固定骨折。一般需牵引 8~10 周。

（2）对 3 岁以内的儿童一般均可采用垂直悬吊牵引，依靠体重作对抗牵引。3～4 周可有骨愈合。在牵引期间需注意检查足的血液循环和感觉。

2．手术治疗　适用于：①非手术治疗失败者；②伴有多发性损伤；③合并神经血管损伤者；④老年人不宜卧床过久者；⑤陈旧性骨折不愈合或有功能障碍的畸形愈合。内固定物可根据具体情况，选用髓内针、接骨板、绞锁髓内钉等。

十四、髌骨骨折

髌骨骨折系关节内骨折，要求做到解剖复位。髌骨是人体最大的籽骨，为股四头肌伸膝作用的主要支点。

【临床特点】

1．横行骨折股四头肌强力收缩，使髌骨分成两块，可以在中央断裂，也可在两极断裂。

2．粉碎性骨折暴力直接作用在髌骨上所造成。

【诊断要点】

1．外伤后局部肿胀、疼痛、压痛、伸膝功能丧失，不能负重。

2．关节腔积血，可触及骨折端或骨折裂隙。

3．X 线片可显示骨折的类型和移位情况。

【治疗】

1．对无移位骨折，在无菌条件下抽尽关节内积血，膝关节伸直位，加压包扎、托板固定 4～6 周。

2．有移位的骨折，切开复位，钢丝环扎或克氏针张力带钢丝固定，同时修复股四头肌扩张部，术后石膏托固定 3～4 周。

3．髌骨上、下极骨折，折片较小者，可将其切除。粉碎骨折，无严重移位，后关节面基本完整者，可作髌骨钢丝环扎术。对老年人的粉碎性骨折，可将髌骨全部切除，修补股四头肌和关节囊。术后石膏固定 3～4 周。

【预后及转归】

经治疗和功能锻炼，多可恢复膝关节功能。如髌股关节面不光滑或全髌骨切除术后,远期可发生骨关节炎。

十五、膝关节韧带损伤

膝关节韧带结构主要包括:内侧副韧带、外侧副韧带、前交叉韧带、后交叉韧带。

【临床特点】

韧带损伤会导致膝关节失去稳定性。按严重程度可分为:

一度损伤:部分韧带纤维撕裂,无关节不稳。

二度损伤:较多韧带纤维断裂,轻到中度关节不稳。

三度损伤:韧带完全断裂,明显关节不稳。

【诊断要点】

1. 膝外伤史,常见有外侧暴力作用于负重下肢。前后方向暴力作用于股骨或胫骨,暴力直接作用于膝关节前部等。

2. 伤后膝关节疼痛,因痛膝关节活动及负重受限。

3. 相关诊断试验阳性(如侧方应力试验、抽屉试验、轴移试验等)。

4. X 线片上有撕脱骨折或胫骨平台骨折者需关注韧带损伤; MRI 对于韧带损伤的诊断准确性较高。

【治疗】

目的是恢复韧带功能以维持膝关节稳定。一度损伤可对症支持保守治疗,二度损伤需支具保护膝关节,制动并避免负重,三度损伤应根据情况采取手术治疗。

十六、膝关节半月板损伤

膝关节半月板损伤系指半月软骨损伤而言。内侧半月软骨较大,呈 C 形,外侧半月软骨呈 O 形,小而厚。国外以内侧半月板损伤多见,而国内则相反。

【临床特点】

1. 受伤史多为膝关节半屈曲、足固定于地面,此时突然将膝关节伸直,上身突然扭转而致;即伴有旋转,重力使半月板在受挤压的软骨上研磨、碾轧的损伤机制。

2. 受伤后膝关节有绞锁现象。

【诊断要点】

1. 多有明确的膝扭伤史,少数无明显外伤。

2. 伤后膝关节剧痛,不能自动伸直。关节线上有压痛。

3. 膝关节过伸试验阳性,膝关节过屈试验和研磨试验阳性,回旋挤压试验(McMurray 征)阳性,具有诊断意义。

4. X 线片以排除膝关节的其他损伤和疾病。关节腔空气造影、碘溶液造影、或空气 - 碘溶液造影都是有效的辅助诊断方法。

5. CT 和 MRI 对诊断有帮助。关节镜可直观地作出正确诊断。

【治疗】

1. 急性半月板损伤,可用石膏托固定膝关节。关节内有积血时,可在无菌条件下抽尽后,加压包扎。

2. 应用关节镜进行撕裂部分的半月板修复、局部切除或全部摘除。

3. 手术行半月板完全切除,术后膝关节易产生骨关节炎。

十七、胫腓骨骨折

胫腓骨骨折较为常见,由于胫骨处于皮下,易发生开放性骨折。

【临床特点】

直接暴力可引起横形骨折、短斜形骨折和粉碎性骨折。间接暴力可引起长斜形骨折或螺旋形骨折。

【诊断要点】

1. 伤后局部肿胀、疼痛、压痛。

2. 小腿成角、短缩畸形。

3. 局部有反常活动和骨擦音。

4. 注意检查有无血管、神经损伤的体征。

5. 胫腓骨全长 X 线片可显示骨折的类型和移位情况。

【治疗】

1. 稳定性骨折　在局麻下行手法复位。石膏固定（根据部位采用大腿或小腿石膏）一般 3～4 个月可获愈合。

2. 不稳定性骨折　采用跟骨牵引复位和固定,同时可应用夹板固定。

3. 非手术方法　治疗失败者或陈旧性骨折可采用切开复位内固定治疗。必要时植骨。

4. 开放性骨折　伤口清创缝合后,采用内固定或行跟骨牵引,维持骨折复位、固定,伤愈合后改行石膏固定。

十八、踝关节韧带扭伤

踝关节收到内翻、外翻或旋转暴力时可造成韧带损伤,若急性韧带损伤修复不好,引起韧带松弛,会导致踝关节慢性不稳定。

【诊断要点】

病人常有明确扭伤史,伤后疼痛,踝关节难以活动及负重,局部可有肿胀、瘀斑及压痛,X 线可通过关节间隙及是否有撕脱骨片等判断损伤严重程度。

【治疗】

损伤较轻者可通过外固定保守治疗,2 周后换为弹力绷带继续保护 2 周;韧带断裂严重或有软组织嵌入者应手术修复,术后石膏固定 4～6 周。

十九、踝部骨折

踝部骨折较为常见。多由间接暴力引起。

【临床特点】

根据暴力大小、方向和受伤时足所在位置,可发生不同类型骨折。

1. Ⅰ型为内翻内收型,先外踝骨折,后内踝骨折。

2.Ⅱ型有两个亚型：①外翻外展型；先内踝骨折，后外踝骨折，再发生胫骨后踝骨折；②内翻外旋型：先外踝粉碎性骨折，再后踝骨折，最后内踝骨折。

3.Ⅲ型骨折外翻外旋型，先内踝骨折，胫腓关节分离，再腓骨骨折。

【诊断要点】

1.伤后踝部肿胀、瘀斑、疼痛、压痛、功能障碍。

2.内翻或外翻畸形。

3.X线片显示骨折类型和移位情况。

【治疗】

1.无移位骨折用小腿石膏托固定3～4周，拆除石膏后进行踝关节功能锻炼。2～3个月后开始负重。

2.有移位的骨折手法复位，小腿石膏托固定，复位时要求完全复位，固定时间6～8周。

3.手术内固定治疗指征：①手法复位失败者；②骨折不稳定，前唇或后唇骨折块大于1/4关节面者；③关节内有游离小骨块；④开放性骨折，清创后同时作内固定；⑤伴下胫腓关节分离的骨折。

【预后及转归】

1.经适当的治疗可达到骨性愈合，并完全恢复踝关节功能。

2.治疗不当可出现骨性关节炎，遗有疼痛。

第四节　手外伤的诊断和治疗原则

手外伤是临床上最常见的损伤之一。准确判断所损伤的组织并进行一期修复，是恢复手部功能最重要的条件。

【诊断要点】

1.详细询问受伤原因、性质、时间、并分析受伤机制等。

2.手部创口的检查

(1)了解创口的部位、大小、损伤的性质和皮肤血液循环状况和缺损的情况,考虑如何闭合创口。

(2)检查深部组织,包括神经、肌腱、骨和关节的损伤情况,必要时摄取 X 线片。

3. 血管损伤的检查 根据手指的颜色、温度、血管的搏动及毛细血管充盈试验等作出判断。Allen 试验判定尺、桡动脉和掌深、浅弓有否损伤和通畅,从而决定采用何种治疗方法。

4. 神经损伤的检查 主要检查尺神经、正中神经、桡神经有无损伤。

5. 肌腱损伤的检查 根据手的休息位姿势的改变,以及通过病人主动屈、伸各手指动作来判断指屈、伸肌腱的损伤。

6. 骨、关节损伤的检查 局部疼痛、肿胀、手指出现短缩、成角、旋转畸形及反常活动等,并摄 X 线片以明确诊断。

7. 除检查手的局部外伤外,应注意检查病人全身情况,并给予相应的治疗措施。

【治疗】

1. 手外伤的处理原则

(1)急救处理:现场急救的目的是止血、减少创口的进一步污染,防止加重损伤和便于迅速转运。局部压迫包扎是处理创伤出血的最简便有效的方法。只有在压迫包扎止血无效的情况下才用止血带。但需注意记录时间,每 1 小时松开止血带5 分钟。

(2)早期彻底清创:争取在 6~8 小时内进行。凡已坏死、无血液循环的组织、异物等必须彻底清除。

(3)正确处理深部组织损伤:力争清创术的同时一期修复损伤的骨关节、肌腱、血管、神经等深部组织。污染严重,外伤超过 12 小时以上、或修复技术有困难者,必须对骨折、脱位进行复位固定,肌腱、神经可在伤口一期愈合后,行二期修复。

(4)早期闭合创口:除单纯缝合创口外,凡创口方向纵行越过关节或与指蹼边缘平行或与皮纹垂直者,应采用 Z 字成形术缝合,以免日后瘢痕挛缩,影响功能。有皮肤缺损者,首选中厚或全厚皮片植皮,必要时采用皮瓣移植,乃至吻合血管的游离皮瓣。以达到一期闭合创口。

(5)正确的术后处理:将手固定在功能位,各指分开进行包扎。桡动脉搏动处要露出,以便观察。抬高患肢防止肿胀。注意早期解除外固定,进行功能锻炼。

2. 手部骨折和脱位的处理原则

(1)早期准确复位和固定,固定方法以能早期功能锻炼为宜。

(2)早期消灭创面,尽量减少感染及肉芽创面的发生,以免瘢痕过多,影响功能。

(3)不需固定的手指不要固定,一般关节脱位固定3周,骨折固定4~6周。及时解除固定,开始功能锻炼。

3. 肌腱损伤

(1)力争一期修复全部损伤的肌腱。

(2)根据损伤情况采用适当的方法进行肌腱缝合,以争取良好效果。

(3)肌腱缝合术后,提倡早期开始保护性主动伸指和被动屈指活动。

4. 神经的修复 手部神经断裂,均应一期行显微外科修复。伤口污染严重,外伤超过12小时以上等条件限制,应在伤口愈合后,尽早行二期修复。

5. 术后适时正确的功能锻炼是恢复手部功能的重要保证。

(张培训)

第五节 脊柱和骨盆骨折

一、脊柱骨折

脊柱骨折或脱位是一种较严重复杂的损伤,常合并脊髓神经损伤,甚至危及生命。绝大多数为间接暴力所引起,如高处坠落、躯体猛烈屈曲等。以胸腰段损伤多见,颈椎段次之,胸椎段较少见。少数为直接暴力所致。

【临床特点】

临床表现与损伤部位及骨折稳定程度有关。

1. 根据损伤部位分为：①颈、胸、腰、骶椎骨折或脱位：如颈椎骨折合并脊髓损伤，可导致高位截瘫。②附件骨折：如关节突、椎板、椎弓根、棘突和横突骨折等，常与椎体骨折合并发生。

2. 根据骨折稳定程度分为：①稳定性骨折：椎体单纯压缩骨折，压缩小于椎体高度的 1/3，单纯横突、棘突、椎板骨折等，骨折后无进一步移位倾向者。②不稳定性骨折：脊柱的稳定性被破坏，有再移位倾向者，如：粉碎性骨折、椎体压缩超过椎体高度的 1/3、第 1 颈椎前脱位或半脱位、L_4、L_5 的椎板及关节突骨折等。不稳定性骨折易合并脊髓或马尾神经损伤。

3. 根据骨折发生的机制可分为：①屈曲型骨折：系脊柱过度屈曲造成，多见；②伸直型骨折：脊柱过度伸直所致，少见；③屈曲旋转型损伤；④垂直压缩型骨折。

【诊断要点】

1. 严重的外伤史。

2. 损伤部位活动受限；疼痛、活动时加重。

3. 局部肿胀、畸形，叩痛、压痛明显。

4. 有后腹膜血肿者可伴有腹胀、腹痛。

5. X 线片可明确诊断，确定损伤部位、类型和移位情况，并可指导治疗。上颈椎损伤注意拍开口位 X 线片。

6. 如果有条件，建议尽早作 CT、三维重建或 MRI 检查，了解骨折情况及脊髓损伤情况。

【鉴别诊断】

1. 注意有无其他合并伤。

2. 病理性骨折脱位。

【治疗】

1. 院外急救 急救搬运病人受伤后，应将病人平抬或滚动，保持躯体平直状态置于担架或木板上送往医院，以防脊柱弯曲，骨折移位加重脊髓及马尾神经的损伤。

2. 院内治疗　首先抢救治疗危及病人生命的合并伤。

3. 骨科治疗

（1）无脊髓神经损伤及脱位的单纯椎体压缩性骨折且压缩程度较小者可采用保守治疗，包括卧硬板床、垫高骨折处、牵引、支具固定等。

（2）骨折移位明显，压迫神经、脊髓或骨折不稳定者须手术治疗。

（3）药物治疗：合并神经、脊髓损伤者可加用脱水、神经营养药物治疗。

【预后及转归】

单纯骨折经正确的治疗，多能恢复正常。个别病人可能残留局部的疼痛，个别后凸畸形严重者可出现晚期的脊髓受压或马尾神经受压，而导致相应的临床症状和体征。

二、脊髓损伤

脊髓损伤多继发于脊柱骨折脱位，其他如刺伤、枪弹伤亦可引起脊髓损伤，造成肢体的完全性或不完全性截瘫。

【临床特点】

脊髓损伤按其损伤程度可分为：

1. 脊髓震荡伤（又称脊髓休克）　脊髓遭受到强烈震荡后，神经细胞及神经纤维未受损伤，但损伤平面以下立即出现感觉、运动、反射及括约肌功能的完全或部分丧失，在伤后数小时即可有恢复表现，一般在2～3周后，可完全或大部分恢复。

2. 脊髓损伤　①脊髓受压：多由移位的椎体、骨片、椎间盘、血肿等压迫，致损伤平面以下出现完全性或不完全性截瘫。及时解除压迫后，脊髓功能可部分或完全恢复。②脊髓实质性破坏，可为挫伤、裂伤，脊髓内部出血，神经细胞破坏和神经传导纤维束断裂。脊髓裂伤又可分为部分性和完全性横断。③脊髓血供障碍，致脊髓变性、坏死。

3. 脊髓和马尾神经混合损伤 为胸 10 至腰 1 节段的骨折、脱位所致,此节段椎管内包括脊髓及腰、骶神经根和部分胸神经根。可分为:①脊髓损伤、神经根完整;②脊髓或神经根部分损伤;③脊髓与神经根完全损伤。

4. 马尾神经损伤 第 2 腰椎以下的损伤,表现为损伤平面以下感觉、运动、反射完全消失,膀胱失去神经支配。马尾神经完全断裂者少见。马尾神经未完全断裂或断裂后进行缝接,经过神经再生,可完全或大部分恢复功能。

5. 脊髓半离断伤 极为少见,主要表现为一侧肢体运动功能丧失,而对侧肢体感觉功能丧失。

【诊断要点】

1. 根据感觉、运动、括约肌功能等情况,判断脊髓损伤程度。

2. 圆锥以上的损伤早期多为弛缓性截瘫,一个月左右逐渐变为痉挛性截瘫。

3. X 线平片可估计脊髓损伤的部位、程度。

4. CT 及 MRI 可进一步明确损伤程度。

5. 腰穿和压颈试验(Queckenstedt's test)可显示蛛网膜下隙有无梗阻和出血。

【治疗】

1. 尽早解除对脊髓的压迫椎体骨折、脱位应早期复位,恢复椎管的容积。手术指征:①脊柱骨折脱位有关节突绞锁者;②椎管内有碎骨片、椎间盘突入椎管压迫脊髓者;③截瘫平面不断上升或运动障碍加重者;④手法复位不满意,压颈试验显示蛛网膜下腔有梗阻者;⑤开放性损伤:多为火器伤、刺伤。

2. 预防和治疗并发症 如保持呼吸道通畅,预防肺部感染,防治泌尿系统感染。定时翻身(2 小时一次),保持皮肤清洁干燥,按摩等,防止压疮的发生。防治便秘。

3. 早期药物治疗如脱水药和激素类药物。

4. 全身支持疗法。

5. 功能锻炼防治关节的僵直和畸形。

【预后及转归】

1. 脊髓震荡伤可完全恢复正常。

2. 脊髓受压者,解除压迫后可望部分或大部分恢复正常功能。

3. 脊髓完全横断者,将导致终身截瘫,不完全横断者可望有部分功能恢复。

4. 高位截瘫者,多因发生合并症而死亡。

三、骨盆骨折

骨盆骨折多由直接暴力引起。严重的骨盆损伤可同时合并有大量出血、内脏损伤而危及生命。

【分类】

目前国际上常用的骨盆骨折分类为:

1. Young & Burgess 分类

(1)分离型(APC)由前后挤压伤所致,常见耻骨联合分离,严重时造成骶髂前后韧带损伤占骨盆骨折的21%;根据骨折严重程度不同又分为Ⅰ、Ⅱ、Ⅲ三个亚型。

(2)压缩型(LC)由侧方挤压伤所致,常造成骶骨骨折(侧后方挤压)及半侧骨盆内旋(侧前方挤压),占骨盆骨折的49%;也根据骨折严重程度不同又分为Ⅰ、Ⅱ、Ⅲ三个亚型。

(3)垂直型(VS)剪切外力损伤,由垂直或斜行外力所致,常导致垂直或旋转方向不稳定占骨盆骨折的6%。

(4)混合外力(CM)侧方挤压伤及剪切外力损伤,导致骨盆前环及前后韧带的损伤占骨盆骨折的14%。

该分类的优点是有助于损伤程度的判断及对合并损伤的估计可以指导抢救判断预后,根据文献统计,分离型骨折合并损伤最严重,死亡率也最高,压缩型次之,垂直型较低;而在出血量上的排序依次是分离型、垂直型、混合型、压缩型。

2. Tile's/AO 分类

(1)A 型稳定,轻度移位。

（2）B 型纵向稳定，旋转不稳定，后方及盆底结构完整。

B1：前后挤压伤，外旋，耻骨联合 >2.5cm——骶髂前韧带 + 骶棘韧带损伤。

B2：侧方挤压伤，内旋。

B2.1：侧方挤压伤，同侧型。

B2.2：侧方挤压伤，对侧型。

B3：双侧 B 型损伤。

（3）C 型旋转及纵向均不稳定（纵向剪力伤）。

C1：单侧骨盆。

C1.1：髂骨骨折。

C1.2：骶髂关节脱位。

C1.3：骶骨骨折。

C2：双侧骨盆。

C3：合并髋臼骨折。

【诊断要点】

1. 病人有严重外伤史，尤其是骨盆受挤压的外伤史。

2. 疼痛广泛，活动下肢或坐位时加重。局部压痛、淤血，下肢旋转、短缩畸形，可见尿道口出血，会阴部肿胀。

3. 脐棘距可见增大（分离型骨折）或减小（压缩型骨折）；髂后上棘可有增高（压缩型骨折）、降低（分离型骨折）、上移（垂直型骨折）。

4. 骨盆分离挤压试验、4 字征、扭转试验为阳性，但禁用于检查严重骨折病人。

【治疗】

1. 急救　主要是对休克及各种危及生命的合并症进行处理。骨盆骨折常合并多发伤的占 33%～72.7%，休克的发生率高达 30%～60%。严重骨盆骨折的死亡率为 25%～39%，都是由直接或间接骨盆骨折出血引起。因此骨盆骨折的早期处理一定要的遵循高级创伤生命支持的基本原则，首先抢救生命，稳定生命体征后再对骨盆骨折进行相应的检查及处理。一旦确定休克骨盆骨折出血所导致，就应根据骨盆骨折的抢救流程来进行救治。早期外固定对骨盆骨折引起的失血性休克的抢救十分有意义，有效的外固定方式有外固定架 - 固定前环，C 形钳（C-clamp）- 固定后环，如果缺乏固定器械，简单地用床单、胸腹带等包裹及固定骨盆也能起到一定的稳定骨盆及止血的作用，如仍不能维持血压，则应采用开腹填塞压迫止血或血管造影动脉栓塞。

2. 手术治疗

（1）手术时机最好在伤后 7 天以内进行，否则复位难度将大大增加，畸形愈合及不愈合的发生率也明显增高。

（2）根据骨折分类选择治疗方式 AO 分类中的 A 型骨盆骨折属于稳定性骨折，一般予以保守治疗，卧床休息 4～6 周，早期下地行走锻炼；B 型骨折为前环损伤，仅须行前方固定；C 型骨折为后环或前后联合损伤，需要行骨盆环前后联合固定。

（3）手术指征：①闭合复位失败；②外固定术后残存移位；③耻骨联合分离大于 2.5cm 或耻骨联合交锁；④垂直不稳定骨折；⑤合并髋臼骨折；⑥骨盆严重旋转畸形导致下肢旋转功能障碍；⑦骨盆后环结构损伤移位 >1cm，或耻骨移位合并骨盆后方不稳，患肢短缩 >1.5cm；⑧无会阴污染的开放性后方损伤。⑨耻骨支骨折合并股神经、血管损伤，⑩开放骨折。

【预后及转归】

骨盆骨折经正确及时的治疗，恢复较好，可恢复原工作。骨折移位复位不良者，骨盆出口变小变形，对女性分娩有一定影响。骶髂关节移位合并骶神经损伤者可能有腓肠肌肌力的减弱或跟腱反射消失。严重的出血性休克，如治疗不及时或不当，可致病人死亡。

第六节　运动系统慢性损伤

运动系统慢性损伤是指骨、软骨、关节、肌腱、腱鞘、滑囊和周围神经等的慢性创伤性损害。其临床表现的共性是：①躯体某处长期不适,但无明显外伤史;②特定部位有压痛或包块,且常有特殊体征;③局部炎症不明显;④近期有相关的过度活动史;⑤部分病人有相关的职业、工种史。虽然多种治疗方法均可使症状暂时性缓解,但其防治的关键在于避免或分散反复致伤动作引起的积累伤力。

一、腰肌劳损

腰肌劳损是指腰部肌及其肌腱、腱膜、甚或腱附着处骨膜的慢性损伤性炎症,部分病人可是急性腰扭伤治疗不当迁延所致,是临床常见的下腰痛原因之一。

【临床特点】

1. 有长期固定腰部姿势工作史,或反复腰扭伤史,但本次发病无明显外伤。

2. 主要表现为固定部位的酸胀痛,休息或固定腰部后症状可减轻,但活动过多或腰部固定过久疼痛又将加重。

3. 在肌的起止点,或神经、肌结合点可有深压痛,但叩击局部疼痛多不加重,甚或感到舒适。

4. 疼痛侧常有肌痉挛,腰部活动也不同程度受限。

5. 病史长者,症状和体征之范围可扩大,或累及对侧。

【诊断要点】

1. 反复发作的慢性腰痛。

2. 有上述临床特点。

3. 影像学显示无脊柱骨质及椎间盘异常。

【鉴别诊断】

1. 脊柱病变　凡作出腰肌劳损诊断前必须排除脊柱病变(如结核、肿瘤、椎间盘病变),主要鉴别方法是摄相应节段的 X 线正、侧位片,必要时再作其他影像学检查。腰肌劳损时 X 线片无异常,年龄较大病人可有脊柱退行性变征象。

2. 内脏疾病　肾、盆腔内脏及腹膜后病变均可发生腰部感应痛,只要考虑到这些可能,经相关专科检查多能作出鉴别。

【治疗】

1. 休息、理疗、推拿、按摩。

2. 有固定而局限的痛点时,可用皮质激素加利多卡因局部注射治疗。

3. 药物治疗可先选用外用药物,必要时可短期口服非甾体抗炎镇痛药或传统活血化瘀类中药。

4. 如症状明显而又需要坚持工作者,可使用腰围,但休息时应取掉,以免长期佩戴而加重肌萎缩。

【预防】

定时改变姿势,避免半弯腰持重,以及进行腰背肌锻炼是预防腰肌劳损和防止症状复发的基本措施。

二、棘上、棘间韧带损伤

棘上或棘间韧带损伤也是较常见的腰背部慢性损伤。由于中胸段棘上韧带薄弱,而骶段又无棘上韧带,故中胸段棘上韧带和 $L_5 \sim S_1$ 处棘间韧带损伤多见。

【临床特点】

1. 有长期埋头、弯腰工作史,或脊柱损伤后不稳定史。

2. 逐渐发生的腰背部正中局限性疼痛,弯腰或伸腰均可使症状加剧。

3. 压痛点局限在受损棘突表面或两棘突之间,弯腰姿态检查易于发现,但无明显叩痛。有时伴有相应节段的骶棘肌痉挛。

【诊断要点】

1. 棘上和棘间局限性压痛与脊柱活动有关。

2. 局部叩痛不明显或无。

3. 影像学显示无脊柱骨质及椎间盘异常。

【治疗】

1. 避免弯腰负重活动,症状明显时可短期使用腰围制动。

2. 局部注射皮质激素可较快缓解症状和缩短病程。

3. 有骶棘肌痉挛者可行推拿、按摩、理疗或局部涂擦非甾体抗炎镇痛药。

【预后及转归】

本病系韧带局限性损伤,即使愈合也以纤维结缔组织方式修复,而脊柱又难以完全制动,从而影响其修复,故治疗较为困难,病程迁延较久。

三、滑囊炎

人体在关节或骨突起附近有起缓冲应力作用的滑囊,随年龄增长,可因过度摩擦而发生损伤性炎症。常见者如下。

(一)坐骨结节滑囊炎

【临床特点】

1. 多见于老年瘦弱女性。

2. 坐骨结节处出现逐渐增大的包块,受压时有胀痛感。

3. 局部皮肤无明显炎症反应,可扪及光滑、质地中等偏硬的包块,有一定的活动度,重压有不适感。

4. 偶有包块受较大外力刺激后而明显增大,伴疼痛和局部皮温增高。这是囊内出血之故。

【诊断要点】

1. 坐骨结节处逐渐增大的包块。

2. 包块穿刺可抽出黏液或血性黏液。

3. 影像学显示坐骨结节无破坏性改变。

【鉴别诊断】

主要应与结核性滑囊炎鉴别,其多继发于坐骨结核,X线片显示有坐骨破坏,穿刺可抽出稀薄脓性物或干酪样坏死物。

【治疗】

1. 穿刺抽液后注入皮质激素,多数可长期缓解症状或治愈。

2. 经3~4次局部注射无效或包块过大者可行手术切除。

3. 偶见治疗不当而继发化脓性感染者,应行引流手术。

（二）跚滑囊炎

【临床特点】

1. 中年女性多见，常有不同程度外翻畸形。

2. 有穿高跟鞋、尖头鞋活动过多史。

3. 跖趾关节内侧局限性红、肿、疼痛，与行走有明显关系。

【诊断要点】

1. 跖趾关节内侧局限性红、肿、疼痛。

2. 临床表现与足部过多活动有关。

3. X 线片显示无骨关节破坏、可见外翻表现。

【鉴别诊断】

痛风性关节炎：女性极少见，即使发生也多在停经后，且炎症不局限在关节内侧，而累及整个跖趾关节及足背内侧，其发作有突然性，行走过多并非诱因。血尿酸常增高，秋水仙碱诊断性治疗有效。病程长者 X 线片可见第一趾跖骨头内侧有凿样破坏。

【治疗】

1. 症状轻、病程短者只需穿宽松平底鞋即可缓解症状。

2. 病程长、症状重者可行手术治疗，效果良好。

【预后】

不穿或尽可能少穿尖头高跟鞋在很大程度上可预防本病发作，如有较重外翻畸形者，及早行矫形手术也是预防本病的基本方法。

四、狭窄性腱鞘炎

肌腱常年在腱鞘内滑动，当拮抗肌力不平衡或姿势不良情况下，可在一些特定部位如骨纤维管道口及腱滑车边缘发生异常的应力集中。随年龄增长，这种异常应力即造成肌腱和腱鞘的慢性创伤性炎症。手部肌腱是人体活动最频繁的部位，腱鞘炎的发生率也最高。

（一）外展拇长肌腱鞘炎

【临床特点】

1. 中、老年女性或以手指弹、拨动作为职业者常见（弦乐演奏家、计算机操作员等）。

2. 腕桡侧疼痛，不能用力提物。

3. 桡骨茎突部位有压痛，Finkelstein 征阳性。

【诊断要点】

1. 桡骨茎突出处疼痛、压痛。

2. Finkelstein 征阳性。

【治疗】

1. 减少拇指及腕部活动均能缓解症状。

2. 在制动的基础上腱鞘内注射皮质激素可在短期内缓解症状。

3. 病程长，多次注射治疗无效者可行腱鞘切开术。

（二）屈指肌腱狭窄性腱鞘炎

【临床特点】

1. 中、老年女性或以手指弹、拨动作为职业者常见。桡侧3 个手指易发病。小儿则与先天性因素有关，故称为先天性狭窄性腱鞘炎。

2. 自觉疼痛多在近侧指间关节附近，晨起时常不能主动伸指，被动伸直时发生弹响。

3. 检查时在掌指关节（不是近侧指间关节）处可扪及痛性结节，并随患指屈伸而移动。

【治疗】

与外展拇长肌腱鞘炎相同，小儿多需手术治疗。

五、腱鞘囊肿

临床上把发生在腱鞘和某些与腕部、足背小关节腔相通的囊性包块通称为腱鞘囊肿（ganglion），后者实际上是一种关节囊滑膜疝。病因不明，慢性损伤和结缔组织黏液退行性变可能是其重要原因。

【临床特点】

1. 青年人和女性多见，好发部位为腕背、桡侧屈腕肌腱，足背及手指屈肌腱。

2. 缓慢长大的无痛性包块，较大者活动关节有酸胀感，部位表浅者（腕部、足背）可因撞击或挤压而破裂、消失，但仍可复发。

3. 包块表面光滑，不与皮肤粘连，扪之较硬。除腕背、足背的腱鞘囊肿比较固定外，其他部位者均能推动。手指腱鞘囊肿通常甚小，有的仅如米粒大小。

4. 较大的腱鞘囊肿可抽出透明黏稠液，或冻胶状物。

【诊断要点】

1. 特定部位出现的无痛性包块。

2. 无炎症表现。

3. 穿刺可抽出黏稠透明液体或冻胶状物。

【鉴别诊断】

本病诊断容易。腕背或足背腱鞘囊肿因张力大而显得很硬，且位置固定，偶有将其误认为是骨性包块，穿刺和拍摄 X 线片可予以鉴别。手指腱鞘囊肿小而可动，常误诊为纤维结节，只能手术切除后根据病理来区别。

【治疗】

1. 非手术治疗　方法甚多：①压破或穿刺破囊壁后加压包扎，利用创伤性炎症使囊壁粘连闭合；②用大针粗线穿过囊腔，将线在腔内留置 10～14 天，使其造成一无菌性炎症而使囊腔粘连闭合；③抽液后注入皮质激素，加压包扎，但其复发率高达30%～50%。

2. 非手术治疗后复发者，或手指腱鞘囊肿可手术切除。

六、肱骨外上髁炎

前臂伸肌长期、反复、过度活动可使其在肱骨外上髁处的起点组织产生创伤性炎症。其受累结构包括骨膜、腱膜、关节滑膜等,总称为肱骨外上髁炎。又因早期报道本病时,以网球运动员多发,又称网球肘。

【临床特点】

1.常见于需腕部反复用力工作者,如网球、乒乓球及羽毛球运动员或长期从事书写的文职人员。

2.肘关节外侧痛,与手腕用力关系明显,而与肘关节屈伸关系不大。

3.肱骨外上髁与桡骨头之间有固定压痛点,Mills征阳性。

【诊断要点】

1.肱骨外上髁与桡骨头之间有固定压痛。

2.手腕用力时症状加重。

3.Mills征阳性。

【治疗】

1.腕部制动是治疗成功的关键。

2.痛点注射皮质激素能在短期内缓解症状。

3.局部止痛治疗而不制动腕关节者容易复发,多次复发后非手术治疗效果也差者,可考虑作前臂伸肌起点松解术。

【预防】

运动员应科学训练,减少不规范致伤动作。如有早期症状又不能停止训练,则应减少反手击球动作,并在前臂中上段捆扎弹性保护带以减少对外上髁的牵拉力。

七、肩关节粘连性关节囊炎

肩关节粘连性关节囊炎,俗称"肩周炎""凝肩"或"五十肩",实际上是由于微小创伤或不明原因引起肩关节周围软组织,特别是关节囊的无菌性炎症。临床主要表现为肩关节疼痛和活动度受限。病理学表现为关节囊过度增厚和挛缩。特别应注意不要把所有的肩痛都归为"肩周炎",它实际仅占肩痛病人的10%左右。

【临床特点】

1. 中、老年多见，女性多于男性。可一侧发病，也可两侧先后发病。

2. 肩关节广泛疼痛，活动明显受限，没有明显的外伤史。疼痛较重时梳头、扣腰带均困难，夜间翻身移动患肩可因剧痛而醒。

3. 肩关节无确切的压痛点，可有广泛轻压痛。肩关节的主动和被动活动均明显受限，尤其是外旋受限最明显。

4. X线片示无骨、关节破坏。老人可见骨质疏松，关节造影可证实关节腔容积减少，腋袋消失。

【诊断要点】

1. 中老年人多见。

2. 肩关节疼痛，进行性关节僵硬。

3. 有广泛轻压痛，各个方向活动均受限，以外旋受限最明显。

4. X线检查

（1）早期的特征性改变主要是显示肩峰下脂肪线模糊变形乃至消失。

（2）中晚期，肩部软组织钙化，X线片可见关节囊、滑液囊、冈上肌腱、肱二头肌长头腱等处有密度淡而不均的钙化斑影。

5. 肩关节MRI检查　肩关节MRI检查可以确定肩关节周围结构信号是否正常，是否存在炎症，可以作为确定病变部位和鉴别诊断的有效方法。

【鉴别诊断】

1. 神经根型颈椎病除肩痛外常有上肢不同范围感觉异常，压头试验（Spurling征）阳性。

2. 肩峰下撞击综合征主要为肩关节外展、内旋受限，Neer试验可阳性，X线片基本正常，肱骨大结节处可有骨密度增高。

【治疗】

目前，对肩周炎主要是保守治疗。口服消炎镇痛药，物理治疗，痛点局部封闭，按摩推拿、自我按摩等综合疗法。同时进行关节功能练习,包括主动与被动外展、旋转、伸屈及环转运动。当肩痛明显减轻而关节仍然僵硬时,可在全麻下手法松解,以恢复关节活动范围。

【预后及转归】

肩关节粘连性关节囊炎常在一年左右症状自行缓解,故在可忍受疼痛的条件下,宜鼓励病人每日轻柔地活动患肢,待其自愈。

八、疲劳骨折

在骨结构较纤细、形态变化大、应力较易集中的部位,因反复的轻微损伤而发生骨小梁骨折,同时也将进行修复。在骨小梁骨折和修复共同存在的情况下最终骨质可完全断裂,而又有较多修复骨痂存在于骨折周围,但骨折线仍清晰可见。这类逐渐发生的骨折称为疲劳骨折或应力骨折。

【临床特点】

1. 青年,多有特殊职业(舞蹈演员、田径运动员)或特殊情况(新兵训练)等。

2. 发生部位有一定特殊性,如第 2 跖骨颈、腓骨下 1/3、胫骨上 2/3。

3. 逐渐发生的伤部疼痛,浅表部位可见肿胀、肿块、有压痛。

【诊断要点】

1. 明确的病史及临床表现。

2. X 线片显示骨干断裂、骨端增白,周围有较多的骨痂。

3. 磁共振和放射性核素骨显像可在 X 线片尚无异常时提示局部异常。

【治疗】

1. 早期仅需牢固的外固定,至骨愈合为止。

2. 如骨折端已硬化增白,可考虑手术治疗。

【预防】

合理科学地制订训练方案是预防疲劳骨折的关键。

九、髌骨软骨软化症

髌骨软骨软化症是软骨的一种退行性变。可因髌骨形态、位置而发育异常;膝关节后天性位置异常而使髌股关节不稳;慢性滑膜炎使软骨营养障碍,以及长期过度用力屈、伸膝关节等原因,最终引起髌股关节的骨关节病。

【临床特点】

1. 青年人以运动员多见,老人则是膝骨关节病的组成部分。

2. 膝关节前方疼痛、乏力为主要表现。活动时加剧,休息后缓解,下蹲或屈膝时症状明显。

3. 体检可见股四头肌不同程度萎缩,髌股关节摩擦痛。后可有关节积液而浮髌试验阳性。

【诊断要点】

1. 髌骨压磨试验 检查时使髌骨与其相对的股骨髁间关节面互相挤压研磨或上下左右滑动,有粗糙的摩擦感、摩擦声和疼痛不适;或检查者一手用力将髌骨推向一侧,另一手拇指按压髌骨边缘后面可引起疼痛。有关节腔积液时,浮髌试验可呈阳性。

2. 单腿下蹲试验 病人单腿持重,逐渐下蹲到 90°~135°时出现疼痛,发软,蹲下后单腿不能起立。

3. X 线检查 照膝关节正、侧位及髌骨切线位 X 线片,晚期可因软骨大部磨损,髌骨与股骨髁部间隙变窄,髌骨和股骨髁部边缘可有骨质增生。

4. 放射性核素检查 骨显像检查时,侧位显示髌骨局限性放射性浓集,有早期诊断意义。

5. 关节镜可见髌股关节面软骨损害。

【治疗】

症状较轻者,注意避免直接撞击髌骨和减少髌骨摩擦活动,如上下楼、骑自行车等活动,症状可望减轻。

有髌骨先天性畸形或膝关节结构紊乱者可手术矫正。

十、胫骨结节骨软骨病

胫骨结节骨软骨病，是胫骨结节的髌腱止点处受到牵拉，导致局部肿胀、疼痛。

【临床特点】

1. 多见于12～14岁男孩，近期有参加剧烈活动史。

2. 胫骨结节处疼痛，活动后加剧，休息可缓解。

3. 体检见胫骨结节肿胀、质硬、压痛，股四头用力收缩时疼痛加剧。

【诊断要点】

1. 根据年龄、性别及典型临床表现均能作出诊断。

2. X线片显示胫骨结节骨骺增大，密度变高或碎裂。

【治疗】

1. 根本的治疗方法是在一段时间内减少膝关节活动，暂不参加体育活动，但很少有需要膝关节完全制动者。

2. 局部外用各种消炎止痛擦剂可加速症状缓解。

【预后及转归】

本病有自限性。18岁后胫骨结节骨骺与胫骨上端融合即不再产生症状，故预后良好。但已隆起的结节不会缩小。

十一、股骨头骨骺骨软骨病

股骨头骨骺骨软骨病亦称儿童股骨头缺血性坏死，或Legg-Calvè-Perthes病，由此三位学者于1910年分别描述，简称Perther病。本病系股骨头血运障碍所致的股骨头骨骺不同程度的坏死，病变愈合后往往遗留股骨头扁平状畸形，故又称扁平髋。

【临床特点】

1. 3～10岁男孩较多见，一般为单侧性。

2. 进行性髋部疼痛，常有跛行，有时因闭孔神经牵涉痛而主诉为患侧膝关节痛。

3. 检查有肌萎缩，年龄较大者患肢有轻度缩短。患髋外展、外旋受限较明显,Thomas 征阳性。

【诊断要点】

1. 小儿不明原因地出现跛行,主诉髋痛或膝痛。

2. X 线片早期可见股骨头骨骺密度增高,继之碎裂、变扁,股骨颈增宽,最后股骨头塌陷变形。

3. 当 X 线片尚无确切证据,而临床又疑为本病时,MRI 和 ECT 检查可协助早期诊断。

【鉴别诊断】

主要与髋关节结核鉴别。当髋关节结核在单纯骨结核阶段两者相似之处甚多,不同之处仅为有无全身结核中毒症状。在全关节结核期,则出现髋臼的破坏,关节间隙狭窄,此时两者易于区别。

【治疗】

1. 非手术治疗 非手术治疗包括避免患肢负重,各种矫形支具和传统的石膏固定,对改善髋关节运动功能和增加股骨头的包容均有一定的疗效。

(1) 卧床休息和牵引:一般采用牵引或单纯卧床休息 3～4 周,可明显地缓解疼痛和增加髋关节的活动范围,这也是进一步手术治疗的基础,特别是对疑为本病而不能立即确诊的病例尤为重要,既是观察又是治疗,对患儿有益无害。

(2) 矫形支具的应用:近年来不少学者强调,在股骨头骨骺缺血坏死的早期,将股骨头完全放置在没有病变的髋臼内,既能缓解疼痛,解除软组织痉挛,使髋关节获得正常范围的活动,又可起到塑型和抑制作用,防止坏死股骨头的变形和塌陷。因而各种矫形支具应运而生,就其种类可分为卧床条件下及可行走条件下应用的两种支架。虽然各种支具结构不同,材料各异,但其基本原理一致,目的都是为增加股骨头的包容而设计的。应用支具治疗时,还需定期拍摄 X 线片,观察股骨头骨骺的形态变化,当股骨头骨骺坏死完全恢复后,才可解除支具,开始负重行走。患儿带支架时间要根据病变分型而定。

（3）石膏固定：石膏固定具有简便易行，经济省时等优点，尤其适用短期固定，便于进一步观察。每次固定时间以2～3个月为宜，若需继续固定，则要拆除石膏休息数天，然后再次石膏固定，这样能防止膝关节僵硬和关节软骨变性。

2. 手术治疗　与非手术疗法一样，其目的也是为了增加股骨头的包容，保持股骨头的形态。有人将增加股骨头的包容、防止股骨头早期塌陷、减轻晚期的畸形程度，称为抑制治疗。虽然通过非手术治疗，也能实现抑制治疗的目标，但治疗周期较长，患儿难以坚持；而手术治疗则可明显缩短疗程，且效果更为确实。

【预后及转归】

儿童股骨头缺血性坏死是一种自限性疾病，其自然病程需2～4年，病变愈合后往往遗留不同程度的畸形和关节功能障碍，最终结果优、良、差各占1/3。畸形严重者，往往在青春期就可发生骨关节炎。临床经验表明，本病的预后与发病年龄、性别和病变类型有关，一般说来，发病年龄越小，则最终结果越好。

第七节　腰椎间盘突出症和颈椎病

一、腰椎间盘突出症

腰椎间盘突出症是因椎间盘变性、纤维环破裂、髓核突出，刺激、压迫神经根或马尾神经的一组临床综合征。通常外伤仅是诱因。在CT或MRI上虽然可显示多个节段椎间盘退变，但最常引起症状的是$L_{4\sim5}$或$L_5\sim S_1$间隙的病变椎间盘。

【临床特点】

1. 青壮年男性多见。有较轻外伤史，以半弯腰用力持重所致"扭伤"为常见诱因。

2. 约90%病人首先表现为腰痛，1/3病人同时发生坐骨神经痛，仅10%病人为单纯马尾神经受压表现，如大小便障碍，鞍区感觉异常。增加腹压时（咳嗽、大便）可使症状加剧。

3．体检可见：①腰椎代偿性侧弯；②腰部活动受限，以前屈为甚；③在病变椎间隙旁有压痛，或可向患肢放射；相同节段骶棘肌痉挛；④直腿抬高试验或加强试验阳性；⑤小腿前外侧、足内侧皮肤感觉异常，伸踝、伸趾无力（L_5 神经根受压）；足外侧皮肤感觉异常伴足趾跖屈无力（S_1 神经根受压）。

4．X 线平片显示腰椎退变，相应椎间隙变窄，但无骨质破坏。

5．CT 或 MRI 可显示椎间盘突出的位置、程度、方向及硬膜囊受压等情况。

6．电生理检查（肌电图、神经传导速度、脊髓诱发电位等）可了解有无神经损害、损害节段及其程度。

【诊断要点】

1．有典型的腰痛伴坐骨神经痛或鞍区症状。

2．有坐骨神经或马尾损害的定位体征。

3．X 线片显示腰椎退行性变、椎间隙狭窄。

4．CT 或 MRI 显示与临床表现相对应节段髓核向侧后方或正后方突出。

【鉴别诊断】

1．与腰痛为主要表现的疾病鉴别

（1）腰肌劳损，棘上、棘间韧带损伤：详见本章第六节。

（2）第 3 腰椎横突综合征：本病痛点固定在第 3 腰椎横突尖附近，可有同侧骶棘肌痉挛，但不发生坐骨神经痛的症状和体征。局部注射麻醉药既可使症状消失又是一种有用的鉴别诊断方法。

（3）椎弓根峡部不连和腰椎滑脱症：单纯椎弓根不连以下腰痛为主要表现，当发生Ⅱ度以上脊椎滑脱时可出现神经根和马尾症状。X 线侧位和斜位片是确诊本病的主要依据。

（4）腰椎结核或肿瘤：这类骨质破坏所致腰痛的疾病除临床表现有一定的特点外，主要通过 X 线摄片、CT、MRI、ECT 等与椎间盘突出症鉴别。

2. 与腰痛伴坐骨神经痛的疾病鉴别

（1）腰神经根与马尾肿瘤：这类疾病起病缓慢、呈进行性损害。X 线可见椎弓根间距变宽、椎间孔增大。MRI、脊髓造影及脑脊液检查可作出鉴别诊断。

（2）椎管狭窄症：多发生在 50 岁以上的老人，椎间盘突出仅是本病原因的一部分，故临床表现比较相似。CT 片上不仅显示椎间盘退变还有后纵韧带钙化、黄韧带增厚及小关节增生、神经根管狭窄等表现。

3. 与坐骨神经痛为主要表现的疾病鉴别

（1）梨状肌综合征：不发生腰痛，而在臀部有一深在压痛点并沿坐骨神经放射。4 字试验阳性，使外旋肌群收缩时（外展外旋髋关节）坐骨神经痛加剧。这在腰椎间盘突出症者少见。

（2）盆腔疾病：接近盆腔后壁的炎症、肿瘤等疾病均可刺激坐骨神经盆段而出现腰骶痛和坐骨神经痛，早期鉴别困难。应在密切随访中进行盆腔 B 超，阴道、直肠检查及盆腔 X 线摄片等，加以鉴别。

【治疗】

1. 非手术疗法　腰椎间盘突出症大多数病人可以经非手术治疗缓解或治愈。非手术治疗主要适用于：①年轻、初次发作或病程较短者；②症状较轻，休息后症状可自行缓解者；③影像学检查无明显椎管狭窄。

（1）绝对卧床休息：初次发作时，应严格卧床休息，强调大、小便均不应下床或坐起，这样才能有比较好的效果。卧床休息 3 周后可以佩戴腰围保护下起床活动，3 个月内不做弯腰持物动作。此方法简单有效，但较难坚持。缓解后，应加强腰背肌锻炼，以减少复发的概率。

（2）牵引治疗：采用骨盆牵引，可以增加椎间隙宽度，减少椎间盘内压，椎间盘突出部分回纳，减轻对神经根的刺激和压迫，需要专业医生指导下进行。

（3）理疗和推拿、按摩：可缓解肌肉痉挛，减轻椎间盘内压力,但注意暴力推拿按摩可以导致病情加重,应慎重。

(4)口服非甾体消炎镇痛药物、营养神经药物等。

2. 手术治疗

(1)手术适应证:①病史超过三个月,严格保守治疗无效或保守治疗有效,但经常复发且疼痛较重者;②首次发作,但疼痛剧烈,尤以下肢症状明显,病人难以行动和入眠,处于强迫体位者;③合并马尾神经受压表现;④出现单根神经根麻痹,伴有肌肉萎缩、肌力下降;⑤合并椎管狭窄者。

(2)手术方法:经后路腰背部切口,部分椎板和关节突切除,或经椎板间隙行椎间盘切除。中央型椎间盘突出,行椎板切除后,经硬脊膜外或硬脊膜内椎间盘切除。合并腰椎不稳、腰椎管狭窄者,需要同时行脊柱融合术。

近年来,显微椎间盘摘除、显微内镜下椎间盘摘除、经皮椎间孔镜下椎间盘摘除等微创外科技术应用逐渐增多。

【预防】

注意定时改变姿势,经常锻炼背肌力量,避免半弯腰持重等,均可减轻椎间盘退变程度,以及避免症状的复发。

【预后及转归】

无论手术治疗或非手术治疗,如无并发症均能获得满意疗效。手术治疗一旦发生神经根和马尾损伤或术后感染、粘连等并发症其后果严重,进一步治疗极为困难。已治愈的椎间盘突出症病人,随年龄的增大腰椎退变往往较重,易发生椎管狭窄症。

二、颈椎病

颈椎病由于颈椎间盘退变继发椎间关节、韧带退变而刺激或压迫神经根、脊髓和血管,从而表现相关的症状、体征的一类疾病。中、老年常见。由于压迫和刺激神经的部位不同,所表现的症状、体征差别较大,可分为四型:①神经根型;②脊髓型;③椎动脉型;④交感神经型。也有兼有多种症状的混合型。

【临床特点】

1. 神经根型　发病率最高（50%～60%）。主要表现为逐渐发生的一侧颈肩痛及不同程度的功能受限，同侧上肢放射痛和乏力。根据受刺激的神经根不同而出现上肢不同范围反射痛，以手和前臂尺侧感觉异常多见（C8 神经）。体检可有椎旁、斜方肌、肩袖处压痛，肩外展受限和上肢某一皮节感觉障碍，且能用 Spurling 试验诱发。X 线平片显示颈椎退行变，斜位片呈现相应的椎间孔狭窄。

2. 脊髓型　下颈段多见。以四肢不同程度感觉异常及肌张力增高或肌力下降为主要表现。通常为逐渐发生，但在有颈椎病基础上发生头、颈部外伤后，虽无骨折、脱位也可发生急性颈脊髓损害体征，称为"无骨折、脱位的颈脊髓损害"。X 线平片仅见退行性病变，CT 可显示出椎间盘突出和椎管狭窄，MRI 能清晰地反映出脊髓受压或软化等病变，是确诊的重要证据。

3. 椎动脉型　是因椎间关节不稳，在头颈部突然产生较大动作时牵拉椎动脉而出现的脑部一过性缺血表现。临床上有眩晕、昏倒，但少有恶心、呕吐；枕部及顶枕部疼痛；突发性视力异常等。过伸过屈位颈部 X 线片可发现颈椎排列呈阶梯状，经颅多普勒（TCD）检查示颅外段椎动脉狭窄，血供不足。

4. 交感神经型　临床表现多样化，包括偏头痛、头晕（可伴恶心，呕吐）、视物模糊、视力下降；心率增快或过缓、心律不齐、心前区痛；头颈及上肢异常出汗；面部充血、鼻塞等。易与神经科、五官科及心内科疾病混淆。X 线表现与椎动脉型和神经根型相似。

【诊断要点】

1. 神经根型

（1）单侧颈肩痛，伴不同程度低位臂丛神经根刺激症状。

（2）X 线片斜位有与受刺激神经根相应的椎间孔狭窄，而无骨质破坏征象。

2. 脊髓型

（1）有下位颈脊髓受压表现。

（2）CT 或 MRI 有颈椎病所致脊髓受压表现，而无脊髓本身病变及颈椎骨质破坏征象。

3. 椎动脉型及交感神经型　以多种内科症状为主要表现，故应先行排除相关疾病后才能根据有颈椎不稳及退变来作出颈椎病的诊断。

【鉴别诊断】

1. 神经根型　①神经根肿瘤：为进行性持续性疼痛，症状剧烈，一般止痛方法难以缓解症状。X 线平片见椎间孔扩大，MRI 和脊髓造影可明确诊断。②胸廓出口综合征：除有神经根症状外，可发现上肢动脉搏动减弱，在特定姿势下甚至动脉搏动消失。X 线片可见颈肋和锁骨、第 1 肋骨畸形。③肩部骨、关节病：也有肩痛及功能障碍，但无上肢放射痛，X 线片可予以鉴别。

2. 脊髓型　应与颈椎陈旧性骨折、脱位，结核、肿瘤等所致脊髓压迫症鉴别，根据病史及 X 线片加以区别（详见有关章节）。颈椎后纵韧带钙化压迫脊髓，X 线片及 CT 检查可以鉴别。

3. 椎动脉型和交感神经型　二者有近似的临床表现或同时存在，一定年龄的人 X 线片上均可见到不同程度的颈椎退变，故这两种类型的诊断应特别慎重。需先请有关专科医师排除可引起类似症状的有关疾病后，才能考虑本病的诊断。

【治疗】

1. 药物治疗　可选择性应用止痛剂、肌松剂、神经营养药物、维生素（如维生素 B_1、维生素 B_{12}），对症状的缓解有一定的效果。

2. 运动疗法　各型颈椎病症状基本缓解或呈慢性状态时，可开始医疗体操以促进症状的进一步消除及巩固疗效。症状急性发作期宜局部休息，不宜增加运动刺激。有较明显或进行性脊髓受压症状时禁忌运动，特别是颈椎后仰运动应禁忌。椎动脉型颈椎病时颈部旋转运动宜轻柔缓慢，幅度要适当控制。

3. **手法按摩推拿疗法**　是颈椎病较为有效的治疗措施。它的治疗作用是能缓解颈肩肌群的紧张及痉挛，恢复颈椎活动，松解神经根及软组织粘连来缓解症状，脊髓型颈椎病一般禁止重力按摩和复位，否则极易加重症状，甚至可导致截瘫，即使早期症状不明显，一般也推荐手术治疗。

4. **理疗**　在颈椎病的治疗中，理疗可起到多种作用。一般认为，急性期可行离子透入、超声波，紫外线或间动电流等；疼痛减轻后用超声波、碘离子透入，感应电或其他热疗。

5. **手术治疗**　颈椎病手术比较复杂，有一定风险，因此手术指征应严格掌握；颈椎病手术治疗主要达到减压与重建稳定的目的，对于脊髓本身不可逆转的病损没有治疗意义；在选择手术治疗时应考虑病人的职业、年龄、病人机体状况对手术的耐受性，以及病人对手术的态度；颈椎病的病理机制及临床表现比较复杂，应根据不同的病情选择适当的手术方式。各型的手术适应证分别如下：

(1) 神经根型：原则上采取非手术治疗。手术适应证：正规而系统的非手术治疗 3～6 个月以上无效，或非手术治疗虽然有效但反复发作，而且症状比较严重，影响正常生活或工作者；由于神经根病损导致所支配的肌肉进行性萎缩者；有明显的神经根刺激症状、急性剧烈疼痛、影响睡眠与正常生活者。

(2) 脊髓型：原则上脊髓型颈椎病一经确诊、又无手术禁忌证，应手术治疗。对于椎管较宽而症状较轻者，可以采取适宜的非手术治疗，并定期随诊，无效或加重则手术治疗。

(3) 椎动脉型：具有下列情况者可考虑手术。手术适应证：颈性眩晕有猝倒史，经非手术治疗无效者。

(4) 交感神经型：症状严重影响病人生活，经非手术治疗无效且证实为节段性不稳或椎间盘膨出者可考虑手术。

(5) 食管压迫型（目前主要指食管受压者）：如因骨赘压迫与刺激食管引起吞咽困难，经非手术疗法无效者，可将骨赘切除。

【预后及转归】

1．脊髓型 治疗不及时将发生四肢瘫和高位截瘫，压迫时间过久而脊髓变性者，可成终身残疾。

2．神经根型 疗程较长，易于复发，但少有出现上肢神经不可逆损害。

3．椎动脉型和交感神经型 治疗正确者预后良好。但病人如在不安全环境中，因突然转动头部而昏倒，则易发生意外。

第八节　周围神经损伤

周围神经损伤是常见而治疗较为困难的问题。它可因切割、牵拉或挤压引起神经传导功能障碍、神经轴索断裂和神经完全断裂，从而表现出神经功能的不完全或完全性、暂时性和永久性损害。

一、臂丛神经损伤

臂丛神经损伤是临床表现最复杂、治疗最困难、伤残率最高的一种周围神经损伤。开放伤以刺伤和枪击伤所致较多，闭合伤则以牵拉伤（特别是骑摩托车祸和锁骨、第1肋骨骨折）所致多见。

【临床特点】

1．上臂丛损伤 由于腋神经、肩胛上神经和肌皮神经损伤而使肩外展、上举和屈肘障碍。

2．下臂丛损伤 由于正中神经和尺神经损伤而使腕、手指不能主动屈曲，拇指和小指不能对掌，手指收、展障碍。又因桡神经有部分性损伤，可发生肱三头肌和伸指肌部分麻痹现象。

3．全臂丛损伤 表现为肩胛带肌、胸肌和患侧上肢肌完全瘫痪、感觉丧失。

4．节前和节后损伤 有斜方肌瘫痪者提示 $C_{5\sim6}$ 神经根节前损伤；Horner 征阳性者提示 C_8、T_1 神经根节前损伤；当体感诱发电位（SEP）及感觉神经动作电位（SNAP）均消失时为节后损伤；SEP 存在而 SNAP 消失则为节前损伤。

5. MRI　图像上可区别节前和节后损伤，也可显示损伤的部位和是否完全断裂，但难以显示不完全性损伤的程度。

【治疗】

1. 闭合性损伤　伤后应及时给予神经营养药物（维生素 C、维生素 B、维生素 B_{12}、神经节苷脂等），并作电生理检查。以后每月复查一次，如有恢复征象则继续观察直到痊愈。如两次检查均无改善则应手术探查。对节后损伤可行神经减压松解术、断裂神经吻合术或神经移植术；对节前损伤则需行神经移位术。

2. 开放性损伤　应立即行神经吻合术。

【预后及转归】

臂丛神经干束的损伤，如治疗及时、正确，可望大部和全部恢复上肢功能。全臂丛损伤，尤其是节前损伤目前仅能达到改善部分上肢功能，而遗留不同程度残疾。

二、桡神经损伤

桡神经损伤常发生在上臂中段和肘关节上下，两者临床表现不同。桡神经损伤后经正确治疗是四肢神经损伤效果最佳者。

【临床特点】

1. 上臂段桡神经损伤　出现典型"垂腕"征，手部各掌指关节和拇指间关节不能伸，拇指外展及前臂旋后障碍。虎口区及手背桡侧皮肤感觉异常。

2. 肘关节区桡神经深支损伤　即骨间背神经损伤。因桡侧伸腕肌支已在损伤点上方分出，故患侧腕关节可主动背伸，但倾向桡侧，其他征象与上臂段损伤相同。

【治疗】

桡神经损伤如同时有骨折，不论是开放伤或闭合伤均应先行骨折复位、固定，然后再按臂丛损伤的原则处理。

三、尺神经损伤

尺神经损伤多为开放伤,少数因肱骨内上髁骨折移位卡压或肘关节脱位后牵拉伤引起。由于手部内在肌大多受尺神经支配,失神经后这些小肌肉极易萎缩,即使治疗后神经传导功能恢复,但手部小肌的功能及形态也较难达到正常水平。

【临床特点】

1. 腕部近侧之尺神经损伤表现为尺侧三个手指不能伸直(爪形手),小指不能对掌及各手指收展障碍(拇指可外展)。小鱼际及尺侧一个半手指皮肤感觉障碍。

2. 腕部与小鱼际之间的尺神经损伤接近腕关节处尺神经损伤与腕上损伤相同;靠近小鱼际桡侧的尺神经深支损伤仅表现为手部内在肌的运动障碍,而无感觉异常。靠近小鱼际尺侧的尺神经浅支损伤则可表现为单纯感觉异常。

【治疗】

治疗原则与桡神经损伤相同。由于尺神经对手的功能影响较大,而小肌恢复困难,对治疗应持积极态度,如电生理检查提示完全性损伤,宜及早手术探查治疗。

四、正中神经损伤

正中神经损伤可为伸直型髁上骨折端移位引起的闭合性损伤,而其他部位的正中神经损伤多为割伤和刺伤。

【临床特点】

1. 肘关节上、下正中神经损伤表现为前臂旋前、屈指屈腕及拇指对掌功能障碍。尚可保存有部分尺倾屈腕和屈环、小指功能。大鱼际偏掌心和桡侧三个半手指掌侧皮肤感觉异常。

2. 腕部正中神经损伤表现为拇指对掌功能障碍和上述部位手部皮肤感觉异常。

3. 值得重视的是正中神经和尺神经在前臂可能有细小的神经交通支,当一根神经损伤后,电生理检查可发现另一根神经的部分功能异常,并不能说明该神经存在直接损伤。

【治疗】

治疗原则与桡神经损伤相同。

五、坐骨神经损伤

坐骨神经损伤发生在臀部时有屈膝肌、小腿肌、足部肌的瘫痪。在大腿段的完全性损伤则表现为胫神经或腓总神经的联合损害,其诊疗方法将分别详述于后。坐骨神经高位损伤后,损伤点距小腿和足的效应器甚远,即使传导功能恢复,由于效应器的萎缩,临床功能恢复也不太理想。

六、腓总神经损伤

腓总神经损伤在下肢神经干损伤中最多见,钝挫伤多为腓骨头、颈骨折的并发症,断裂伤多系切割、刺伤所致。

【临床特点】

1. 腓骨颈及其近侧的损伤,由于腓骨肌、胫前肌及伸趾肌瘫痪而使踝趾不能背伸,足不能外翻。小腿前外和足背皮肤感觉障碍。

2. 腓骨颈以远损伤,可表现为单纯腓骨肌瘫痪(腓浅神经损伤)或胫前肌、伸趾肌的瘫痪(腓深神经损伤)。

【治疗】

1. 治疗原则同上肢神经损伤。

2. 腓骨颈下损伤时,可能发生在神经进入肌纤维处,神经吻合修复困难,可行神经束肌纤维内植入术,如效果不佳,则二期行腱移位术以改善踝关节功能。

七、胫神经损伤

胫神经损伤多发生于膝关节后脱位或腘窝穿刺伤,由于位置较深,又在屈侧,损伤机会较腓神经少。

【临床特点】

1. 由于小腿后侧及足底小肌全部瘫痪而表现出踝关节、各趾关节跖屈障碍和前足不能内翻。时间长久则出现"跟行足"畸形。

2. 小腿后方、足跟和足底皮肤感觉异常。

【治疗】

原则同上肢神经损伤。晚期神经修复无效时虽可行腱移位术平衡关节肌力,但效果不及腓总神经损伤时的腱移位术。

第九节 骨、关节化脓性感染

骨与关节化脓性感染为常见疾病,其感染途径有血源性、外伤性及邻近软组织感染直接蔓延所致。其治疗目的是减少全身并发症和保护肢体功能。

一、急性血源性化脓性骨髓炎

急性血源性化脓性骨髓炎多见于儿童,生活环境及医疗条件差的地方发病率较高。以毒性强的球菌感染较常见。始发部位在长骨干骺端、髂骨及椎体松质骨等部位,以股骨下端、胫骨上端最多见。

【临床特点】

1. 部分病人有明确的皮肤、口腔、呼吸道和消化道感染史,但找不到原发感染灶者也不乏其人。外伤虽不是病因,却常为病人的主述。

2. 起病急骤,有寒战、高热,甚或惊厥、昏迷、中毒性休克等全身感染表现。

3. 肢体局部可有红、肿、热、痛等急性炎症表现。患儿往往拒绝移动患肢,被动活动时哭闹不止。病程较长者可出现患部软组织脓肿体征。

4. 血常规检查显示白细胞计数和中性粒细胞明显增高。血沉增快。

5．血培养可发现致病菌，但已使用抗生素者血培养阳性率低。

6．发病 10～14 天内 X 线平片可无破坏征象，或仅现轻度骨密度降低。CT 检查有时可见骨膜下积脓。

7．磁共振（MRI）和放射性核素骨显像（ECT）可在发病 48 小时后确认骨组织是否存在急性感染，敏感性极高。

【诊断要点】

1．急性全身性重度感染表现。

2．躯体某部有急性炎症伴肢体功能障碍。

3．发病 10 天内作放射性核素骨显像，在静态相时，有症状的肢体部位异常放射性浓聚。

4．发病 10 天后 X 线摄片可见局限性骨质疏松，虫蚀样破坏。

5．B 型超声在病变部可探及骨膜下或骨旁液性无声区，并引导穿刺抽得脓液。

【鉴别诊断】

1．急性软组织感染蜂窝织炎和深部脓肿　均与急性骨髓炎表现相似，但它们全身中毒症状相对较轻，局部炎症则较重。发病部位不一定在关节附近，肢体功能障碍较轻。ECT 检查异常核素浓聚发生在血流像和血池像，而骨感染时则一直持续到静态像，是比较敏感的鉴别方法。B 型超声检查可早期区别感染在软组织抑或已累及骨膜。如行切开引流，根据脓腔是否已达骨膜予以鉴别。

2．其他急性风湿性、类风湿性关节炎　在儿童发病时全身反应较重，但疼痛部位在关节，不难区别。骨肉瘤或尤文瘤，病程较长，无全身中毒症状，X 线片见不同程度的骨质破坏和特殊骨膜反应，有助于鉴别。

【治疗】

1．首先应给予足量广谱抗生素，根据细菌培养药敏试验再改用敏感抗生素。维持正常的水、电解质平衡，适当支持治疗。经上述处理如病人症状、体征均逐渐消失，说明感染已被控制。

以后抗生素应继续使用3周以上。

2．如抗生素使用后病情无改善，或全身情况改善而局部症状、体征仍明显，则可在B型超声引导下对可疑部位穿刺，证实有积脓后进行引流。如无骨外脓肿，可在ECT显示的异常放射浓聚区或X线片上的局限性骨密度降低区行钻孔开窗引流术。

3．骨破坏腔较大者可行闭式灌洗引流术；破坏腔较小者放置硅胶管负压引流。如术前已形成软组织脓肿，不宜采用闭式引流法，也可开放创口置入盐水纱条，定时换药。

4．患肢用石膏托板或布套牵引（年龄偏大者）制动于功能位。

【预后及转归】

早期正确治疗者可完全恢复正常。延误诊断或处理不当者可演变为慢性化脓性骨髓炎或发生病理性骨折。

二、慢性血源性化脓性骨髓炎

慢性血源性化脓性骨髓炎多是急性期延误诊断或治疗不彻底迁延而成，少数也可由低毒性细菌感染，早期无明显急性炎症，就诊时骨的病理变化已达慢性期。其病理特点是骨死腔、死骨、包壳及骨瘘孔形成，皮肤窦道经久不愈。

【临床特点】

1．曾有急性骨髓炎病史。

2．无明显全身症状。病骨增粗、表面高低不平，一般无压痛。患肢皮肤色素沉着，有不同程度的瘢痕，瘘道口可已闭合或有脓性渗出。

3．不定时产生急性炎症表现，已闭合窦道口再次溃破，流出黏稠脓液，有时可有小死骨排出。全身中毒症状较急性骨髓炎初发时轻。

4．X线片上可见骨质破坏，大小不等的死骨。骨外有大量高低不平的骨包壳，有时可见骨瘘孔。

【诊断要点】

1．有急性骨化脓性感染史。

2. 有已闭合或尚未闭合的窦道，局部皮肤色素沉着。

3. X线片显示病骨粗细不均，有死腔、死骨及大量包壳。

【治疗】

慢性血源性骨髓炎的治疗原则是尽可能彻底清除病灶，摘除死骨，清除增生的瘢痕和肉芽组织，消灭死腔，改善局部血液循环为愈合创造条件。为达此目的，单用药物常不能奏效，必须采用手术和药物综合疗法。

1. 抗生素治疗　应在伤口或窦道附近多次取标本，做细菌包括厌氧菌的培养，以便选择有效的抗生素治疗。由于药物在骨内的浓度远低于血液中的浓度，因此须应用较大剂量的抗生素进行为期6～12周的治疗。

2. 手术治疗　凡有死骨、死腔、窦道流脓，有充分新骨形成包壳，能支持肢体者，均应手术治疗。术前、术中和术后均应给予足量有效抗生素。手术前注意改善全身情况（如给予高蛋白饮食、输血等），增强抵抗力。手术治疗方法，包括病灶清除术、带蒂肌瓣填充术及骨移植术等。

【预后】

治疗恰当可在一定时间内愈合。如治疗不当，反复急性发作可导致邻近关节功能障碍、病理性骨折、肢体成角或短缩畸形，甚或窦道口皮肤癌变。

三、特殊类型骨髓炎

局限性骨脓肿及硬化型骨髓炎都是由于细菌毒力较弱，而人体反应较强产生的一类特殊骨感染。前者在骨髓腔形成厚壁脓肿，后者在骨干内形成死腔伴大量骨膜反应。两者临床表现均不多，常以局部胀痛及轻度炎症表现为主，全身中毒症状少见。由于在病理上都有硬化增厚的炎症壁，故抗生素较难进入病灶，非手术治疗效果不佳。如手术打开病灶，刮除炎性肉芽，置入抗生素常可使病变愈合。

四、急性血源性化脓性关节炎

急性血源性化脓性关节炎多见于儿童,好发于髋、膝关节,约85%系金黄色葡萄球菌感染所致。临床病理过程可分为:①浆液渗出期;②浆液纤维渗出期;③脓性渗出期。有时因病变进展迅速而难以将这三期截然分开。

【临床特点】

1. 急性起病,寒战高热,重者惊厥、昏迷等严重全身中毒症状。有原发感染灶者这些中毒症状可互相重叠,也可在第一次中毒症状减轻或消失后再次出现。

2. 受累关节剧烈疼痛和功能障碍。比较深在的关节感染局部红、肿不明显,但压痛和拒动甚为突出。表浅关节感染则有典型局部炎症体征。

3. 周围血象白细胞计数明显增加,以中性粒细胞为主。血沉增快。

4. B型超声可见关节间隙增宽,其间为液性的无声区。感染已累及关节外,则可见到关节囊强回声带连续性中断,关节外积液和炎性水肿。

5. X线片早期为关节周围软组织肿胀,关节间隙狭窄和软骨下骨吸收、增白。晚期关节畸形愈合、骨性强直。

6. 根据病期不同,关节穿刺可抽出微混和混浊的脓性渗液。镜下可见大量脓细胞和找到细菌,关节液细菌培养阳性率明显高于血培养。

【诊断要点】

1. 急性全身性重度感染表现。

2. 受累关节急性炎症征象。

3. 关节穿刺抽出脓液,细菌培养阳性。

【鉴别诊断】

1. 急性骨髓炎　其病灶多在接近关节骨端的松质骨内,故二者症状、体征极为相似。关节炎时,早期B超及X线片示关节间隙增宽、积液明显,而关节外仅为软组织肿胀;关节穿刺为混浊脓液提示为关节感染。急性骨髓炎时关节内虽可发生反应性积液,但抽出液体较清亮,细菌培养多阴性。

2. 风湿性关节炎　也可急性发病,但多为游走性、对称性、多关节性。体温及白细胞计数虽可增高,但中性粒细胞不高。关节液较为清亮,无脓细胞和细菌。

3. 小儿急性类风湿关节炎　可有高热及急性关节炎表现,但往往伴有全身淋巴结肿大、脾大、皮疹等特异性表现。关节病变也可多发,关节液无脓细胞。实验室检查类风湿因子阳性率较高。

4. 关节结核　仅在后期继发化脓性细菌感染时才有可能混淆。主要鉴别方法是仔细了解发病过程(详见本章第十节)。

【治疗】

1. 全身治疗与化脓性骨髓炎相同。

2. 用石膏托板或支具制动患肢于功能位。

3. 反复关节穿刺抽液,并注入对致病菌敏感的抗生素。

4. 如关节内脓液黏稠、抽吸效果不佳,可通过关节镜灌洗,并留置两根引流管作关节灌注。也可手术切开关节引流,然后再行关节灌注,通常灌注时间不少于10~14天。

5. 当关节急性炎症控制后即开始在连续被动活动器上进行功能训练,以减少粘连。

6. 后期已有非功能位畸形或关节病理性脱位,可作关节置换、截骨以及关节融合。

【预后】

1. 治疗恰当的浆液渗出期关节炎者可痊愈。

2. 治疗恰当的浆液纤维渗出期关节炎者可能发生轻度功能障碍。

3. 病变已达化脓期者,无论治疗是否恰当均会发生不同程度的功能障碍,后期发生骨关节病的比率较高。

第十节 骨与关节结核

骨与关节结核好发于儿童及青少年,是一种继发结核感染,约 90% 继发于肺结核,其次为消化道结核、淋巴结核。营养和医疗卫生条件差的地方发病率最高,近年来中老年骨、关节结核发病率有增高趋势。按照病理可将骨、关节结核分为单纯骨结核,单纯滑膜结核和全关节结核三个阶段。骨与关节结核易发生在负重部位,约 50% 发生在脊柱,其次为下肢大关节。骨干结核较为少见,如若发生多见于手部短骨。

一、脊柱结核

脊柱结核发病部位依次为腰椎、胸椎、胸腰段、腰骶及颈椎。多数病灶为单发,偶有数个不同部位同时发病,称为跳跃型脊柱结核。

【临床特点】

1. 起病缓慢,病程较长,可能有原发结核病灶,或有结核感染史。

2. 全身结核中毒症状消瘦、低热、盗汗、乏力及女性月经紊乱。小儿则精神差,不喜活动,夜间翻身时因突发疼痛而哭闹。

3. 局部表现为疼痛和活动受限。检查时发现局限性棘突压痛、叩痛、椎旁肌痉挛而产生脊柱板样强直和拾物试验阳性。部分病人可在颈侧、锁骨上窝、肋间隙、腰三角、髂窝及大腿内侧发现寒性脓肿。

4. X 线片典型表现是椎体不同程度破坏、椎间隙狭窄和小片死骨形成。有的可见寒性脓肿所致咽后壁、椎旁或腰大肌软组织增宽的阴影。

5. 实验室检查常见贫血和血沉增快。结核菌素纯蛋白和抗体的检测有一定参考价值。

6. MRI、CT 和 B 超可协助诊断是否有寒性脓肿和所在部位,有助于决定手术和手术入径的选择。

【诊断要点】

1. 缓慢起病,有结核中毒症状。

2. 脊柱某处进行性疼痛伴功能障碍或有寒性脓肿体征。

3. X 线片显示椎体破坏、椎间隙狭窄和小片死骨,椎旁或腰大肌阴影增大。

4. B超在脊柱附近探得液性无声区。

【治疗】

1. 全身支持和抗结核治疗、休息和用石膏或支具制动脊柱。

2. 非手术治疗的适应证　①骨质破坏少、脊椎结构稳定,在全身治疗的基础上病灶趋于稳定,中毒症状减轻者;②伴有其他脏器活动性结核者;③全身情况差不能耐受手术者。

3. 手术治疗适应证　①全身支持、抗结核治疗不少于 2 周;②骨质破坏明显,有死骨、较大寒性脓肿难以吸收者;③有经久不愈的瘘管;④有明显神经根症状或脊髓压迫症者。

4. 手术目的是清除死骨、干酪样组织、寒性脓肿,切除瘘管和解除脊髓压迫,稳定脊柱。

5. 手术方法　①切开排脓;②病灶清除;③矫形手术。

6. 手术后仍需继续抗结核治疗 9～12 个月。

【预后】

1. 全身支持、抗结核治疗,手术时机恰当和病灶清除彻底,脊柱稳定者多能痊愈。

2. 脊髓压迫者,若能及时减压能得到良好的恢复。如压迫过久,因部分脊髓缺血软化难以恢复。

3. 治愈标准　①全身情况良好,血沉正常;②局部症状及体征消失;③X 线片显示脓肿和死骨吸收、消失,病灶边缘增白或两病变椎体已融合;④恢复正常活动半年后上述三点不发生变化。

二、髋关节结核

髋关节结核占全身骨关节结核的第三位,儿童及青少年多见，常为单侧性。病变可由滑膜结核或单纯骨结核演变而来。

【临床特点】

1. 逐渐发生的髋关节疼痛和跛行。部分病人可因支配髋关节的闭孔神经受到炎症刺激而发生膝关节牵涉痛，并以其为主诉，值得注意。

2. 无论主诉髋痛或膝痛，体征均在髋部。髋前方有压痛，无明显肿胀和红、热，患髋各方向活动受限，4字试验、髋关节过伸试验和 Thomas 征阳性。

3. 晚期因股骨头破坏、后脱位而出现屈曲、内收、内旋畸形和髋部瘘管形成。

4. X 线片早期显示骨质破坏，关节间隙狭窄，晚期可见股骨头破坏、缺损和脱位。

5. 全身情况与其他结核病人相同。

【诊断要点】

1. 缓慢起病，有结核中毒症状。

2. 患髋或同侧膝疼痛，髋关节功能障碍。

3. X 线片显示髋关节骨质破坏，关节间隙狭窄或病理性脱位。

【鉴别诊断】

1. 股骨头骨软骨病发病年龄、病程及关节症状均与髋关节结核有相似之处，但无全身结核中毒症状。直到晚期 X 线片所见也仅累及股骨头，髋臼无破坏征象，股骨颈增粗，股骨头呈蘑菇状及骨密度增高。

2. 髋关节滑膜炎多见于学龄前儿童，主诉一侧髋、膝痛，不愿活动，关节功能部分受限。X 线片上关节间隙增宽、无骨破坏，易与早期滑膜结核混淆。但无全身结核中毒症状，病程较短，制动 1～2 周症状、体征即可消失。

3. 晚期髋关节结核瘘管继发化脓性感染时与化脓性关节炎后期较难区别。二者除早期病史不同外，最终的鉴别是靠细菌培养及组织病理学检查。

【治疗】

1. 全身治疗与脊柱结核相同。

2. 患侧下肢牵引制动,可减轻症状,减少畸形。

3. 为尽可能保全髋关节功能,确诊为髋关节结核者均适于早期手术治疗,包括滑膜切除、病灶清除术。如关节已完全破坏则行关节融合术。晚期已有畸形愈合者行矫形术。已愈合的髋关节结核,为改善功能有的可在特别选择下行全髋置换术。

4. 手术前后处理与脊柱结核相同。

【预后】

1. 单纯滑膜结核、骨结核治愈后髋关节本身功能可无明显影响。若股骨上端生长骺板受到累及,可产生过度生长或生长抑制,因下肢不等长而发生跛行。

2. 全关节结核经正确治疗后也会发生髋关节功能障碍,重者关节强直。

三、膝关节结核

膝关节结核发病率仅次于脊柱结核,多见于儿童和青少年。由于膝关节腔大,滑膜面积为全身各关节之最,故滑膜结核最多见。

【临床特点】

1. 病儿多以关节进行性肿胀、疼痛、功能障碍为主要表现。可有局部皮温高,但无相应的充血发红。

2. 关节积液。穿刺可抽出较稀薄的混浊脓液,有时脓液检查可发现抗酸杆菌。后期形成瘘管且易继发化脓性感染。

3. 原发病灶在骨端的单纯骨结核,症状和体征较少,仅为关节疼痛、活动减少,而肿胀、积液均不明显。偶有骨结核病变破坏关节软骨后引起急性滑膜炎而突发急性关节症状者。

【诊断要点】

1. 缓慢起病、有全身结核中毒症状。

2. 患膝肿胀、疼痛、功能障碍。

3．膝关节积液时，浮髌试验阳性，可抽出稀薄脓液，并从中找到抗酸杆菌。

4．X线片显示关节骨质破坏，关节间隙增宽（早期）或狭窄、关节半脱位（后期）。

5．关节镜检查可直接观察到滑膜及关节软骨病变情况，并作病理检查明确诊断。

【治疗】

1．在全身支持、抗结核和制动的基础上行关节穿刺抽脓再注入抗结核药为首选治疗方法。对早期滑膜结核多能收到较好的效果。因与全身抗结核治疗同时进行，故应注意抗结核药的毒副作用。

2．非手术无效的病例可行滑膜切除术，对单纯骨结核、全关节结核者可行病灶清除术。关节面损害少者术后继续制动，并作关节内注射抗结核药；关节面破坏广泛者术后即作关节加压融合术。儿童全关节结核不宜过早作关节融合，以减少骨骺损伤导致的生长性短肢畸形。

3．无论非手术或手术治疗，局部制动均不得少于3个月。

【预后】

1．滑膜结核和单纯骨结核疗效较好，治愈后关节功能可能恢复正常或仅有轻度障碍。

2．全关节结核治愈后均有明显功能障碍或完全强直。

第十一节　非化脓性关节炎

一、骨关节炎

骨关节炎是关节软骨受到损害后所产生的关节病变，可分为原发性和继发性两种。前者是指关节软骨退行变为主要病因的损害，故又称退行性骨关节病、增生性关节炎、肥大性关节炎等，与年龄增长关系密切，最为多见。后者是因急性损伤、骨病或良性肿瘤性破坏关节软骨所继发的关节病变,因其有明确病因,故通常提到骨关节炎均指原发性骨关节炎。

【临床特点】

1. 常见于中老年,女性略多于男性,以肥胖矮小者较多见。

2. 膝关节为常发部位,其次是髋、脊柱、远侧指间关节、拇掌腕关节等。开始常为单侧,以后可为双侧或多关节患病。

3. 最初表现为关节不适及乏力,以后出现一种典型的疼痛曲线,活动过久疼痛逐渐加剧,休息后缓解;当再次开始活动时疼痛极为剧烈,出现跛行,但多活动后又逐渐缓解;继续活动疼痛再度加剧,又需休息。以上现象周而复始地发生。

4. 检查时膝关节某点有压痛,以侧副韧带附着处居多。髌骨下有摩擦感,活动关节时有响声。关节功能早期大多正常,后期发生屈膝障碍。当病变累及滑膜,可反复出现关节积液而使膝肿胀,浮髌试验阳性。在远侧指间关节可出现 Heberden 结节。

【诊断要点】

1. 病人为中老年。

2. 下肢大关节及手部关节多见,以膝关节和远侧指间关节最多。

3. 有典型疼痛曲线及关节功能障碍。

4. X 线片显示骨、关节退行性变,关节边缘骨赘形成,关节间隙不规则狭窄,软骨下骨增白、硬化和吸收成小囊腔,有时可见钙化的关节内游离体。

【治疗】

治疗目的是缓解症状、保护软骨、纠正关节力线以延长关节使用时间,至今尚无治本的方法。

1. 急性疼痛期予以短期(1 周左右)制动,可收良好效果。

2. 对关节附近肌肉,进行不负重训练以加强肌力、减轻肌萎缩,增加关节的稳定性。

3. 关节积液时应穿刺抽出,有条件者同时用平衡液反复灌洗关节腔,可减轻软骨和滑膜的炎性损害。

4. 可口服消炎镇痛药物等缓解症状。

5. 病变较重者,可通过关节镜行清理术,将游离体取出,修整损伤的软骨面,去除部分关节缘增生赘物和灌洗关节腔,有一定效果。

6. 已有关节负重力线异常者可行截骨矫形术,可减轻症状,改善关节功能。

7. 关节结构破坏严重者,可行人工关节置换术。若为单关节损害又需重劳动者,或缺乏人工关节置换条件时,可行关节融合术。

【预后】

本病至今尚无根治方法,主要危害是关节活动时疼痛,尽管后期可使关节结构较广泛破坏,但罕见关节骨性强直者。

二、类风湿关节炎

类风湿关节炎是由于多种因素所致的结缔组织疾病在关节的表现。类风湿关节炎是以滑膜首先受累的病变,与骨关节炎的病理变化过程有明显区别。

【临床特点】

1. 发病年龄多见于 20~45 岁,青壮年居多,男女之比为 1:2~4。起病缓慢。如为儿童病人,则常有高热、急性关节炎症和单核巨噬细胞系统病变,称之为青少年类风湿性关节炎。

2. 关节病变常为对称性。受累关节依次为指、腕、膝、肘、足、肩、髋。发作期间有典型的痛、肿、微红和功能障碍。大关节可有积液体征,并抽出黄、微混的关节液。

3. 早期即发生关节功能障碍,及关节附近肌萎缩而呈现出梭形肿胀,后期可发生非功能位关节纤维僵直到骨性强直。

4. 实验检查可有贫血、血沉增快、类风湿因子(RF)阳性等。

5. X 线片早期仅见关节软组织阴影增厚,骨质疏松。大关节因积液而关节间隙增宽,继之软骨下骨吸收,形成囊腔。晚期软骨破坏、关节间隙不规则狭窄、病理性半脱位,最后呈骨性强直。

【诊断要点】

1. 美国风湿病学会 1987 年修订的 RA 分类标准　①晨僵至少 1 小时(≥6 周);② 3 个或 3 个以上的关节受累(≥6 周);③手关节(腕、MCP 或 PIP 关节)受累(≥6 周);④对称性关节炎(≥6 周);⑤有类风湿皮下结节;⑥ X 线片改变;⑦血清类风湿因子阳性。≥4 条并排除其他关节炎可以确诊 RA。

2. 2010 年 ACR/EULAR 关于 RA 新的分类标准(表 29-3),总得分 6 分以上可确诊 RA。

表 29-3　2010 年版 ACR/EULAR 关于 RA 新的分类标准

关节受累	得分 (0～5分)	血清学 (至少需要1条)	得分 (0～3分)
1 个大关节	0	RF 和 ACPA 均阴性	0
2～10 个大关节	1	RF 和 / 或 ACPA 低滴度阳性	2
1～3 个小关节(伴或不伴大关节受累)	2	RF 和 / 或 ACPA 高滴度(超过正常值 3 倍以上)阳性	3
4～10 个小关节(伴或不伴大关节受累)	3		
>10 个关节(至少一个小关节受累)ZA	5		
急性时相反应物(至少需要 1 条)	得分 (0～1分)	症状持续时间	得分 (0～1分)
CRP 和 ESR 均正常	0	<6 周	0
CRP 或 ESR 增高	1	≥6 周	1

3. 2012 年早期 RA(ERA)分类诊断标准　①晨僵≥30 分钟;②大于 3 个关节的关节炎;③手关节炎;④类风湿因子(RF)阳性;⑤抗 CCP 抗体阳性。

14 个关节包括双侧肘、腕、掌指、近端指间、膝、踝和跖趾关节。≥3 条可诊断 RA。敏感性 84.4%，特异性 90.6%。

【鉴别诊断】

1. 结核性关节炎 多为单关节发病，无明显急性炎症表现，关节液为脓性，易形成经久不愈的瘘管。

2. 风湿性关节炎 与类风湿关节炎相似处较多，但风湿性关节炎以青年女性多见，关节症状可在较短时间内消退且常伴有皮肤的风湿性红斑和心脏风湿性病变。晚期关节无明显结构破坏，也不发生关节畸形及强直。

3. 骨关节炎 主要区别在于骨关节炎是一种退行病变，故发病年龄偏大，过度活动或制动可直接影响关节症状的转化。疼痛较肿胀先发生，无明显局部红、热，实验室检查无明显异常等。

【治疗】

类风湿关节炎治疗的主要目的在于减轻关节炎症反应，抑制病变发展及不可逆骨质破坏，尽可能保护关节和肌肉的功能，最终达到病情完全缓解或降低疾病活动度的目标。

治疗原则包括病人教育、早期治疗、联合用药、个体化治疗方案以及功能锻炼。

1. 病人教育 使病人正确认识疾病，树立信心和耐心，能够与医生配合治疗。

2. 一般治疗 关节肿痛明显者应强调休息及关节制动，而在关节肿痛缓解后应注意早期开始关节的功能锻炼僵直。此外，理疗、外用药等辅助治疗可快速缓解关节症状。

3. 药物治疗 方案应个体化，药物治疗主要包括非甾类抗炎药、慢作用抗风湿药、免疫抑制剂、免疫和生物制剂及植物药等。

4. 功能锻炼 功能锻炼是类风湿关节炎病人关节功能得以恢复及维持的重要方法。一般说来，在关节肿痛明显的急性期，应适当限制关节活动。但是，一旦肿痛改善，应在不增加病人痛苦的前提下进行功能活动。对无明显关节肿痛,但伴有可逆性关节活动受限者,应鼓励其进行正规的功能锻炼。在有条件的医院,应在风湿病专科及康复专科医师的指导下进行。

5. 外科治疗 经内科治疗不能控制及严重关节功能障碍的类风湿关节炎病人,外科手术是有效的治疗手段。外科治疗的范围从腕管综合征的松解术、肌腱撕裂后修补术至滑膜切除及关节置换术。

【预后】

本病最终均将使受累关节失去功能,但由于其病因较复杂,在综合治疗过程中,有的病人可呈自然缓解,病理变化停止,病情稳定而治愈,但原因不清。

三、大骨节病

大骨节病是一种发生在儿童和青少年的地方性、流行性疾病,多发生在丘陵、山谷等寒湿地带,病因不明,一般认为与长期食用带有败病真菌的食物及硒元素缺乏有关。病变首先累及骺板,然后侵犯关节软骨,从而出现生长障碍和关节畸形。

【临床特点】

1. 患儿生长发育障碍,如侏儒状。骨端粗大、关节增粗、乏力疼痛。膝关节易发生内、外翻畸形而步态摇晃。手指短粗,动作欠灵活。

2. 骨、关节病变多呈对称性。四肢肌显著萎缩,且随病程延长而发生肌痉挛,进一步加重关节活动障碍。

3. X线片表现以骨骺板过早骨化、骨端粗大、关节面高低不平、关节边缘骨质增生及骨干变短、变粗为其特征。在短骨则因横向生长过度而使密质骨增厚、密度增高,髓腔相对狭窄。

【诊断要点】

1. 有流行区生活史。

2. 儿童或青少年关节发育障碍伴畸形。

3. X线片显示骨骺板过早骨化,骨骺粗短及关节面破坏。

【治疗】

对症治疗可减轻疼痛,有明显关节畸形者可手术治疗,因游离体引起交锁和疼痛者可摘除游离体,因骨唇过多过大而影响关节活动者可将骨唇切除以改善功能,有关节内翻、外翻者可作截骨术。因多系双侧性或多发性病变,不宜作关节融合术。

【预后】

一旦发病,所出现的骨生长畸形难以改善。

四、松毛虫性骨关节炎

松毛虫性骨关节炎是接触松毛虫或其污染的水而发生的一种急性关节炎。多发生在我国南方,有明显的季节性(以10月份最多)和流行性。它可能是由于松毛虫毒素、过敏和感染所致。早期为关节软组织炎性反应,后期破坏关节软骨而发生纤维性或骨性关节强直。

【临床特点】

1. 青、壮年人在秋季骤发急性关节炎症。

2. 有在松树林区活动史。

3. 均发生在暴露的关节,上肢肘下、下肢膝下关节好发,可有数天潜伏期。

4. 多有全身发热、乏力、头痛、皮疹等症状。

5. 典型的关节红、肿、热、痛和功能障碍为其表现,疼痛剧烈常难以忍受。起病常为单关节,症状消退后另一关节又可发病。约20%的病人有复发倾向。迁延过久则成慢性关节病,最终可发生骨性强直。

6. 全身和患肢近侧淋巴结肿大。

【诊断要点】

1. 有季节性和在林区活动史。

2. 暴露关节急性炎症,伴全身轻、中度感染表现。

3. 周围血象嗜酸性粒细胞增高可达60%左右。

4. X线片显示关节骨质疏松、关节间隙狭窄,晚期骨质增生、硬化及骨性强直。

【治疗】

1. 首先应进行预防性处理。在流行季节进入林区工作应穿长袖长裤。对林区进行杀虫药物处理等。

2. 皮肤若接触林区水草后应及时用稀薄碱性溶液清洗（肥皂水、草木灰水、3%氨水等）。

3. 急性期可使用抗过敏药物、抗炎止痛药物治疗。如有皮肤感染可使用抗生素。

4. 后期可行滑膜切除术或畸形矫正术。

（赵　宇）

第三十章

小儿腹部外科疾病

第一节　小儿肠梗阻

一、嵌顿性腹股沟疝

嵌顿性腹股疝是指腹腔脏器进入疝囊后不能还纳而停留在疝囊内,是小儿腹股沟疝最常见的并发症。

【病因】

当腹压突然增高逼使腹内脏器通过扩大的疝环进入疝囊,随之腹压下降疝环回缩阻止腹腔脏器回复,从而导致嵌顿。

【病理】

1. 嵌顿内容物主要为小肠。

2. 女孩嵌顿内容物有时为卵巢或输卵管,不易复位。

3. 嵌顿疝可使精索受压,并发睾丸梗死。

【诊断要点】

1. 有腹股沟疝病史。突发哭闹及呕吐。

2. 腹股沟区肿块质硬,活动度小且触痛明显。

3. 晚期表现为阴囊充血肿胀,若发生肠坏死则有腹膜炎症状或便血。

4. B超检查可发现肿块内容物为肠管或附件等组织。

【治疗】

1. 手法复位　嵌顿时间在24小时以内者均可行手法复位。手法复位应注意首先给予解痉和镇痛,其次手法要轻柔切忌用暴力,要持续均匀用力。复位成功后密切观察腹部情况,必要时摄立位腹部平片了解有无膈下游离气体。

2.手术治疗 如下情况禁忌手法复位而行手术治疗:①嵌顿时间超过 24 小时者;②手法复位失败者;③女孩嵌顿内容物多为卵巢或输卵管,不易复位;④新生儿嵌顿时间无法判断;⑤全身情况差,已出现便血等肠坏死征象者。

手术中注意切开疝囊前先固定疝内容物,然后扩大嵌顿疝的环口,判断无组织坏死后再还纳疝内容物。术前检查双侧睾丸是否存在,睾丸大小和位置,术毕应检查睾丸是否在阴囊内。

3.腹腔镜下嵌顿疝复位 + 鞘状突高位结扎 腹腔镜下配合手法复位可以清晰地看到复位还纳的肠管情况。结扎内环口处也无明显水肿,避免了常规手术下分离、结扎水肿的疝囊,避免损伤精索血管、输精管,降低复发率。

【预防】

6 个月以上的腹股沟疝都应考虑手术。有嵌顿史的患儿,无论年龄大小必须及早手术。疝行常规手术的复发率为 1%～2.5%,嵌顿疝术后复发率更高。

二、蛔虫性肠梗阻

蛔虫性肠梗阻在学龄儿童最多见,近年来由于卫生水平提高已有下降。

【病因】

1.驱虫方法或用药不当。

2.寄生宿主的环境改变。

【病理】

梗阻持久后可导致肠壁坏死、穿孔、腹膜炎、蛔虫还可经穿孔进入腹腔。

【诊断要点】

1.病史 腹痛:常为阵发性脐周痛,梗阻发生后可为持续性腹痛。呕吐:初为反射性频繁呕吐胃内容物,晚期可吐粪样物、咖啡样物,且可有吐出蛔虫。便秘:多数便秘,少数初起有黏液便,如便血时考虑肠扭转。追问过去史有时有头痛、失眠、磨牙甚至惊厥等与蛔虫毒素有关的症状。

2. 体检 腹软,可扪及一或数个大小不等的条状肿块,粉团感,手指按压肿块可变形,肿块消失时无压痛。

3. 血常规检查 白细胞计数轻度升高,嗜酸性粒细胞可增高,有时达 10% 以上。大便可检出蛔虫卵。

4. X 线 腹部平片有肠梗阻液平面,肿块相应处可见条索状或斑点状卷曲的蛔虫阴影。

5. B 超 可见肿块处有虫体活动变化的影像。

【鉴别诊断】

应与阑尾炎肿块、肠套叠、腹腔结核相鉴别。

【治疗】

1. 非手术治疗 解痉驱虫疗法。驱虫疗法可采用氧气驱虫,氧气从置入胃管注入,每岁 100~150ml,速度不宜太快,总量 10~20 分钟注入;驱虫药常用枸橼酸呱嗪,160mg/(kg·d),每日≤3.2g,连续 2~3 天,再用温盐水低压灌肠,以利于虫体排出。还可用驱虫净(四咪唑)、驱虫灵(噻吩嘧啶)、抗虫灵(噻嘧啶)或中药驱虫。

2. 手术治疗

(1) 指征:①有腹膜刺激征;②腹腔内有游离气体;③非手术治疗无效。

(2) 方法:①纵行切开健康肠壁,先取远端再取近端蛔虫,尽量取净,再横缝肠壁;位于末端回肠的蛔虫可驱入结肠,术后再给驱虫药排出;②肠坏死需作切除吻合。

(3) 注意事项:①取虫中不要将肠腔内容物和虫体污染腹腔;②腹腔应彻底冲洗,严防虫体遗留腹腔发生蛔虫肉芽肿。

3. 腹腔镜探查 早期试行腹腔镜探查可明确诊断,行镜下肠扭转复位,肠切开取虫,肠部分切除,依据病情必要时也需中转开腹。

三、急性肠套叠

急性肠套叠指一部分肠管及其系膜套入邻近的肠管之中,临床上出现急性肠梗阻的症状。此病为婴儿期常见急腹症,2岁以下婴幼儿最多见,尤以5～9个月婴儿为多,男女之比为(2～3):1,春夏两季多见。

【病因】

病因不明,与下列因素有关:①饮食性质与规律的改变;②肠道炎性病变;③肠寄生虫及其毒素的刺激;④有神经肌肉运动不协调性疾患或倾向者;⑤腺病毒感染;⑥胃泌素分化异常;⑦年长儿个别与梅克尔憩室、肠息肉、肠重复畸形、肠血管病等器质性病变有关。

【病理】

肠壁可能缺血坏死。缺血坏死主要发生在受压最紧的中层及鞘部转折区肠管;最内层发生较晚,外鞘部很少出现坏死。

【诊断】

1.临床表现

(1)腹痛:首发阵发性哭吵,间歇性安静。肠套叠者90%有腹痛。

(2)呕吐:80%的患儿有呕吐,早期为胃内容物,而后有胆汁,晚期可有粪渣。

(3)血便:起病8～12小时后可见果酱样大便。自然排出或肛门指诊发现血便占90%。

(4)腹部肿块:安静时触诊右下腹因回盲部上升套入升结肠或横结肠而空虚,右上腹可触及腊肠样肿块,套叠严重时可在左腹部触到肿块,有时套叠肿块偶可从肛门脱出。75%的患儿可触及肿块。

2.特殊检查

(1)X线:诊断性空气灌肠结肠内可见气柱前端呈杯口状、螺旋状阴影即可确诊。

（2）超声：腹部 B 超肿块切面呈"靶样征"。

3．鉴别诊断　与细菌性痢疾、急性坏死性肠炎、腹型过敏性紫癜、梅克尔憩室溃疡，可从血便中有无脓细胞、大便培养、空气灌肠、钡剂灌肠、腹部有否肿块加以鉴别。

【治疗】

1．90% 以上可经空气灌肠复位。

（1）适应证：发病 24 小时以内，或 24～48 小时但一般情况较好者。

（2）禁忌证：病程已 48 小时以上，腹胀严重，且腹透可见多个巨大液平面，已有腹膜刺激征或疑有肠坏死，肿块超过脾曲，反复发作疑有器质性病变。

（3）注意事项：①必要时用解痉镇静药，如阿托品和苯巴比妥；②注气前检查各开关阀是否正常；③压力控制在 8～13.3kPa（60～100mmHg），最大不超过 16.0kPa（120mmHg）；④边注气边观察套入的头端的变化，并可有节奏地放出气体后再注气，使肠内压有缓解机会。

（4）复位成功征象：①小肠内进气，拔出肛管有大量气体及粪便出现；②患儿安静入睡；③腹部肿块消失；④口服 0.5～1g 活性炭后 6～8 小时由肛门排出。

2．手术治疗

（1）适应证：①经空气灌肠未能复位的肠套叠；②腹胀严重，有可疑性肠坏死不适宜行空气灌肠；③慢性复发性肠套叠，可能有肠道器质性病变存在；④小肠型肠套叠。

（2）操作要点：剖腹探查如无肠坏死，应先行手法复位，双手拇指和示指缓慢交替挤压套叠头部，使肿块后退，直至全部套叠复位。即由远而近将套入肠管挤压脱套，切忌由近端硬性牵拉，以防浆膜破裂穿孔；阑尾套入受压时可同时切除；合并肠坏死穿孔时，应行坏死穿孔肠管切除吻合术。手术中对肠壁活力有疑问时，可用温热盐水纱布包裹整复肠管观察数分钟，或用普鲁卡因肠系膜血管周围封闭，如血管搏动良好，肠管色泽转红且有蠕动波通过，可结束手术关腹。

3. 腹腔镜探查　复位不少患儿手术时发现套叠肠管已经复位，也有部分肠套叠很容易就能手法复位。运用腹腔镜能够最大可能减少创伤。先探查套叠情况，监视下肛门注气，压力依据情况而定，最高可加压力达 18.6～20kPa（140～150mmHg），必要时可用分离钳辅助复位，复位后依据情况还可完成阑尾切除、小肠部分切除等手术。小肠套叠大多能在腹腔镜下确诊并复位，即使需行肠切除创伤也很小。

四、新生儿肠梗阻

新生儿肠梗阻常见有先天性消化道闭锁或狭窄、膈疝、先天性肥厚性幽门狭窄、环状胰腺、肠旋转不良、先天性巨结肠等。

【诊断】

1. 临床表现

（1）呕吐物性质：对诊断疾病非常重要。①当食物与胃酸混合后，吐出物带有轻度酸味则来自胃；吮奶后即吐出无酸味乳汁，呕吐物来自食管；如呕吐物有粪臭考虑低位肠梗阻。②呕吐物不含黄绿色胆汁，梗阻在 Oddi 括约肌以上，如果含黄绿色胆汁梗阻在 Oddi 括约肌以下。③呕吐物含血液，一般持续严重的呕吐常致胃黏膜损伤，呕吐物中含少量血。有时咽喉、口腔出血，呼吸道出血吞入胃也含血。此外，胃、十二指肠溃疡、炎症，肥厚性幽门狭窄，凝血机制障碍也可带血，结合临床表现予以鉴别。

（2）伴随症状体征：腹泻考虑胃肠炎；伴腹胀、便血要考虑肠梗阻、肠坏死；伴发热可能感染；伴有头昏、惊厥、昏迷、脑膜刺激征要想到中枢神经系统疾病。

2. 特殊检查　腹部 X 线（立位）平片检查、碘水、稀钡造影（需及时抽出以防误吸）或钡剂灌肠，了解消化道梗阻部位及程度。

【鉴别诊断】

见表 30-1。

表 30-1 常见新生儿肠梗阻诊疗一览表

病名	临床表现	辅助诊断	治疗处理
小肠闭锁肠狭窄	呕吐进行性加剧,有胆汁或粪便,频吐,腹胀(+)~(+++);无粪便排出,肠鸣音亢进	腹部平片:梗阻上部多数气液平面,梗阻下段无气体	病变肠管切除
肠旋转不良	生后数天开始呕吐,间歇性含胆汁;腹胀(+)~(+++);胎粪排出以后转为便秘,肠鸣音亢进	钡剂灌肠可见盲肠位于上腹中部或右上腹	Ladd 韧带松解,需切除阑尾
巨结肠	间歇呕吐,腹胀(+++)~(++++),胎粪性便秘,全腹胀,肠鸣音亢进,直肠空虚感大便气体随手指而出	低位肠梗阻钡剂灌肠可见痉挛狭窄段	结肠灌洗,严重者行肠造瘘,少数可行根治手术
肛门闭锁	出生后即有完全性肠梗阻症状,呕吐频繁,腹胀(+++)~(++++),全腹胀,可见肠型,肠鸣音亢进	倒立位测量直肠盲端与肛膜间的距离	肛门成形术,高位者先行肠造瘘
十二指肠狭窄或闭锁,环状胰腺	出生后1周内持续性呕吐胆汁,多无腹胀,大便少或无,可见胃蠕动波,闻胃击水音	平片见胃与十二指肠双泡形,钡餐造影明确诊断	十二指肠空肠吻合
膈疝	呕吐同时伴呼吸困难,胸腔可闻肠鸣音	膈肌异常影,胸腔内含气肠管影像	膈肌修补
胎粪性腹膜炎	出生后2日内进行性频吐,含胆汁有粪臭;腹胀(+++),可能有包块或腹膜炎体征,肠鸣音亢进或消失	腹部平片可见钙化点、液平面,穿孔时有气腹	肠粘连松解,梗阻上下端肠管吻合

第二节 先天性巨结肠

"先天性巨结肠"一词不够准确,它仅注意描写结肠被动扩张肥厚的继发性病变现象,但目前国内仍广泛用这一名称,而国外多采用 Hirschsprung 病(希施斯普龙病,简称 HD)或肠道无神经节细胞症。此病发病率高,居先天性消化道畸形的第二位。

【病因】

1. 胚胎学说造成无神经节细胞症。

2. 家族性及遗传关系。

3. 基因研究进展大量的研究表明发生 RET 基因突变者在家系中大约占 40%~50%,在散发病例中仅有 15%~20%。

【病理】

狭窄段肌间神经丛(Auerbach 丛)和黏膜下神经丛(Meissner 丛)内神经节细胞缺如,其远段很难找到神经丛。

【分型】

参照病变范围,结合治疗方法的选择,临床及疗效的预测可作如下分型。

1. 短段型病变位于直肠近、中段,相当于 S_2 以下,距肛门距离不超过 6cm。

2. 常见型无神经节细胞区自肛门开始向上延至 S_1 以上,距肛门约 9cm,病变位于直肠近端或直肠乙状结肠交界处,甚至达乙状结肠远端。

3. 长段型病变延至乙状结肠或降结肠。

4. 全结肠型病变波及全部结肠及回肠,距回盲瓣 30cm 以内。

5. 全肠型病变波及全部结肠及回肠,距回盲瓣 30cm 以上,甚至累及十二指肠。

上述分型方法有利于治疗方法的选择,并对手术效果的预测和预后均有帮助。以上各型中常见型占 75% 左右,其次是短段型。全结肠型约占 3%~5%,亦有报告高达 10%。

【诊断】

1. 临床表现

(1) 不排胎便或胎便排出延迟：新生儿 24～48 小时以后排便。仅有少数病儿出生后胎便排出正常，一周或一个月后出现症状。

(2) 腹胀：为早期症状之一，进行性加重，腹部逐渐膨隆，呈蛙形腹，伴有腹壁静脉怒张，有时可见到肠型及肠蠕动波。常伴有肠鸣音亢进。严重时膈肌上升，影响呼吸。

(3) 呕吐：梗阻加重则呕吐可逐渐增加，其内容为奶汁、食物甚至吐出胆汁或粪液。经洗肠、输液及补充电解质后病情缓解。经过一段时间后上述症状又复而出现。

(4) 肠梗阻：多为不完全性，有时可发展成为完全性，而须立即行肠造瘘术以缓解症状。个别病人平时虽能排除少量稀便气体，但肠腔内已有巨大粪石梗阻。

(5) 肛门指检：对于诊断新生儿巨结肠症至关紧要。可了解内括约肌的紧张度、壶腹部空虚以及狭窄的部位和长度。当拔出手指后，由于手指的扩张及刺激，常有大量粪便、气体排出呈"爆炸样"，腹胀立即好转。婴幼儿时期肛检有时可触及粪块，拔出手指时或有气体及稀臭粪便排出。

(6) 一般情况：新生儿食欲缺乏、营养不良、贫血、抵抗力差；幼儿除上述症状外，有低蛋白血症，生长发育均差，心、肝、肾功能均可出现损害，严重时全身水肿。

(7) 并发症：小肠结肠炎是引起死亡最多见的原因，可以发生在各种年龄，以 3 个月以内婴儿发病率最高。90% 的肠炎病例发生于 2 岁以内，以后逐渐减少。即使在根治术后或结肠造瘘术后亦有出现结肠炎者。

2. 特殊检查

(1) 直立前后位摄片：低位性肠梗阻，淤胀扩大的结肠及液平面。

(2) 钡剂灌肠：病变肠段肠壁无正常蠕动，有时肠黏膜呈锯齿状,肠管如筒状,僵直、无张力。如果显示出典型的狭窄、扩张段和移行段,即可明确诊断。

(3)肛管直肠测压检查:直肠内的压力刺激可引起产生充盈感、肛管内括约肌松弛、同时肛门外括约肌收缩,这种反射现象被称为直肠肛管抑制反射(RAIR)。

(4)酶组织化学检查:乙酰胆碱酯酶定性检查:在距肛门3cm、6cm 处各取一块组织检查,可见直径增粗数目众多的阳性纤维。

(5)直肠黏膜吸引活检:齿线上 1.5～2cm 处吸取黏膜及黏膜下组织,切片 HE 染色确定神经节细胞是否存在。

【鉴别诊断】

1.巨结肠同源性疾病 如神经节细胞减少症、神经节细胞未成熟症、神经节细胞发育不良症、肠神经元发育异常等都有非正常的神经节细胞存在,这些疾病过去均以巨结肠治疗。它们可以单独存在,也可以与巨结肠合并出现,短段型可以保守治疗,长段型术后易复发。

2.特发性巨结肠 本症多见于儿童,病儿出生后胎便排出正常,后来由于未明原因造成顽固性便秘习惯或便秘合并污粪,所以称之为"特发性巨结肠",主要是未找到解剖病理因素。病儿直肠壁内可以找到正常的神经节细胞。

3.获得性巨结肠 毒素中毒可导致神经节细胞变性,发生获得性巨结肠。

4.继发性巨结肠 先天性直肠肛管畸形,如直肠舟状窝瘘、肛门狭窄和先天性无肛术后等引起的排便不畅均可继发巨结肠。这些病儿神经节细胞存在,病史中有肛门直肠畸形及手术史,HD 合并直肠肛门畸形者亦偶有发生。

5.神经系统疾病引起的便秘 患有唐氏综合征、大脑发育不全、小脑畸形和腰骶部脊髓病变者常可合并排便障碍、便秘或失禁。

6.内分泌紊乱引起的便秘 甲状腺功能不全(克汀病)或

亢进均可引起便秘。患儿除便秘外尚有全身症状，如食欲缺乏和生长发育不良等。经内分泌及其他检查可明确诊断，前者可口服甲状腺素，后者须药物或手术治疗。

7. 退化性平滑肌病　有便秘、慢性进行性腹胀和肠梗阻。有间断性腹泻、除结肠扩张外亦有小肠扩张甚至胃、食管扩张。直肠肛门测压可见有正常反射。病检肠管变薄，肌细胞退化坏死和肌纤维再生，并可见炎性病灶，神经节细胞和神经丛移位。

【治疗】

1. 新生儿、小婴儿一般情况良好，采用洗肠或塞肛如能保持每天排便者，可采用保守治疗。待患儿半岁后手术。

2. 新生儿婴儿一般情况差，梗阻症状严重，合并小肠结肠炎或合并严重先天性畸形者，宜暂行结肠造瘘术。

3. 病变肠管较长，一般情况可以耐受手术，而医师技术熟练者，均可施行巨结肠根治术。常见的术式有：拖出型直肠结肠切除术（Swenson 手术）；腹腔内结肠切除、结肠直肠吻合术（Rehbein 手术）；直肠黏膜剥除、鞘内结肠拖出术（Soave 手术）；结肠切除、直肠后结肠拖出术（Duhamel 手术）；国内运用较多的有直肠肛管背侧纵切、心形斜吻合术（改良 Swenson 手术）。

近年来微创技术的高速发展采用的主要术式有：经肛门巨结肠手术、腹腔镜辅助下 Soave 手术或心形斜吻合术。

第三节　胆道蛔虫病

胆道蛔虫病是肠蛔虫的并发症。在肠道的蛔虫窜入胆道，引起胆道阻塞等一系列症状。

【病因病理】

寄生于空肠和回肠的蛔虫，由于肠蠕动紊乱后蛔虫乱窜，逆行进入十二指肠，有机会钻入胆道内。但可能还与 Oddi 括约肌因炎症等收缩力下降有利于蛔虫侵入或低胃酸使喜碱蛔虫逆行向上有关。

主要的病理变化是 Oddi 括约肌痉挛,由于虫体的活动造成机械性刺激,引起 Oddi 括约肌痉挛和胆管强烈收缩,造成右上腹绞痛。蛔虫进入胆道直至肝管、小肝管或肝内,个别可出现黄疸,虫卵或死虫体可作为核心形成胆道结石。

【诊断要点】

1. 突发性阵发性钻顶样剧烈上腹疼痛。疼痛时患儿面色苍白,辗转不安,屈体捧腹,全身冷汗,疼痛可骤然停止,患儿立即安静,数十分钟后再发。疼痛时可放射至右肩。

2. 呕吐胃和十二指肠内容物,含胆汁,可吐蛔虫。

3. 合并胆道感染时可出现寒战、高热,有时出现黄疸。

4. 腹部体检仅有右上腹深压痛,与剧烈腹痛形成明显对比。

5. 血常规与蛔虫肠梗阻一致,B 超检查胆道见虫体影像可确诊。静脉胆道造影如显示胆总管有蛔虫阴影亦可确诊。十二指肠引流液镜检有蛔虫卵可以诊断。

【治疗】

1. 非手术治疗　非手术治疗效果好,包括禁食、补液、解痉。药物解痉(阿托品 0.01mg/kg 肌注)、镇痛(哌替啶 0.5mg/kg 或非那根 1mg/kg、氯丙嗪 1mg/kg 肌注)、驱蛔(左旋咪唑、驱蛔灵或肠虫清),为防止胆道感染,加用抗生素。还可以配合中药治疗。

2. 纤维胃十二指肠镜　既可检查与诊断,又可夹取蛔虫,但操作困难。

3. 手术治疗

(1) 适应证:①5～7 天保守治疗仍不能缓解;②体温升高,白细胞增多,并发化脓性胆管炎;③胆道内蛔虫死亡不能排出。

(2) 手术原则:胆总管切开取虫,用探条检查胆道是否通畅,在胆总管内置 T 管引流。胆囊除有明显病变或已被蛔虫侵入外,一般不需切除。

(3) 腹腔镜下胆总管探查,T 管引流,创伤小、但难度较大。

【预后】

绝大多数用非手术治疗能治愈。

第四节 胆 道 闭 锁

胆道闭锁并非少见,发病率大约 1.5 万~2.5 万个新生儿中
1 例,在日本和我国较欧美高,女性多见。

【病因】

病因尚不清楚,以往多认为是一种胆管发育异常;近年来
多数学者认为胆道闭锁与新生儿肝炎组织学检查极相似,归属
于同一病理过程的不同阶段的表现;另一些学者提出胰胆管汇
合部异常可能是胆道闭锁发生的原因之一。

【病理与分型】

肝外胆道闭锁按部位分为 3 型:Ⅰ型,胆总管闭锁型;Ⅱ型,
肝总管闭锁型;Ⅲ型,肝门胆管闭锁型。通常将Ⅱ、Ⅲ型称为
"不可吻合型"或手术效果不理想型,约占 80%~90%;而Ⅰ型称
为可吻合型,约占 10%~20%。

【诊断】

1. 临床表现

(1)出生后 2~4 周出现黄疸,持续加重,巩膜黄染,灰白色
粪便,黄疸尿。

(2)腹部异常膨隆,肝脾肿大,腹水,晚期伴门脉高压。

(3)病程 3 个月后发育缓慢,营养欠佳,贫血,5~6 个月迅
速恶化,因胆道梗阻,脂溶性维生素缺乏,有出血性倾向。

2. 实验室检查 显示阻塞性黄疸及肝硬化征象。肝功能不
正常,黄疸指数高达 50~200U,直接胆红素明显升高。

3. 特殊检查

(1)B超、PTC 可判断胆道闭锁的病理类型。

(2)^{99m}Tc 标记亚氨基二醋酸类衍生物显像剂,应用肝胆动
态显像,显示胆道形态与功能,同时可与婴儿肝炎鉴别。

(3)磁共振胆胰管造影(MRCP)可显示肝内外胆管形态,有
确诊价值。

（4）十二指肠引流液检测可了解有无胆汁进入十二指肠，有助于与其他疾病的鉴别。

4. 诊断要点

（1）胆道闭锁主要症状是持续黄疸，灰白色粪便，黄疸尿。

（2）腹部隆起，肝脾肿大。

（3）血清胆红素升高，黄疸指数、直接胆红素显著升高，碱性磷酸酶升高，GPT 轻度升高，尿胆红素阳性，粪胆素阴性。

5. 鉴别诊断

（1）新生儿肝炎：肝炎男婴较女婴多，黄疸较轻，黄色大便，体检肝大而比胆道闭锁轻，血清胆红素渐下降，碱性磷酸酶不超过 40 金氏单位。

（2）先天性胆总管囊肿：早期可出现黄疸和陶土样大便。黄疸呈间歇性，一般不重。B 超可见肝门区液性包块。

（3）胆汁黏稠：与早期胆道闭锁很难鉴别。黄疸常为间歇性，大便也非持续性陶土样。B 超可见胆囊和发育尚可的胆管。试用 25% 硫酸镁，口服每次 5ml，2～3 次 / 日，3 天后可排出淤滞胆汁缓解症状。手术探查可见正常的胆囊和肝外胆管，胆囊穿刺冲洗能达到理想的疗效。

（4）胆总管外压迫：恶性肿瘤罕见，多为胆总管旁肿大的淋巴结或环状胰腺。B 超等检查可见到原发病灶。

【治疗】

1. 适应证　胆道闭锁诊断确定后应手术治疗，在出生后 6～8 周内进行，超过 3 个月以后胆道阻塞，导致胆汁淤积性肝硬化，使肝功能损害不可逆，即使手术成功地解除胆道梗阻，也可能死于肝功能衰竭。

2. 术前准备　贫血需要输血，血清蛋白低输血浆或白蛋白，术前 3 天补充维生素 K_1、维生素 B、维生素 C、维生素 D，护肝。给予抗生素预防感染。

3. 手术方式

（1）肝门空肠双重 Y 形吻合术（改良 Kasai 术）：适用于Ⅱ及

Ⅲ型胆道闭锁。

（2）胆囊 - 十二指肠吻合术：适用于少数Ⅰ型胆道闭锁。

（3）胆总管（肝管）- 十二指肠吻合术：适用于Ⅰ型胆道闭锁。

（4）胆总管（肝管）- 空肠 Roux-Y 吻合术：适用于Ⅰ型胆道闭锁。

（5）胆囊 - 肝门吻合术：适用于肝管近端闭锁的Ⅱ型胆道闭锁。

4. 腹腔镜　目前许多单位已经开展腹腔镜下肝门处胆道探查，同时还可行胆囊穿刺冲洗，肝活检；部分医院还能完成腹腔镜下的肝门空肠吻合术。

5. 晚期肝损害不可逆时，可施行肝移植术。

（冯杰雄）

第五节　先天性胆管扩张症

先天性胆管扩张症是一种通常需要手术处理的原发性胆管疾病，肝内、外胆管均可发生，通常在儿童期发病（约 80%），少部分可在成年期发病。单纯性肝内胆管扩张（如 Caroli 病）非常少见，肝外胆管扩张性病变（或伴有肝内胆管扩张）占绝大多数。

【病因】

胆管壁先天发育不良及胆管末端狭窄或闭锁是发病的基本因素。可能的原因有：

1. 先天性胰胆管合流异常　30%～96% 病人合并存在胰胆管合流异常。

2. 先天性胆道发育不良。

3. 遗传学因素。

4. 其他因素（如病毒感染、妊娠、胆管炎等）。

【病理】

1. 病理分型　根据胆管扩张的部位、范围和形态，目前国际上较为常用的是由 Alonso-Lej 提出并经 Todani 等完善的 5型分类。

(1) Ⅰ型：囊性扩张(70%～90%)。

(2) Ⅱ型：憩室样扩张(2%～5%)。

(3) Ⅲ型：胆总管十二指肠开口部囊性突出(4%)。

(4) Ⅳ型：肝内外胆管扩张(10%～20%)。

(5) Ⅴ型：肝内胆管扩张(Caroli病)(1%)。

2. 病理组织学改变

(1) 扩张胆管的病理变化：胆总管囊肿大小不等，大者可容2000～3000ml胆汁；扩张胆管壁的病理改变程度可因病程长短、扩张的类型及有无并发症而不同。

(2) 肝脏病理变化：肝脏损害的程度与病程长短、囊肿大小、是否合并炎症等因素有关。如长期胆道慢性梗阻，淤胆和反复炎症造成肝脏损害，形成胆汁性肝硬化并发门脉高压症。

(3) 胰腺病理改变：胆管扩张症可能合并急、慢性胰腺炎。

(4) 胆囊病变：胆囊有不同程度的胆囊炎的改变。

【诊断】

1. 流行病学特点　女性发病率为男性的3～4倍，亚洲国家的发病率显著高于欧美国家，随着腹部超声、CT和MRI等影像学检查的普及，无症状病人的比例明显增加。

2. 临床特点

(1) 典型临床表现为腹痛(上中腹)、腹部包块(右上腹的肋缘下，巨大者可占全右腹)和黄疸，但临床上具有典型的三联症者较为少见(发生率为20%～30%)。不同年龄段的病人临床表现差异明显，婴幼儿及儿童病人主要临床表现为明显的腹部包块和梗阻性黄疸，成人病人则主要表现为腹痛。

(2) 并发症：常见并发症包括：胆道结石(37.5%～74.0%)、胰腺炎(10.5%～56.0%)和胆道癌变(发生率随病人年龄增大而递增：年龄＜10岁为0%～0.7%，10～20岁为6.8%，21～40岁为15.0%，41～70岁为26.0%，＞70岁达45.5%)；其他并发症有复发性胆管炎、门静脉高压症以及扩张胆管自发性破裂等。本病的并发症发生率非常高，是该病需要及早手术的重要依据。

3. 实验室检查　无特异性生化诊断指标，多数病人血、尿及便的检查多表现为梗阻性黄疸，可有不同程度的急性肝功能损害的表现。合并胰腺炎时血尿淀粉酶升高，缓解时正常。

4. 影像学检查

（1）超声：彩色多普勒超声检查是该病的主要筛查手段。

（2）CT：多排螺旋 CT 检查在评估病变胆管周围解剖关系和是否存在并发症等方面有其独有的优势，但不能确定胆胰合流情况。

（3）MRI：MRCP 是目前诊断该病最有价值的方法，它既能对胆总管囊肿的解剖关系作详细的分析，也能观察到胆胰管合流的异常。

（4）ERCP 及 PTC 检查：有创检查，可了解胰胆管解剖及病理情况。

（5）三维可视化及 3D 打印立体成像技术：有助于精准定位，判定病变胆管与相邻脉管的关系，并可行术前虚拟手术，拟定精准手术治疗方案，指导临床具体手术操作。

5. 诊断要点　典型的"三联症（腹痛、腹部肿块和黄疸）"及反复发作胆管炎者应考虑本病，同时结合相关影像学检查。

6. 鉴别诊断　通过现代影像学检查容易与胆道闭锁、胰腺囊肿、肝包虫囊肿、胆管结石及肝囊肿等鉴别。

【治疗】

1. 手术时机及原则　一经确诊应尽早手术。完全切除扩张胆管，处理继发病变，重建胆肠通路。

2. 手术方式

（1）胆管空肠吻合术：胆管空肠 Roux-en-Y 吻合术是完全切除扩张胆管后重建胆肠通路的标准手术方式。

（2）胆汁引流术：如果继发严重阻塞性黄疸、发生病变胆管穿孔或者并发急性化脓性胆管炎等应行胆管引流术，待病情改善后再重建胆肠通路。

（3）腹腔镜手术：对经过适当选择的该病病人行腹腔镜手术，腹腔镜手术具有创伤小、术后恢复快、疗效与行开腹手术相似等优势，但全腹腔镜或达芬奇机器人手术系统下行病变胆管切除＋胆道重建术有一定难度，适合于经过腹腔镜严格训练且经验丰富的专科医生开展。

（4）肝移植：适用于 Caroli 病病人的病变累及全肝、并发严重肝纤维化和门静脉高压症。此外，并发肝内或肝门部胆管癌，行常规手术无法根治且无肝外转移者也可行肝移植。

（5）其他术式：根据病情选择胰十二指肠切除术、肝叶或肝段切除术等。

【随访】

手术病人术后半年内每 3 个月、半年后每 6 个月复查血常规、肝功能、血清淀粉酶、肿瘤标志物及腹部彩色多普勒超声、CT、MRI 等。共随访 2 年。

第六节 小儿腹部肿块的鉴别诊断

小儿腹部肿块可来源于腹壁、腹腔内或腹膜后的各个组织或器官，可能与消化系统、泌尿系统、神经系统、生殖系统、内分泌系统等相关。创伤、感染、畸形、肿瘤等均可导致小儿出现腹部肿块。

【常见病种】

1. 肿瘤囊肿类　小儿腹部无痛性、慢性、局限性肿块以肿瘤囊肿为主。

（1）恶性肿瘤：腹部肿块常见原因。常见疾病包括：神经母细胞瘤、肾母细胞瘤、肝母细胞瘤等。

（2）畸胎瘤：包括：良性、恶性，实性、囊性，腹膜后、盆腔，以及各器官内畸胎瘤与寄生胎等。

（3）良性淋巴囊肿：以淋巴管瘤、肠系膜囊肿、大网膜囊肿最为常见。

2. 创伤后囊肿类 包括假性胰腺囊肿、手术或创伤遗留异物所致的囊肿(多数形成脓肿)。

3. 感染后腹腔脓肿类 包括阑尾脓肿、结核脓肿、包虫病等。

4. 先天畸形类 包括先天性胆管扩张、巨大肾积水、肠重复畸形、肠囊肿、游走脾、游走肾等。

【诊断步骤】

小儿腹部肿块种类繁多,诊断和治疗各异,必须按照系统顺序分析,推荐诊断步骤如下:

1. 定位区分 将腹部分为腹腔内与腹膜后。腹腔内再分为腹腔与盆腔;腹膜后再分为肝周围、肾周围与直肠周围;按照解剖部位分析所在脏器与好发肿块。

2. 性质区分 腹部 B 超协助区分实性、囊性、钙化等。

3. 病因区分 定位后按照创伤、感染、畸形、肿瘤等分析病因。

4. 病理分期分型。

【诊断方法】

钡灌肠观察结肠移位与压迹可鉴别腹膜后与腹腔内肿块,IVP 可了解肿块与肾脏关系,B 超可以鉴别肿块实性与囊性等,CT 及 MRI 可了解肿块与周围脏器(包括大血管)的关系,血管造影可以观察肿块的血液供应情况。

1. 肾区、腹膜后肿块 常见的有肾母细胞瘤、畸胎瘤、肾积水、神经母细胞瘤、腹膜后淋巴管瘤。钡灌肠可见升或降结肠在肿物前,可选择 IVP、B 超、CT 或者 MRI 等检查。

2. 肝区肿块 常见的肝母细胞瘤、肝错构瘤、肝囊肿、肝血管瘤、胆总管囊肿、胰腺囊肿、高位腹膜后畸胎瘤。钡灌肠可见横结肠在肿物前,可选择十二指肠造影、CT 或者 MRI 等检查。

3. 盆腔内、直肠周围肿块 常见的有卵巢畸胎瘤、骶前畸胎瘤、膀胱尿潴留。钡灌肠可见直肠移位为腹膜外肿物,可做 CT 及 B 超等检查。

4. 腹腔内肿块 常见的有小肠淋巴瘤、大网膜囊肿、肠系膜囊肿、肠囊肿、慢性肠套叠、结肠粪石。钡灌肠可见结肠位置不变,可选择做钡餐、B 超及 CT 等检查。

5. 特殊情况 腹部较小的肿块扪诊不清时,可考虑 B 超及 CT 检查。腹腔巨大肿块占满全腹时,应与腹水、巨大实体瘤等鉴别。

【常见疾病的鉴别诊断】

见表 30-2。

表 30-2 小儿腹部肿块常见疾病的鉴别诊断

病名	临床表现	特殊检查
神经母细胞瘤	腹部任何部位不规则实质性包块	B 超、CT、MRI 等
肾母细胞瘤	右季肋下实质性包块,可出现血尿	B 超、CT、MRI 等
肝母细胞瘤	右上腹不规则实质性、结节状包块	B 超、CT、MRI 等
腹膜后畸胎瘤	实质性囊性混合,不活动包块	X 线平片、B 超、CT 等
骶骨前畸胎瘤	压迫直肠排便困难,直肠指检可触及包块	X 线平片、B 超、CT 等
卵巢畸胎瘤	下腹部实质性肿块,亦可扭转发痛	B 超、CT、MRI 等
肠系膜囊肿	囊性包块活动度大、可导致肠梗阻	B 超、CT、MRI 等
大网膜囊肿	肿块大而软,活动度大边缘清楚	B 超、CT、MRI 等
卵巢囊肿	囊性肿块扭转时,阵发性剧痛	B 超、CT、MRI 等
先天性胆管扩张症	腹痛、间歇黄疸、发热	B 超、CT、MRCP 等
肾盂积水	季肋下囊性包块	B 超、CT、IVP 等
膀胱横纹肌肉瘤	耻骨上实性包块伴尿潴留	B 超、CT、膀胱镜等

(杜一华)

第三十一章

外科常用医疗技术

第一节 外科切口处理和换药

【外科切口分类】

Ⅰ类切口(无菌切口)如甲状腺切除手术、单纯骨折切开复位术等。

Ⅱ类切口(可能污染切口)如胃大部切除术、肺切除术、创伤6小时以内进行清创缝合的伤口。

Ⅲ类切口(污染切口)如阑尾穿孔腹膜炎、肠梗阻肠坏死的手术等。

【外科切口愈合的分级】

甲级愈合指伤口愈合优良,没有不良反应的一期愈合。

乙级愈合指伤口愈合过程欠佳,包括局部红肿、硬节等炎症反应及血肿、积液等,但未化脓。

丙级愈合切口化脓,常需敞开伤口换药或切开引流。

【外科切口处理】

1. 手术后24小时更换一次无菌敷料。一般术后24~48小时伤口疼痛减轻。未置引流的手术切口术后3~5日再更换无菌敷料,如切口无异常情况,如切口局部疼痛加重、体温升高等,则可不再更换敷料,直至拆线。

2. 有引流的伤口,视引流量可每日一次或多次换药,以防止引流物湿透外层敷料。置引流管处切口保持干燥者,可2~3日更换敷料一次。为引流创面渗血、渗液,如甲状腺手术等

Ⅰ类切口的乳胶片引流,除非引流量仍多,一般在48小时内拔除;Ⅱ、Ⅲ类切口皮下引流,如无切口感染,一般也于手术后48小时拔除;烟卷引流术后12~24小时应予转动,以后酌情转动或抽动一下,以保持引流效果;其他引流视具体情况处理。

3.拆线 初期愈合良好的头、面、颈部切口术后4~5日拆线;下腹、会阴部术后6~7日,胸部、上腹、背、臀部术后8~9日,四肢术后10~12日拆线,近关节处可适当延长;减张缝线需2周以上。术后切口有轻度红、肿可用75%酒精湿敷或理疗,个别缝线处有炎性反应者可先行拆除该缝线;切口术后有红、肿、热、痛等明显感染者,应提前拆线,如已化脓,应予敞开,并每日换药。

下列情况,应延迟拆线或分期间隔拆线:如严重贫血、消瘦、营养不良、恶病质者;严重失水或电解质紊乱尚未纠正者;老年及婴幼儿;咳嗽未控制的胸、腹部手术病人;以及任何原因所致切口张力大者。

【换药和拆线法】

1.换药前准备 必须穿工作服,戴帽子、口罩,洗净双手;必要时先看一次伤口,估计需用多少敷料和何种药物,一次备妥。

2.严格遵守无菌操作技术 应先换清洁伤口,如Ⅰ类切口或拆线等,再换感染伤口,并应每次洗手,以减少交叉感染机会。换药应用两把镊子,其一夹持无菌棉球、敷料等,另一夹持接触伤口的敷料、沾染伤口分泌物的敷料等,后者不应再接触伤口其他部位,须置于专用容器内。

3.换药步骤

(1)创面外层敷料可用手轻轻揭开,里层敷料应按无菌原则用镊子取除。手术缝合切口,用碘附棉球先消毒切口部位,再由内向外消毒周围皮肤至稍大于纱布敷料覆盖的范围。需要时拔除引流条,引流口分泌物用干棉球拭净,覆盖敷料后用胶布固定或包扎。

(2)有创面者应观察创面分泌物多少,色泽,有无线头、异物及坏死组织,创面肉芽及创缘表皮生长情况。里层敷料如与创面粘住,应先用等渗盐水浸湿后再揭除,以免损伤肉芽组织和引起创面出血。

(3)有创面者先用盐水棉球拭净创缘周围皮肤上的分泌物和消毒创面周围皮肤 2～3 次。再用盐水棉球蘸吸清除创口内的分泌物。脓液及坏死组织较多或较深的创面,可用等渗盐水或其他消毒溶液如:0.05% 氯己定溶液、0.1% 依沙吖啶(利凡诺)溶液等冲洗。创内线头、异物、坏死组织应予清除。

(4)分泌物多的创面,应选用等渗盐水或其他溶液的湿纱布引流和湿敷。铜绿假单胞菌感染可用 1% 醋酸溶液、2% 苯氧乙醇液。有厌氧菌感染者,用 3% 过氧化氢溶液冲洗等。

(5)肉芽生长健康、创面分泌物少的创面,应以凡士林纱布覆盖创面或凡士林纱布条引流创腔。肉芽组织明显水肿者,用高渗盐水纱布湿敷。高出周围皮肤或不健康的肉芽组织,可用剪刀剪平或先用硝酸银棒腐蚀,再用等渗盐水棉球反复轻蘸后以凡士林纱布盖敷。

4. 拆线步骤

(1)去除敷料,用碘附由内向外消毒切口及周围皮肤。

(2)以镊子轻轻提起线结,在靠线结侧紧贴皮肤剪断一边缝线,然后自对侧抽出缝线。

(3)拆线完毕,再消毒皮肤,覆盖无菌纱布,胶布固定或包扎。如切口愈合欠佳,有部分裂开,可用蝶形胶布将伤口拉拢。

第二节 引 流 术

引流术是指采用各种引流物进行外引流的外科医疗技术。其目的有二:一是引流出手术创区的血液、渗出物等,防止术后感染和影响切口愈合,如甲状腺切除术、乳腺癌根治术后的引流和胸心手术的胸腔引流等。二是外科治疗措施,如脓肿切开引流、外伤性血气胸的闭式胸腔引流等。

【常用的外科引流物】

1. 纱布引流条可分为干纱布引流条、水溶液(如等渗盐水等)湿纱布引流条及油(如凡士林)纱布引流条。

2. 乳胶片引流条常用乳胶手套剪成不同长度和形状。

3. 烟卷式引流条常用乳胶手套膜卷粘成圆筒状,中间充填稀网络纱布条,形似烟卷状。

4. 各种引流管根据制作材料不同有乳胶管、橡皮管、塑料管等;根据用处不同有不同长度、口径以及形状,如半片乳胶管、双套管引流管、T形管及蕈状头导管等(图31-1)。

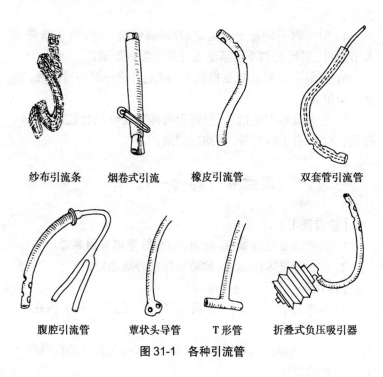

纱布引流条　　烟卷式引流　　橡皮引流管　　双套管引流管

腹腔引流管　　蕈状头导管　　T形管　　折叠式负压吸引器

图31-1　各种引流管

【使用引流物的注意事项】

1. 按不同伤口、需要及具体情况,选用引流物,如Ⅰ类切口为防止皮下积血,影响愈合,应采用乳胶片或半片乳胶管引流。

胸腔引流应采用较粗和一定硬度的塑料管,以保证引流通畅和不被压瘪。

2.放置引流物时必须保持引流通畅。如纱布引流条不应紧塞伤口,脓腔引流管必须置于脓腔最低位;相对切开引流的腔隙,引流物可从两切口贯穿引出。

3.引流物末端应留置伤口外,并应用粗丝线绑扎或贯以安全别针,或固定绑扎在切口缝线上,以防滑入伤口内或滑脱,还应记录放置引流物种类和数量。引流管应连接无菌贮液袋或引流瓶;闭式胸腔引流管应连接如无菌水封引流瓶等,以保持负压。

4.引流物不宜置于大血管、神经或肌腱附近,骨折断端或关节囊内;引流管端不应紧贴肠袢等空腔脏器壁。

5.应根据需要及时更换敷料,防止引流分泌物等湿透,增加感染机会。

6.动态观察引流情况,包括引流是否通畅,引流液的数量、颜色、气味,有无沉淀等,并均应记录。

第三节 静脉切开

【适应证】

1.病情需要快速输液、输血,而静脉穿刺有困难者。

2.作为保证术中输液、输血通畅的静脉通路。

【操作要点】

1.术者戴帽子、口罩、无菌手套。常规消毒,铺无菌孔巾。行局部浸润麻醉。

2.四肢浅静脉均可选作切开部位,通常选用下肢内踝前上方大隐静脉为宜。

3.在待切开静脉处作一与静脉平行或垂直、长约1.5~2cm的皮肤切口,用小弯血管钳分离皮下组织,于深筋膜前的浅组织内显露静脉,紧贴静脉纵向游离其一侧,以小弯血管钳头伸入静脉后侧,将其挑起;撑开血管钳将其稍加游离后,自静脉后侧引过两根1号丝线。

4. 结扎静脉远端丝线,近端丝线打一单结,暂不结扎。

5. 向足侧牵引远端已结扎的丝线,将静脉提起,在两根丝线之间用眼科剪刀斜行剪开静脉前壁,约占其周径的 1/3～1/2(图 31-2)。

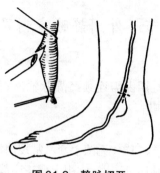

图 31-2　静脉切开

6. 经静脉切口迅速向近心侧插入充满等渗盐水的导管约 4～5cm,结扎近端丝线,固定导管于静脉腔内。将导管连接输液系统开始输注,观察是否通畅或渗漏。

7. 剪去近、远端丝线,结扎线头尽量留短。全层间断缝合皮下组织和皮肤,并将一根皮肤缝线结扎固定导管,以防滑脱。局部消毒,无菌敷料妥善固定和包扎。

【术后处理】

1. 保持局部干燥、无菌,每日更换无菌敷料。

2. 经常观察输液是否通畅和有无切口渗漏。如因血管痉挛而输液流通不畅可用局部热敷或向导管内注入 0.5%～1% 普鲁卡因 2～5ml,或提高输液平面,增加输注水柱压力。如不见效,则系静脉近端或导管栓塞或阻塞,应更换导管或静脉切开部位。切口渗漏多为近端静脉结扎线结松脱,需拆开皮肤缝线、显露切口,重新结扎处理;如为近端静脉壁损伤,则应更换静脉切开部位。

3. 静脉切开输液一般不超过 1 周，以 2～3 天为宜，以免发生静脉炎。

4. 结束静脉切开输液后，先作切口部位消毒，剪除固定导管的皮肤缝线，拔除导管，切口处压迫 1～2 分钟，无菌敷料压迫，包扎固定。术后 7 日拆线。

第四节　外周静脉穿刺置管术

【适应证】

主要用于短时期内需连续经静脉输液、输血、给药及经常采取血样进行检测者。

【操作要点】

1. 术者戴帽子、口罩、无菌手套。常规消毒，铺盖无菌孔巾。

2. 体表浅静脉均可选用，常用上臂正中静脉、贵要静脉和头静脉及下肢大隐静脉等较显露、有一定直径又便于固定的静脉。

3. 穿刺处近心端肢体扎止血带，使静脉充盈。消毒皮肤后以带有塑料外套管的穿刺针穿刺静脉，成功后松开止血带，拔除金属穿刺针芯，留置塑料外套管并将其向静脉近心端推入数厘米后，连接输液装置，无菌纱布覆盖，胶布固定。

第五节　中心静脉置管术

【适应证】

1. 监测中心静脉压，了解右心功能。

2. 监测血容量，以指导输液、输血。

3. 可用于输注高渗或对血管有刺激的液体或药物；行全肠外营养。

【静脉置管途径和方法】

以往多用静脉切开置管，现多用穿刺置管术，常用为导引钢丝置管技术(即 Seldinger 法)。颈内静脉、锁骨下静脉、颈外静脉、股静脉、贵要静脉和大隐静脉等均可供穿刺置管,但以前二者最为常用。

【操作要点】

(一)颈内静脉穿刺置管术

右侧肺尖及胸膜顶较左侧低,颈内静脉至心房距离短,且不会损伤胸导管,故临床上常选用右侧颈内静脉穿刺置管。

1. 病人仰卧位,头低脚高 15°～30°,使颈静脉充盈,且可减少操作中空气栓塞的发生。去枕头后仰,上肢与躯干平行,头转向穿刺对侧,并保持穿刺侧胸锁乳突肌紧张,以显露该肌的锁骨头与胸骨头。

2. 术者戴帽子、口罩、无菌手套。常规消毒,铺无菌孔巾。以同侧胸锁乳突肌胸骨头、锁骨头及锁骨为底边构成的三角的顶角为穿刺点,用手指扪及颈总动脉,将其推向内侧,局麻下用穿刺针头接注射器,针头与皮肤呈 30°～45°角,保持负压回抽状态下,沿胸锁乳突肌锁骨头内缘朝同侧乳头方向穿刺(图 31-3)。抽得静脉血即表示刺中颈内静脉。嘱病人屏气以防止空气窜入的状况下,取下注射器,迅速放入导引钢丝,拔除针头;再经导引钢丝送入静脉导管,一般成人从穿刺点起约置入 12～15cm 左右,导管远端即可达上腔静脉内。拔除导引钢丝,导管接输

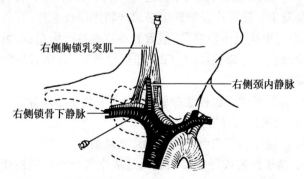

右侧胸锁乳突肌

右侧颈内静脉

右侧锁骨下静脉

图 31-3　右颈内静脉和右锁骨下静脉穿刺置管术穿刺法

液及测压系统。皮肤缝合一针以打结固定导管，局部消毒，无菌敷料覆盖，胶布固定。

(二) 锁骨下静脉穿刺置管术

常取右侧，理由同颈内静脉穿刺置管术。

1. 体位同右颈内静脉穿刺。

2. 术者戴帽子、口罩、无菌手套。常规消毒，铺无菌孔巾。以锁骨中、内 1/3 交点下约 1cm 为穿刺点，局麻下穿刺针与胸壁呈 20°～30°角，经锁骨与第 1 肋骨之间，朝同侧胸锁关节外侧（图 31-3），边进针边回抽注射器，穿刺成功后，其他步骤与颈内静脉穿刺置管相同，一般成人置管约需插入 12cm 左右。

【常见并发症及预防、处理】

1. 血、气胸，或因导管置于静脉外而输液进入纵隔或胸膜腔。故插管结束后应常规行胸部 X 线拍片以明确导管位置及有无血、气胸等。发现问题应及时纠正导管位置或行闭式胸腔引流。

2. 损伤颈总动脉或锁骨下动脉。当穿刺抽出搏动性鲜红色动脉血时，应立即退出穿刺针，局部至少需压迫 5 分钟以上，近期同侧不宜再穿刺。颈总动脉或颈内静脉损伤出血，可形成颈部血肿，严重者压迫气管导致呼吸困难者，需行气管内插管或气管切开术。颈总动脉或锁骨下动脉等严重损伤造成纵隔血肿或心脏压塞者，需迅速手术加以解除。

3. 导管引起的局部及全身感染，特别是久置导管行肠外营养尤易发生。除操作及管理中必须严格无菌技术外，穿刺处应每 24 小时更换无菌敷料，一般置管不宜超过一周左右，发现局部炎症或全身感染征象时，应立即拔除导管，并留置导管顶端作细菌培养。

4. 血栓形成或血栓性静脉炎，尤易发生于下肢静脉穿刺置管术，应及时拔除导管。

5. 左侧穿刺损伤胸导管可导致乳糜胸。

6. 操作过程或导管接头脱落造成空气栓塞和肺梗死是严重的并发症，重在预防。

第六节 气管切开术与术后处理

【适应证】

1. 急慢性喉梗阻引起的喉源性呼吸困难。

2. 各种原因引起呼吸道分泌物潴留,造成呼吸困难者。

3. 呼吸功能不全需长期辅助呼吸者。

4. 喉、颈部外伤或面颌部大手术前后,用以防治呼吸道梗阻。

【操作要点】

1. 病人取端正仰卧位,使颏尖、喉结和胸骨切迹处于一直线上,肩部垫高,颈部过伸位。

2. 术者戴帽子、口罩、无菌手套。常规消毒,铺无菌孔巾,局部浸润麻醉。从甲状软骨下缘至胸骨切迹上一横指作正中直切口,沿正中线切开颈浅筋膜和分离甲状腺前肌群,显露甲状腺峡部,可将其向上牵引,必要时两侧丝线结扎后中间切断,以充分显露其下方的气管环。

3. 气管前筋膜不作单独分离,环状软骨不应损伤。切开第2~5气管环中的任何两个环(一般为3~4环)。为避免伤及气管后壁,可先用直尖刀切开一环,再插入弯刀反挑切开其他环,迅速以气管扩张器扩开切口放入适当大小的气管套管,以索带固定。立即拔除内套管,吸出气管内血液和分泌物,保持呼吸道通畅后,再插回内套管。

4. 以碘仿纱条松松填塞创面,皮肤切口缝合不宜过紧,以防皮下气肿、血肿;皮肤切口及气管套管周围以无菌敷料覆盖。固定套管的索带必须缚牢,其与套管两侧孔必须打死结固定,但系于病人颈部的松紧要适度。

【术后处理】

1. 密切观察病人呼吸和切口局部情况,创口无菌敷料每日更换1~2次,必要时增加更换次数,保持干燥。倘若发生皮下气肿或血肿,应拔除碘仿纱条等创内填塞物,必要时拆除1~2

针缝线；明显的出血点应予结扎处理。

2．保持呼吸道通畅，及时吸出气道内潴留痰液。但应注意减少污染和气管黏膜损伤，吸痰管粗细、软硬应适度，头端钝而光滑，定期消毒，用后浸于无菌水中；吸痰时应用清洁镊子而不应用手执管操作，动作宜轻柔，吸引负压要适当。

3．保持套管清洁，根据分泌物情况，定时（一般每日 2 次）取出内套管清洗、煮沸消毒后再置入；外套管 2 周以内不必更换，较长时间带管者则 2～4 周更换一次。定期经套管滴入抗生素溶液及雾化吸入，湿化痰液使易于咳出或吸出；套管口覆盖 1～2 层无菌湿纱布以增加吸入空气的湿度。

4．当可以拔管时，须先反复间隔试行堵管，经连续堵管 24～48 小时以上无呼吸困难，能平静入睡者，方可拔管。拔管后伤口可用无菌敷料覆盖或蝶形胶布拉拢包扎固定。

第七节 导 尿 术

【适应证】

1．尿潴留，膀胱出口以下尿路无梗阻者。

2．病情需要精确或动态观察排尿量和尿液检查者。

【操作要点】

1．导尿前须了解尿道外口有无狭窄，尿道有无狭窄病史；操作必须按无菌技术。

2．病人取仰卧位，大腿外展及外旋，臀下最好垫胶布单，以防尿液污湿床单。

3．以血管钳或镊子持棉球蘸 0.5% 碘附消毒外阴部及尿道外口，覆盖孔巾，男性病人使阴茎刚从孔巾露出。术者站立病人右侧，戴无菌手套，将导尿管前端 3～4cm 涂以无菌液体石蜡。以左手持无菌纱布执阴茎，女性病人则术者以左手拇指和示指分开小阴唇，显露尿道口，以无菌镊持导尿管前端，管端再浸蘸液体石蜡（男性病人可稍分开尿道口，滴少量液体石蜡），轻轻将其徐徐插入尿道。如插至男性后尿道有阻力,可将阴茎稍向腹侧拉直矫正尿道弯曲,使导尿管易于插入。

4. 当插管至尿液经导尿管流出,即表示已进入膀胱,将导尿管缓慢地外拉至刚好无尿液滴出时,表示恰在后尿道,再将其插入 2cm 左右,此位置最适宜;如需留尿液送检,应接中段尿液于无菌试管内;将膀胱内尿液放出到容器内,记录尿量。

5. 导尿完毕,徐徐将导尿管拔除;若需留置导尿管,应用胶布将导尿管固定;若为气囊导尿管,当插入膀胱尿液经导尿管流出时,用 10ml 无菌等渗盐水充盈气囊后,将导尿管调整到不能再向外拉的位置即可。

第八节　耻骨上膀胱穿刺术及耻骨上膀胱穿刺造口术

【适应证】

1. 耻骨上膀胱穿刺术　尿潴留经导尿失败,又无施行膀胱穿刺造口术或行手术解除的条件时,作为暂时解除尿潴留的措施。

2. 耻骨上膀胱穿刺造口术　①尿潴留经橡皮导尿管或金属导尿管导尿失败;②膀胱出口以下尿路梗阻需尿液引流的尿潴留者。

【操作要点】

(一) 耻骨上膀胱穿刺术

1. 病人仰卧位,下腹部用碘附或碘酊、酒精消毒,铺无菌孔巾。术者戴帽子、口罩、无菌手套。

2. 尿潴留病人充盈的膀胱底较高,穿刺点一般在下腹部正中线距耻骨联合上缘 3cm 处。穿刺点处沿皮内、皮下及肌层作局部浸润麻醉。

3. 用普通腰椎穿刺针从穿刺点垂直或与腹壁成 45° 倾斜向耻骨联合下方穿刺,进入膀胱时有突然落空感。也可先穿刺达 3～4cm 时,拔除针芯,接注射器试行抽吸,如无尿,则在抽吸负压情况下,徐徐向深部刺入至有尿液抽出,此时宜再将穿刺针送入1～2cm。

4. 初次抽得尿液送检。固定穿刺针,保持深度并防止摆动,反复抽吸尿液,记录尿量。

5. 尿抽尽后拔除穿刺针,局部按压片刻,消毒后覆盖无菌敷料,胶布固定。

(二)耻骨上膀胱穿刺造口术

1. 细针穿刺膀胱同耻骨上膀胱穿刺术。

2. 细针穿刺成功抽得少许尿液后,测量皮肤至膀胱深度。局部浸润麻醉后,在穿刺处作0.5cm之纵向切口,直达腹直肌前鞘,用膀胱穿刺套管针沿原细针方向刺入膀胱,拔除针芯,即有尿液流出,自外套管插入适当口径(一般为10～12 F)乳胶管或塑料管,调好深度后退出外套管,丝线缝合切口并固定引流管,覆盖无菌敷料。引流管连接无菌贮尿袋。

3. 膀胱穿刺套管针有不同形式,有的外套管为硅胶制成,即为引流管,穿刺后只需拔除针芯,外套管接贮尿袋即成;另有一种除穿刺针芯和套管以外,外面还有一半圆形管鞘,穿刺膀胱成功,拔除针芯及套管而保留半圆管鞘,立即经此插入适宜粗细的引流管或气囊导尿管,后者可借充盈的气囊固定,深浅又适宜,尤为方便。

【注意事项】

1. 必须正确掌握膀胱穿刺的方向,避免穿刺至腹腔;防止穿刺过深、防止穿刺针摆动,以免损伤膀胱后壁。

2. 膀胱造口管放置深度要适当,并保持通畅,防止尿液从造口管旁渗出。

第九节 胸腔穿刺术

【适应证】

1. 大量胸腔积液(气),需穿刺抽液或抽气以减轻其对肺的压迫。

2．诊断性穿刺抽液，以确定胸腔积液性质。

3．穿刺抽脓，治疗脓胸。

【操作要点】

1．向病人耐心说明，取得配合。

2．术者戴口罩、帽子、无菌手套，严格无菌操作。

3．病人体位及穿刺部位胸腔穿刺抽气取仰卧高坡位或半坐位，穿刺点多取锁骨中线第2前肋间。胸腔穿刺抽液可取反向骑跨坐于靠背椅上，上肢屈肘交叉置于椅背，前额伏于前臂上。病情不允许久坐者，可取仰卧高坡位，病侧稍向前转，显露出胸部后外侧（图31-4）。穿刺部位按叩诊实音区或X线、B型超声检查确定。胸腔穿刺抽液一般常取肩胛下角线7～9肋间，腋后线7～8肋间，腋中线6～7肋间，建议在B超引导下进行穿刺。

4．局部皮肤以碘附或碘酊、酒精消毒，盖无菌孔巾。经穿刺点肋间的肋骨上缘，自皮下、肋间直至壁层胸膜按层施行局部浸润麻醉，拔针前可试探性刺入胸腔抽吸少许积液，作为胸腔穿刺深度的参考。

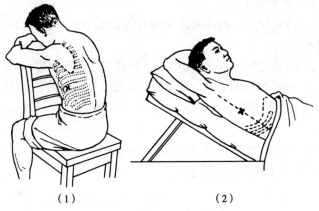

（1）　　　　　　　　（2）

图31-4　胸腔穿刺病人体位

（1）病人骑跨在靠背椅上　（2）病人取仰卧高坡位

5. 用 16 或 18 号胸穿针，针座接乳胶管，用血管钳将乳胶管夹闭。术者用一手示、中指固定穿刺处皮肤，另一手持胸穿针先刺入皮下，再沿肋骨上缘按局部浸润麻醉的径路缓慢刺入，当穿透壁层胸膜时可有突然落空感。将乳胶管末端接 50ml 注射器，助手用另一把血管钳紧贴皮肤处夹持固定胸穿针，松开夹闭乳胶管的血管钳即可抽液。必须注意，穿刺操作过程中，胸穿针座与乳胶管的连接，以及血管钳夹闭乳胶管必须十分可靠；注射器吸满后，必须先用血管钳夹闭乳胶管，才能卸下注射器，排空后再接上乳胶管，再松开血管钳。循此操作规程反复抽液，以防止外界空气进入胸腔。抽液如用三通接管则较简便，但术者必须认清开关控制方向，最好先作预试，并应准确操作。

6. 抽出液体应详细记录数量、色泽、浑浊度等，并留取标本送检。

7. 胸腔穿刺抽气操作同前，用注射器反复抽气，直至病人呼吸困难缓解；或用气胸箱测压抽气至胸腔内压达到 0 左右。

8. 穿刺抽吸完毕，拔除穿刺针，局部消毒，用手指压迫穿刺处片刻，覆盖无菌敷料，胶布固定，嘱病人静卧休息。

【注意事项】

1. 胸腔穿刺前阅读胸部 X 线片等影像学检查资料，严防穿刺错左、右侧。

2. 严格无菌技术，操作中防止外界空气逸入胸腔。

3. 抽液（气）过程中，发生连续咳嗽、气短、出汗、心悸、胸部不适感或压迫感，乃至虚脱等，应立即中止，并嘱静卧休息，严密观察。

4. 术后应严密观察有无气胸、血胸、肺水肿及胸腔感染等并发症发生，并作相应处理。

（朱　鹏）

第三十二章
外科门诊、急诊小手术

第一节 清 创 术

清创术就是用手术的方法处理污染的新鲜伤口。清除伤口内的污物和异物，切除因损伤而失去活力的组织、彻底止血，将已污染的伤口变成或接近清洁的伤口，并作初期缝合或延期缝合。

【清创时机】

清创术应在伤后越早越好，一般最好在受伤后 6～8 小时内施行。在下列情况下也可适时地延长，争取在伤后 12～24 小时内进行清创：①伤口污染较轻、局部血液循环良好或气候寒冷时；②伤后早期已应用广谱抗生素；③头、颈、颜面部血运丰富部位的伤口或关节附近、有大血管、神经等重要结构暴露的伤口。

【术前准备】

1.判断伤情，以防漏诊。根据受伤机制、临床表现和全面体检，了解创伤的严重程度及全身情况，判断是否有颅脑、胸、腹、四肢深部等不适合在门诊处理的合并伤或多发性损伤。

2.病人如出现休克，应先抢救休克，待病情稳定后再进行清创。

3.观察创伤局部有无骨、血管、神经、肌腱等损伤，如有活动性出血，应在抗休克同时止血。疑有骨折或金属异物存留者，应行 X 线摄片检查。但在清创前一般禁用器械或手指等探查伤口。

【麻醉选择】

依损伤部位和伤口情况等选择麻醉。

1. 体表浅小的伤口多用局部浸润麻醉,大而深或复杂的伤口可根据情况选用神经阻滞麻醉、腰麻、硬膜外麻醉或全身麻醉。

2. 四肢如指、趾等较小肢体远端损伤,可用套式封闭加局部神经阻滞麻醉。

3. 上肢多采用臂丛神经阻滞麻醉。下肢可采用如氯胺酮静脉复合麻醉,如条件许可,病人情况良好,也可考虑采用连续硬膜外麻醉。

4. 躯干体表伤口清创多用局部麻醉,胸壁尚可选用肋间神经阻滞麻醉;大而深的伤口则需全身麻醉。

【清创步骤】

1. 清洗除污　严重损伤的伤口清洗应在麻醉下进行。

(1) 用无菌纱布盖好伤口。剃除或剪去伤口周围毛发,范围要大,以备必要时延长切口。

(2) 伤口周围皮肤应用肥皂水刷洗,如皮肤上有油垢,可先用汽油或乙醚擦洗干净,然后再用肥皂水和等渗盐水清洗擦干。

(3) 用无菌等渗盐水反复冲洗伤口,必要时用 3% 过氧化氢溶液冲洗,彻底清除伤口内的异物、血块、组织碎片等。

2. 清理伤口

(1) 用无菌纱布覆盖创面,而后更换手套和器械,按无菌要求消毒皮肤,常规铺盖无菌巾。四肢伤在伤口近端预置充气止血带以备用。

(2) 仔细检查伤口,清除血凝块、组织碎片和异物,切除明显坏死和失活组织,以及明显挫伤的创缘组织。必要时可适当扩大伤口,以充分暴露创腔,清理伤口。

(3) 彻底清创后再用无菌生理盐水、0.1% 活力碘(聚吡咯酮碘)冲洗创面;如创面污染、损伤严重,且伤后时间较长,则应先用 3% 过氧化氢溶液冲洗,再用生理盐水、0.1% 活力碘依次冲洗一遍,然后进行组织修复工作。

3. 各种组织损伤的处理原则

(1) 皮肤：切除 1～2mm 明显受挫伤、失活的创缘皮肤，将皮缘修剪整齐。头、颈、手部血供丰富，可紧贴创缘切除损伤的皮肤。过多切除颜面、手指、关节附近的组织，会影响缝合和功能。皮肤大片撕脱，或脱套性撕裂者，可将撕脱的皮肤行一期全层或中厚皮片游离植皮，争取创面全部覆盖。

(2) 筋膜：挫伤坏死的筋膜应全部切除。肢体深部软组织有挫伤者，应将深筋膜作菱形、十字形或工字形切开，有利于筋膜间隙的减压。

(3) 肌：应彻底切除失活的肌组织。判断标准：①夹之不收缩；②切开不流血；③失去固有弹性；④色泽暗红，表面水肿。

(4) 骨、关节：骨折应先予复位、固定，小的游离骨折碎片应清除，但与软组织相连的骨片必须保留；关节囊修补后，一般在关节囊内勿置引流。

(5) 血管：较大或重要血管损伤或结扎后可能影响远端血供、肢体存活者，应施行血管吻合、修补或移植。一般的血管可予以结扎。

(6) 神经：①应尽早清创后争取一期修复缝合；②应避免过多地游离损伤的神经，以防加重损伤；③作神经吻合前，须将神经的两断端用锋利刀片修成平整的创面，再作神经外膜或作束膜对端吻合；④如修复缝合有困难可将神经两断端固定于邻近软组织上，防止其回缩，以便作二期修复术。

(7) 肌腱：清创后尽可能行一期修复。若为钝性拉断，或不能缝合者，可将两断端固定在附近肌上，待创口愈合后再行修补。

4. 伤口处理　伤口是否缝合，应根据具体情况而定：

(1) 受伤后 6～8 小时内清创者，应作初期缝合。伤后经过急救处理，局部曾用过抗生素，伤后 12 小时清创后仍可作初期缝合。

(2) 伤后超过 12 小时，或伤口沾染严重者，可作延期缝合。

(3) 火器伤的伤口一般不作初期缝合，但下列情况例外：①颜面和眼睑伤、头皮伤；②胸部穿透伤有开放性气胸者；③有肌腱或神经暴露的手部伤；④关节囊或滑膜囊损伤，囊腔中应留置塑料管或硅胶管，以便术后注入抗生素以及灌洗引流；⑤作血管吻合者，需用肌肉组织覆盖和皮肤缝合；⑥外阴部伤可做缝合，或作定位缝合。

（4）伤口引流：根据伤口情况，如伤后时间较长，沾染严重等，可在缝合后的伤口内放置引流物如橡皮片等，一般于术后48小时拔除。

【清创术后的处理】

1. 包扎和固定　骨、关节损伤或神经、血管、肌腱修补，广泛软组织损伤者，均需固定，常用的固定方法有石膏托和夹板，并需抬高患肢，密切注意肢体末梢血液循环。

2. 根据情况选用抗生素。

3. 伤后24小时内注射破伤风抗毒素1500U。

4. 注意伤口引流情况，有无出血、引流物有无恶臭等。除伤口大量渗出液外，一般不宜过多地更换内层敷料。

5. 注意观察伤口情况，如出现局部严重感染、化脓或引流不畅，应及时扩大伤口引流，同时给予有效抗生素治疗。

第二节　脓肿切开引流术

组织的化脓性感染局限形成脓肿时，应及时切开引流，以减少毒素吸收，减轻中毒症状；防止脓液向周围蔓延，造成感染扩散。

【适应证】

急性化脓性感染已局限形成脓肿。①表浅脓肿，表面有波动感；②深部脓肿，诊断性穿刺可抽吸出脓液或B超提示局部有脓肿存在者。

【术前准备】

1. 行B超、X线摄影和CT以及诊断性穿刺等检查，明确脓肿部位。

2．病情危重，全身中毒症状明显者，应给予有效抗生素治疗，注意纠正病人水、电解质失衡，重度贫血者应输新鲜血以纠正贫血、低蛋白血症。

【切开引流原则】

1．浅表脓肿切口应在波动最明显处；而深部脓肿切开引流前应先行穿刺抽脓，并应以穿刺抽出脓液的针为引导切开脓肿。

2．切开引流的切口要足够大，其位置应低，便于引流。不作经关节区的纵行切口，以免瘢痕挛缩，影响关节运动功能。

3．脓肿切开引流应遵循无菌操作原则，防止混合感染。

4．凡切开引流之脓腔均应放置引流物，且引流物宜用缝线与皮肤妥善固定，或以安全别针将其固定，防止其坠入脓腔，造成异物存留，影响伤口愈合。

5．穿刺或切开引流，均应取少量脓液作细菌培养和药敏试验。

【操作步骤】

1．根据脓肿部位取病人舒适体位。

2．麻醉选择

（1）浅表脓肿可采用利多卡因局部浸润麻醉，但应注意注射药物时应从远处逐渐向脓腔附近推进，避免针头接触感染区域。

（2）深部或较大脓肿则宜采用如硫喷妥钠或氯胺酮等静脉麻醉。

3．对切开引流部的皮肤区常规消毒、铺盖无菌洞巾。

4．于脓肿中央用尖刀作一适当的刺入，然后用刀向上反挑切一小切口，即可排出脓液。待脓液排出后，以手指伸入脓腔，探查其大小、位置以及形状，据此考虑延长切口。脓腔内有纤维隔膜将其分隔为多个小房者，应用手指钝性分离，使变为单一大脓腔，以利引流。术中切忌动作粗暴而损伤血管导致大出血；或挤压脓肿，造成感染扩散。

5．软组织深部脓肿，切开皮肤、筋膜后，用紧闭的血管钳插入脓腔,然后将血管钳的尖端缓慢张开,也可先行穿刺抽脓液,并以穿刺针为引导,切开脓肿,弄清脓肿局部解剖关系,再扩大切口,放置引流。

6．引流物不应填塞过紧,以防引流不畅。

【术后治疗】

1．视伤口局部引流脓液多少,及脓液性质而酌情更换敷料或更换不同类型的引流物。待引流脓液显著减少,脓腔显著缩小时,可逐步拔除引流。

2．针对脓液性状或细菌培养药敏试验的结果选用抗生素。

3．如病人一般情况较差,或合并有其他全身性疾病,应给予适当的全身支持治疗和病因治疗。

第三节 拔 甲 术

【适应证】

1．嵌甲。

2．甲沟炎引起弥漫性甲下脓肿。

3．指(趾)甲癣,药物及局部治疗无效。

【体位】

仰卧位上肢外展,或取坐位,患肢置于托架上。

【麻醉】

指(趾)神经阻滞麻醉。

【手术方法】

1．手术野皮肤消毒、覆盖无菌洞巾。

2．麻醉生效后,术者用左手拇指和示指捏紧患指(趾)的两侧,控制出血,然后用尖刀分离甲根部和两侧皮肤。

3．将剥离器由指(趾)甲板与甲床之间插入,向两侧切割分离,分离时紧贴甲板,切勿伤及甲床。

4．用血管钳夹紧指(趾)甲,按水平方向抽拔,拔出的指(趾)甲应检查是否完整,特别是基部两角(图32-1)。

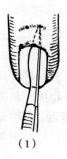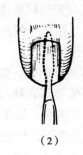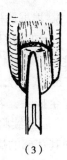

（1）　　　　　　　（2）　　　　　　　　（3）

图32-1　拔甲术

（1）尖刀分离甲根部和两侧皮肤　（2）剥离器分离甲板与甲床
（3）用血管钳夹持拔除指（趾）甲

5. 用凡士林纱布覆盖甲床,纱布包扎创面。

【术后治疗】

术后酌情服用去痛片镇痛,服用抗生素 3～5 天,2～3 天后换药。换药前用等渗盐水浸泡 10 分钟使凡士林纱布条与甲床分离,避免创面出血,再换药的间隔时间酌情而定。

第四节　体表小肿瘤切除术

【适应证】

全身各部位的良性肿瘤,如皮脂腺囊肿、脂肪瘤、神经纤维瘤、表皮样囊肿、皮样囊肿、腱鞘囊肿等。

【体位】

依肿瘤所在部位而定。

【麻醉】

利多卡因局部浸润、区域阻滞或神经阻滞麻醉。

【手术方法】

1. 手术野消毒、覆盖无菌洞巾。

2. 沿表浅肿瘤周围皮下,用 1% 利多卡因溶液作区域阻滞麻醉,皮肤切口线可加皮内麻醉。

3．根据肿瘤大小不同而采用梭形或纵行切口。

4．切开皮肤后，用组织钳将一侧皮缘提起，用剪刀沿肿瘤或囊肿包膜外作钝性或锐性分离。

5．依同法分离肿瘤或囊肿的另一侧及基部，直到肿瘤或囊肿完全摘除。若分离时不慎剥破囊肿，应先用纱布擦去其内容物，然后继续将囊肿壁全部摘除。如果是腱鞘囊肿，需将囊肿连同其茎部的病变组织以及周围部分正常的腱鞘及韧带彻底切除，以减少复发机会。

6．缝合切口，一般不置引流，根据术口部位择期拆线。

7．切取标本置于90%酒精液或5%甲醛水溶液（福尔马林）中，送病理检查。

第五节　乳房纤维腺瘤切除术

【术前准备】

手术野皮肤准备范围应包括患侧前胸壁、同侧腋窝和同侧锁骨上区。

【麻醉】

一般采用局部浸润麻醉或同侧肋间神经阻滞麻醉。

【体位】

仰卧位，患侧上肢外展90°。

【操作步骤】

术野常规消毒铺巾。在肿瘤部位作一与乳头呈放射状的皮肤切口，并可切除一条梭形皮肤，而不作皮下分离。切开皮肤后，在肿瘤的一侧直接切开乳房腺体组织，达胸大肌筋膜；可用组织钳钳夹肿瘤包膜或用三角针丝线缝扎肿瘤作为吊线，将肿瘤提起。同样在另一侧切开乳房腺体组织，完整地取下标本。在腺组织中的小血管不易钳夹止血，则用丝线间断缝合切开的腺组织即可。在腺组织深面置橡皮片引流。表浅的纤维腺瘤可以仅切去浅部腺组织，不需切到胸大肌筋膜，但仍应置放引流条（图 32-2）。常规切开标本，如果大体标本检查符合临床诊断，则可缝合皮肤。切开标本的刀不应再用。如不符合临床诊断，应作冰冻快速切片明确诊断，决定是否扩大手术范围。包扎切口时，注意将乳房抬起，并保护乳头。

切取的标本常规送病理检查。术后 48 小时换敷料，如无渗血，取去橡皮引流条；不应过早拔除引流，乳房内有积血则可引起疼痛，且积血吸收缓慢，往往达数月之久。术后 7 天拆去皮肤缝线。

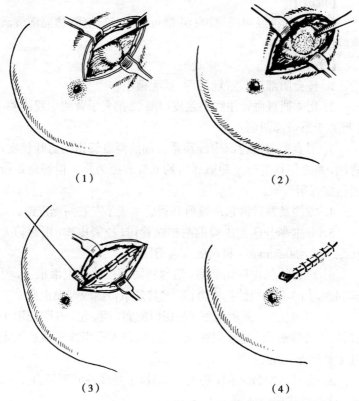

（1）　　　　　　　　　　（2）

（3）　　　　　　　　　　（4）

图 32-2　乳房纤维腺瘤切除术

（1）在肿瘤一侧切开腺体组织直至胸大肌筋膜　（2）在另一侧切开腺体组织取下肿瘤　（3）间断缝合切开的腺体组织，引流达深部　（4）缝合切口

第六节 包皮环切术

【适应证】

1. 包茎。

2. 包皮过长,包皮口过小,虽然可翻转但易嵌顿者。

【体位】

平卧位。

【麻醉】

阴茎根部神经阻滞麻醉;儿童可采用基础麻醉加局部浸润麻醉或全身麻醉。

【手术步骤】

1. 按会阴部皮肤常规消毒、铺无菌巾。

2. 用4把直血管钳钳夹包皮口部(2把夹于背侧中线两侧,2把夹于系带部两侧)。

3. 用直剪刀在背部中线和系带部的两血管钳间剪开包皮,背侧、系带侧均剪开至距冠状沟约0.5cm处为止。但切忌系带侧包皮保留过短。

4. 背侧及系带侧包皮被剪开后就形成了左右两侧皮瓣。

5. 分别牵开两侧皮瓣的两把血管钳,拉紧皮瓣,用弯剪刀在距冠状沟0.5cm处,将两侧皮瓣剪除。

6. 过长的包皮环切除后,迅速将阴茎皮肤向根部推下,显露创面,用3-0丝线结扎出血点,尤其是系带部应彻底止血。

7. 将包皮内、外板对好,在切口的背、腹、左、右四处用小圆针、1号线缝合,缝线应留长一点,以作为牵引线和最后固定凡士林纱布之用。

8. 在4针缝线之间,再用小圆针、1号线各间断缝合1~2针,这些缝线均予剪短。

9. 用凡士林纱布条围绕切口,并用前述之4根较长的缝线结扎固定(图32-3)。

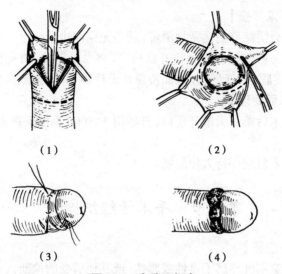

（1）　　　　　　　　　　　　（2）

（3）　　　　　　　　　　　　（4）

图 32-3　包皮环切术

（1）在包皮背侧两钳之间剪开包皮至距冠状沟约 0.5cm 处　（2）距冠状沟约 0.5cm 处剪除左右两侧包皮皮瓣　（3）用细丝线或可吸收线缝合环形切口　（4）凡士林纱布条环绕包皮切口处用缝线固定

【术后处理】

1．术后应用镇静剂和雌激素 3 天，以减少疼痛和阴茎勃起，同时服用抗生素 3～5 天。

2．术后 5～7 天拆线，如用可吸收线则不用拆线。

第七节　血栓性外痔剥离术

【适应证】

痔核较大、疼痛剧、未机化者。

【体位】

截石位，或侧卧位。

【麻醉】

局部浸润麻醉。

【手术步骤】

1. 会阴部肛门区常规消毒,铺盖无菌洞巾。

2. 与肛门呈放射状切开血栓痔,将血栓剥除,并剪除部分痔核的皮肤,敞开创面,表面覆盖凡士林纱条、无菌敷料包扎。

【术后处理】

1. 术后第二天敞开伤口、开始用 1∶5000 高锰酸钾液坐浴、换药。

2. 术后应保持大便通畅。

第八节　手术活组织检查

【适应证】

1. 鉴别肿瘤属于良性或恶性、或其他病变的诊断。

2. 淋巴结的病理诊断。

3. 了解或确诊慢性溃疡等病变有无恶变。

【术前准备】

1. 清洁局部皮肤。

2. 慢性溃疡者应加强换药,使创面的渗出物尽量减少。

【手术步骤】

1. 取病人舒适、便于组织显露的体位。

2. 手术野常规消毒,铺巾。

3. 局部浸润麻醉。若为病变皮肤活检,麻醉药物应从四周正常组织注射,而不应直接注入病变处。

4. 依病变位置、大小、形状决定切口。病变皮肤组织切取,可采用梭形切口,全部或部分切除病变组织(直径约 0.5~1.0cm),创面纱布填压止血后丝线间断缝合切口。

5. 淋巴结或深部组织活组织检查者,切开皮肤、皮下组织,显露肿块或病变组织。应避免损伤手术范围内的大血管、神经等重要器官、组织。显露肿块后楔形切取直径约 0.5cm 组织块,如肿块较小或为单个淋巴结时,应整块取出。

6.用细丝线逐层缝合皮下各层组织及皮肤。

高度可疑为恶性肿瘤时,应尽可能将病变组织整块切除或扩大切除范围,以防医源性的肿瘤扩散。

【术后处理】

1.标本置于 90% 酒精液中或 5% 的福尔马林液内,送病理检查。

2.切口局部酌情换药,按不同部位皮肤切口适时拆线。

3.服用抗生素 3～5 天。

第九节　输精管结扎术

【适应证】

1.绝育。

2.前列腺切除手术后预防附睾炎。

3.如一侧附睾结核而病人不需保存生育功能者,将健侧输精管结扎。

【术前准备】

1.向术者及家属做好解释工作,消除顾虑及不正确认识。

2.如患慢性前列腺炎,症状比较明显,应先行治疗,待病情静止后再行手术,且术后用抗生素数天。

3.有阴囊皮肤病者,亦应于治愈后施行结扎术。

【体位】

平卧位。

【麻醉】

局部麻醉。

1.手术野皮肤以 1‰ 硫柳汞酊及 75% 酒精消毒,或用 1% 的活力碘消毒,铺无菌巾。

2.手术切口如图 32-4 所示。

3.左手拇指、示指及中指在切口处固定输精管。

4. 用 1% 利多卡因溶液 1~2ml，边进针边注药，使药物从皮肤、皮下弥散到输精管周围。

5. 用尖刀纵行切开皮肤和皮下组织（切口长约 0.3~0.5cm），以蚊式钳沿切口方向分离，即显露输精管外包裹的各层被膜。

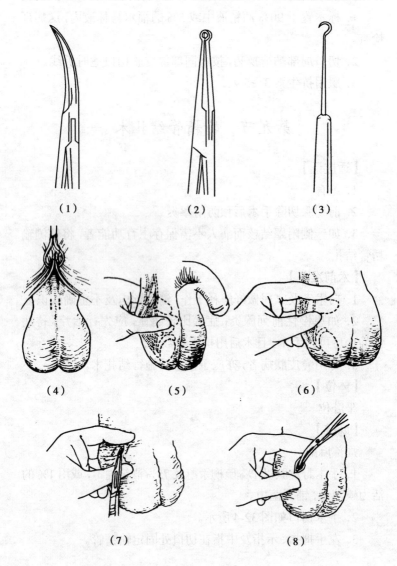

（1）　　　　　（2）　　　　　（3）

（4）　　　　（5）　　　　（6）

（7）　　　　（8）

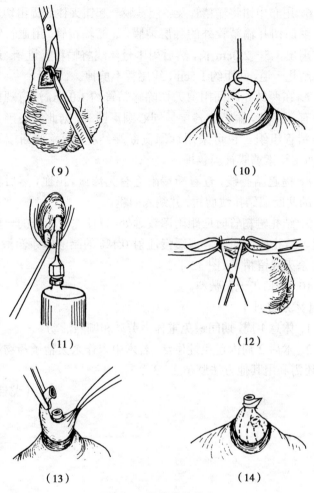

图 32-4　输精管结扎术

(1)输精管分离钳　(2)输精管固定钳　(3)输精管提出钩　(4)阴囊切口
(5)左手于切口处寻找输精管　(6)左手拇指、中指固定输精管　(7)用尖
刀片作一小切口　(8)用输精管分离钳或组织钳扩大切口　(9)用输精管
固定钳或布巾钳将输精管钳夹固定　(10)输精管钩将输精管提出切口外
(11)经输精管向精囊内注入杀灭精子的药物　(12)游离输精管 1.5cm 长
(13)结扎切断的输精管副睾侧断端缩于精索筋膜内　(14)用 1 号细丝线
将输精管远侧断端连同精索筋膜一并结扎,近侧断端埋入精索筋膜内

6. 用布巾钳将输精管及各层被膜一起钳夹住后提出切口之外。继而切开输精管外的各层被膜,显露输精管,用血管钳小心分离出 1.5~2.0cm 长,然后用 1 号丝线将输精管近睾、远睾侧各结扎一道,间距约 1.5cm,线尾暂不剪掉。

7. 在两结扎线间用剪刀切除输精管约 1.0cm,注意观察其中央有一细腔,输精管各层呈同心圆形围绕,据此以明确是否为输精管组织。也可采用远睾侧断端结扎,近睾侧断端不结扎,而用精索筋膜被膜包埋。

8. 提起结扎线,查看断端附近有无渗血、出血,然后将输精管的两断端结扎线剪短,并纳入阴囊。

9. 结扎输精管时应距附睾较远处,以便保留较长的一段输精管。结扎前可向精囊内缓慢注射 0.1% 的醋酸苯汞溶液 2~3ml,杀灭残留精子(图 32-4)。

10. 切口盖无菌敷料。

【术后处理】

1. 休息 1 周,期间避免重体力劳动和剧烈活动。

2. 术后 2 周内避免性生活,若术中未作杀灭精子药物注射者,还需利用其他方法避孕 2~3 个月。

（戈佳云）